国家卫生健康委员会“十四五”规划教材配套教材
全 国 高 等 学 校 配 套 教 材
供基础、临床、预防、口腔医学类专业用

病理学
实习指导

第3版

主 审 **李玉林**

主 编 **王医术**

副主编 **李 伟 辛 颖 裘 莹 刘淑霞**

编 委 （以姓氏笔画为序）

王医术	吉林大学白求恩医学部	**吴 峰**	陆军军医大学
王悦增	吉林大学白求恩医学部	**何 旭**	吉林大学白求恩医学部
王漱阳	复旦大学上海医学院	**辛 颖**	吉林大学白求恩医学部
石英爱	吉林大学白求恩医学部	**陈丽红**	福建医科大学
吕 爽	吉林大学白求恩医学部	**林 晨**	新疆医科大学
刘淑霞	河北医科大学	**段亚琦**	华中科技大学同济医学院
刘静华	吉林大学白求恩医学部	**姚小红**	陆军军医大学
阮 洋	吉林大学白求恩医学部	**贺慧颖**	北京大学医学部
李 伟	吉林大学白求恩医学部	**高 航**	吉林大学白求恩医学部
李美英	吉林大学白求恩医学部	**裘 莹**	清华大学医学院
李艳茹	吉林大学白求恩医学部		

人民卫生出版社

·北 京·

图书在版编目（CIP）数据

病理学实习指导 / 王医术主编. -- 3 版. -- 北京 ：人民卫生出版社，2025. 12. --（全国高等学校五年制本科临床医学专业第十轮规划教材配套教材）. -- ISBN 978-7-117-38831-3

I. R36

中国国家版本馆 CIP 数据核字第 20250918FR 号

人卫智网	**www.ipmph.com**	**医学教育、学术、考试、健康，购书智慧智能综合服务平台**
人卫官网	**www.pmph.com**	**人卫官方资讯发布平台**

病理学实习指导

Binglixue Shixi Zhidao

第 3 版

主　　编：王医术
出版发行：人民卫生出版社（中继线 010-59780011）
地　　址：北京市朝阳区潘家园南里 19 号
邮　　编：100021
E - mail：pmph @ pmph.com
购书热线：010-59787592　010-59787584　010-65264830
印　　刷：北京顶佳世纪印刷有限公司
经　　销：新华书店
开　　本：787 × 1092　1/16　　**印张：**14
字　　数：367 千字
版　　次：2015 年 5 月第 1 版　　2025 年 12 月第 3 版
印　　次：2025 年 12 月第 1 次印刷
标准书号：ISBN 978-7-117-38831-3
定　　价：69.00 元

打击盗版举报电话：010-59787491　E-mail：WQ @ pmph.com
质量问题联系电话：010-59787234　E-mail：zhiliang @ pmph.com
数字融合服务电话：4001118166　E-mail：zengzhi @ pmph.com

序言

病理学作为连接基础医学与临床医学的桥梁学科，是一门“眼见为实”的学科，其核心价值不仅在于揭示疾病的本质规律，更在于培养医学生从形态学变化洞察疾病的发病机制、从微观特征推演临床过程的实践能力。而病理学实习是将课堂上的理论知识转化为临床思维素养的关键环节。

《病理学实习指导》(第3版)作为卞修武教授、李一雷教授主编的《病理学》(第10版)这一国家级规划教材的重要配套实习指导教材，在保持上一版实习指导优势和特色的基础上，主编及编者精雕细琢、推陈出新，倾力打造出一本内容丰富、图文并茂，具有较强的科学性和实践指导价值的病理学学习工具书。在编写宗旨上，不忘医学教育人才培养的初心，坚持质量第一、立德树人；在编写内容上，牢牢把握医学教育改革发展新形势和新要求，坚持与时俱进、力求创新；在编写形式上，坚持新形态教材的纸数一体化设计，拓展教学内容与学习过程，充分体现医学教育数字化的转型升级。

作为《病理学实习指导》(第3版)的主审，对同学们用好此书，学好病理学提出以下两点希望：一是希望同学们在显微镜下学会“见微知著”，在病例讨论里学会“抽丝剥茧”，逐步形成和建立“形态—机制—临床”的缜密逻辑思维；二是永远保持“质疑与探究的学习态度”，主动追问病变产生的分子机制、对器官功能的影响及可能出现的临床症状，结合教材、文献及临床案例深入研究，真正将病理学知识学活、用活。

最后，希望这本病理学配套教材的修订再版，能够进一步启发和指导高校不断深入医学教育改革，推进医教协同，为培养高质量医学人才、服务人民群众健康作出贡献。

李玉林

2025年12月

前言

《病理学实习指导》(第 3 版)作为卞修武教授、李一雷教授主编的《病理学》(第 10 版)这一国家级规划教材的重要配套实习指导教材,自其前身第 1 版《病理学实习指导》与《病理学》第 6、7 版共同荣获国家级教学成果奖以来,一直以其内容的权威性、结构的合理性及实践的指导性,赢得了国内众多医学院校的广泛认可与青睐。

随着《病理学》(第 10 版)的隆重面世,我们受人民卫生出版社之邀,对《病理学实习指导》(第 2 版)进行了全面而深入的修订。此次修订旨在确保实习指导教材与《病理学》(第 10 版)在知识体系、教学要求及实践指导上无缝衔接,共同推动病理学教育的持续进步与创新。

《病理学实习指导》(第 3 版)的编写过程中,我们根据《病理学》(第 10 版)的章节内容,对全书内容进行了系统梳理与更新,特别是在疾病分类、命名及诊断标准等方面与新版教材保持同步。此外,我们特别注重数字化教学资源的整合与拓展:一方面,我们为每个章节都精心构建了思维导图,将理论与实习之间的内在联系直观地呈现出来,旨在帮助学生构建系统性的知识框架;另一方面,重点引入了 3D 大体标本和数字切片,支持学生多角度、多层次地观察病理形态变化。这些数字化资源旨在通过直观、生动的方式,提升学生的自主学习效率、实践能力和问题解决能力。

本书不仅适用于临床医学、基础医学、公共卫生、口腔医学、法医学、医学检验、护理、影像、药学等专业的本科生,还可作为临床医学长学制学生及研究生、病理学教师及医师等医学专业人士的参考书籍。

在此,我们向所有参与本次修订工作的编委们表示衷心的感谢!你们的辛勤付出和无私奉献为本书的顺利出版奠定了坚实的基础。同时,我们也要感谢人民卫生出版社给予的支持与帮助!

尽管我们在修订过程中力求完美,但由于时间紧迫且水平有限,书中难免存在不足之处。我们诚挚地邀请广大读者对本书提出宝贵的意见和建议,以便我们再版时不断改进和完善。

王医术

2025 年 8 月于长春

目录

绪 论

病理学实习是医学教育中的重要环节，它主要通过肉眼和镜下观察基本病理过程及主要疾病的形态和结构变化，旨在巩固与验证课堂理论知识，使学生加深对理论知识的理解和记忆，从而更好地掌握所学内容。随着科技的进步和教育方式的创新，病理学实习也迎来了新的变革。

一、病理学实习的内容及方法

在病理学实习中，学生将接触到病理组织切片及大体标本，这些标本均来源于尸体解剖及活体组织检查材料。通过观察这些标本，学生可以直观地了解疾病的形态学特征。此外，实习内容还包括多媒体示教、动物实验模型的观察、尸体剖检的见习及临床病理讨论等多元化环节。

值得一提的是，随着数字化技术的发展，病理学实习课中也逐渐引入了数字化资源。这些资源不仅丰富了实习内容，还提高了实习效率和便捷性。学生只需扫描二维码，便可以随时随地访问这些资源，进行自主学习和深入探讨。

（一）大体标本的观察

1. 首先确定病变标本的器官来源，然后由外及里、从上到下观察器官的体积、形状、颜色、硬度、表面及切面的情况，并与正常器官对比，找出病变所在，进而全面细致地观察病变特点。具体观察要点如下。

（1）体积：有无增大或缩小，增大时常导致包膜紧张，缩小时包膜可出现皱缩。

（2）表面：注意是否光滑，被膜（浆膜）有无渗出物或增厚。

（3）颜色：淤血可呈暗红色；出血常呈点片状，经甲醛固定后的出血灶呈黑色；缺血为灰白色。若病灶呈灰黄色或正常纹理消失，常为坏死。

（4）质地：变硬或变软。纤维组织增生可使硬度增加，组织坏死可变软。

（5）切面：结构是否正常，管腔器官要注意管壁的厚度，内容物的有无及其性状、颜色。

2. 发现病灶时，注意观察病灶部位、分布、数目、大小、形状、颜色、质地及周围情况；如为肿瘤还要注意有无包膜及其与周围组织的关系，有无其他继发改变等。

各主要器官的肉眼观察要点举例如下。

（1）心脏：观察心脏的大小、形状及冠状血管的分布情况，心外膜的色泽及光滑度。切面观察各心腔有无扩张，肉柱和乳头肌有无改变；心内膜是否光滑，有无心内膜下出血和附壁血栓；室壁的厚度，心肌有无出血、坏死及瘢痕形成；进一步观察各瓣膜的情况，如瓣膜的厚度、有无赘生物，赘生物的数量、大小、分布、色泽、形状等，瓣膜有无破损。此外，还要注意房室间隔有无缺损。

（2）肺脏：表面脏胸膜是否光滑，有无渗出物、出血及增厚；肺组织弹性、硬度，体积的变化；切面的颜色，有无实变病灶和新生物；支气管分布，管腔是否扩张，腔内有无渗出物和新生物，管壁是否增厚，其周围肺组织有何改变。观察肺门淋巴结的变化等。

（3）肝脏：体积的大小和外形的变化；表面是否光滑，被膜有无增厚；质地变软或变硬；切面颜色，有无出血、坏死、脓肿形成；有无结节形成，结节的大小、颜色、分布情况（局限或弥漫）、边界，弥漫性结节间纤维间隔的宽窄等。

（4）脾脏：体积有无增大、缩小（肿大的脾脏被膜紧张、脾切迹明显，体积缩小则被膜皱缩）；被膜是否光滑、增厚及粘连；切面的颜色，脾小体的结构是否清楚，有无梗死灶等病变；并观察病变的形态特点。

（5）肾脏：观察肾脏的形状和大小；表面是否光滑，是否呈颗粒状或有无凹陷瘢痕，有无出血点、脓肿等变化；肾的颜色和质地；切面观察皮质的厚度及与髓质的分界是否清楚；肾实质有无破坏（如形成空洞）、肿瘤等病变。观察肾盂的形态变化情况。

（6）消化道（食管、胃、肠）：先确定消化道的部位，观察其外形及浆膜的情况，浆膜有无渗出物、粘连和色泽变化；管腔黏膜面有无渗出物、出血、糜烂、溃疡及肿块；观察病变的形态变化。

（7）脑：首先观察脑表面血管有无扩张充血，蛛网膜下腔有无出血或渗出物，脑回有无增宽或变窄，脑沟有无变浅或加深（脑水肿时脑回加宽、脑沟变浅，脑萎缩时脑回变窄、脑沟变深）；颅底动脉有无粥样硬化；小脑和海马旁回有无压痕；切面脑组织内有无出血、软化灶形成及占位性病变；脑室是否扩张、出血。

3. 根据所见病变特点，结合理论知识综合分析作出初步诊断。病理诊断的书写方法为：器官名称加病变或疾病名称，如肺淤血、肝硬化、肠伤寒及胃腺癌等。

（二）组织切片的观察

病理组织切片的观察及描述要点亦因组织器官或疾病不同而有所差异，需要在具体实习各内容时逐步学习和掌握。这里仅扼要介绍组织切片观察的一般原则。

1. 肉眼观察　先用肉眼观察组织切片的结构特点（疏松、致密）或形状，可以初步判定某些组织和器官：如肺组织疏松、脾组织可见脾小体结构等，其他脏器如心肌、肝、肾、脑、消化道也可依据各自结构特点进行初步辨认。通过观察切片的致密度、颜色等是否一致，可以初步判定病变所在。如缺血性梗死灶往往较正常组织的颜色浅，脑软化灶结构疏松、染色浅，肿瘤组织通常较蓝染，伴有充血或出血则颜色较红。然后在镜下着重观察病变处，并注意切片的正确放置（盖玻片覆盖面应朝上），再放于镜下观察。

2. 低倍镜观察　观察时应注意从组织一端（从上到下或从左到右）开始连续逐个观察每一个视野。实质器官一般由外（被膜侧）向内，空腔器官由内（黏膜层）向外逐步观察。全面观察后，辨认是何组织、器官（验证肉眼初步判定的准确程度），然后根据组织学和病理学知识判定该组织是否正常，找到病变所在，确定病变范围及与周围组织的关系，详细观察主要的病变及次要病变处。

3. 高倍镜观察　仔细观察病变部位的结构（实质和间质）和细胞特点。应当指出，必须在先用低倍镜全面观察之后，为了进一步清楚地观察某些病变更细微的结构时再换用高倍镜观察。切忌直接用高倍镜观察，否则既容易因调不好焦距而损坏切片，又容易漏掉病变而误诊（因高倍镜视野局限，不容易看到全局）。

4. 综合分析　最后综合分析所观察到的病变，作出正确、全面的病理诊断。

（三）临床病理讨论

临床病理讨论是病理学实习的重要组成部分。通过阅读典型病例的临床病理资料，学生可以在教师的指导下进行讨论，从而加深对所学理论知识的理解，并培养综合分析和解决问题的能力。在讨论过程中，学生需要结合肉眼及镜下所见的病理变化和临床表现，作出主要病理诊断，并分析病变的发生、发展过程及主要病变间的相互关系。

二、病理学实习的注意事项

实习前应对相关理论内容进行充分复习，并回顾正常解剖学和组织学的知识，为实习做好充分准备。

在实习过程中，应注重理论联系实际，用所学理论来解释所观察到的形态变化，并通过形态观察来验证理论。同时，要以动态的、发展的观点去理解标本中的病理变化。

发扬实事求是、耐心细致的科学作风，培养观察能力和分析能力。在观看标本时，要全面观察并找出病变所在，然后分析各种变化之间的相互关系，最后作出正确的结论。

爱护实习用品和设施，包括显微镜、大体标本、病理切片及电脑多媒体系统等。同时，要遵守实习室的规章制度，保持实习室的整洁。

综上所述，病理学实习是医学教育中不可或缺的一部分。通过多元化的实习内容和方法，以及数字化资源的应用，学生可以更好地掌握病理学知识，提高实践能力和综合素质。同时，也需要学生严格遵守实习注意事项，确保实习顺利进行和取得实效。

（王医术）

第一章　细胞和组织的适应与损伤

理论纲要

掌握　适应、萎缩、肥大、增生、化生、可逆性损伤（变性）、坏死、凝固性坏死、液化性坏死、纤维蛋白样坏死、坏疽、溃疡、空洞、机化及凋亡的概念；细胞水肿、脂肪变及玻璃样变的形态学改变；坏死的基本病变、类型及结局。

熟悉　淀粉样变、黏液样变、病理性色素沉着、病理性钙化；凋亡与坏死的区别。

了解　损伤的原因与发生机制；细胞老化的主要机制。

一、适应

适应（adaptation）是细胞和由其构成的组织、器官对于内、外环境中的持续性刺激和各种有害因子而产生的非损伤性应答反应。形态学上一般表现为萎缩、肥大、增生、化生和老化。

1. 萎缩（atrophy）　是指已发育正常的细胞、组织或器官的体积缩小。表现为实质细胞体积缩小并伴有实质细胞数量的减少。萎缩可分为生理性萎缩和病理性萎缩两类。生理性萎缩常见于胸腺的青春期萎缩，生殖系统中卵巢、子宫及睾丸的更年期后萎缩等。病理性萎缩有：①营养不良性萎缩；②压迫性萎缩；③失用性萎缩；④去神经性萎缩；⑤内分泌性萎缩；⑥老化和损伤性萎缩。肉眼观：萎缩的组织、器官体积减小，重量减轻，色泽变深。镜下：细胞数量减少；萎缩的细胞体积缩小，胞质内可出现脂褐素颗粒。

2. 肥大（hypertrophy）　由于功能增加、合成代谢旺盛，细胞、组织或器官体积增大，称为肥大。肥大可分为生理性肥大和病理性肥大两类。根据形成的原因不同，又可分为代偿性肥大和内分泌性肥大。

3. 增生（hyperplasia）　细胞有丝分裂活跃而致组织或器官内细胞数目增多的现象，称为增生，常导致组织或器官的体积增大和功能活跃。增生多由细胞受到过多激素刺激或生长因子与受体过度表达所致，也与细胞凋亡被抑制有关。可分为生理性增生和病理性增生两类。根据其原因，可分为代偿性增生和内分泌性增生。

4. 化生（metaplasia）　一种分化成熟的细胞类型被另一种分化成熟的细胞类型所取代的过程称为化生。化生通常只出现在分裂增殖能力较活跃的细胞类型中，常见的化生有上皮组织的鳞状上皮化生、胃黏膜上皮的肠上皮化生和间叶组织中的骨或软骨化生。

5. 细胞老化（cellular aging）　是细胞随生物体年龄增长而发生的退行性变化，是生物个体老化的基础。形态学表现为细胞体积缩小，水分减少，细胞及细胞核变形，线粒体、高尔基复合体数量减少，并扭曲或呈囊泡状，胞质色素（如脂褐素）沉着。在形态改变上，老化和生理性萎缩有某些共同特征。

二、细胞和组织的损伤

当机体内外环境改变超过组织和细胞的适应能力后，可引起受损细胞及其间质发生物质代谢、组织化学、超微结构乃至光镜和肉眼可见的异常变化，称为损伤(injury)。细胞损伤的发生机制主要体现在：①细胞膜的损伤；②线粒体的损伤；③活性氧类物质的损伤；④胞质内游离钙的损伤；⑤缺血缺氧的损伤；⑥化学性损伤；⑦遗传变异。

(一) 可逆性损伤

可逆性损伤(reversible injury)的形态学变化称变性(degeneration)。变性是指细胞或细胞间质受损伤后，由于代谢障碍，其内出现异常物质或正常物质异常蓄积的现象，通常伴有细胞功能低下。去除病因后，细胞水肿、脂肪变等大多数变性可完全恢复正常。主要类型如下。

1. 细胞水肿(cellular swelling)　或称水变性(hydropic degeneration)，好发于心、肝、肾等器官的实质细胞。发生原因是缺氧、感染和中毒等。其机制是细胞容积和胞质离子浓度调节机制的功能下降。肉眼观察受累器官体积增大，边缘圆钝，包膜紧张，切面外翻，颜色变淡。光镜下细胞弥漫性肿大，细胞质内出现红染细颗粒状物。电镜下细胞核正常，胞质内的线粒体和内质网肿胀呈囊泡状。

2. 脂肪变(fatty change，steatosis)　甘油三酯蓄积于非脂肪细胞的细胞质中称为脂肪变。多发生于肝细胞、心肌细胞、肾小管上皮细胞和骨骼肌细胞等。与感染、酗酒、中毒、缺氧、营养不良、糖尿病及肥胖有关。轻度脂肪变，肉眼观受累器官可无明显变化。随着病变的加重，脂肪变的器官体积增大，淡黄色，边缘圆钝，切面呈油腻感。镜下脂肪变的细胞胞质中出现大小不等的球形脂滴空泡。大者可充满整个细胞而将胞核挤至一侧。肝脂肪变最常见，显著弥漫性脂肪变称为脂肪肝，重度者可继发肝坏死和肝硬化。慢性酒精中毒或缺氧可引起心肌脂肪变，常累及左心室内膜下和乳头肌部位，脂肪变心肌呈黄色，与正常心肌的暗红色相间，形成黄红色斑纹，称为虎斑心。

3. 玻璃样变(hyaline degeneration)　细胞内或间质中出现半透明状蛋白质蓄积，称为玻璃样变或称透明变性。细胞内玻璃样变表现为细胞胞质内出现均质红染圆形小体。常见于肾小管上皮细胞、浆细胞(Rusell 小体)、肝细胞(Mallory 小体)等。纤维结缔组织玻璃样变为胶原纤维老化的表现，如瘢痕组织。细小动脉壁的玻璃样变(细动脉硬化)常见于高血压、糖尿病所引起的血管病变。

4. 淀粉样变(amyloid change)　细胞间质内淀粉样蛋白质和黏多糖复合物蓄积，称为淀粉样变。

5. 黏液样变(mucoid degeneration)　是指细胞间质内黏多糖(葡萄糖胺聚糖、透明质酸等)和蛋白质的蓄积。

6. 病理性色素沉着(pathological pigmentation)　正常人体内的内源性色素和进入体内的外源性色素增多并积聚于细胞内外，称为病理性色素沉着。沉着的色素多为内源性色素(含铁血黄素、脂褐素、胆红素和黑色素等)。

7. 病理性钙化(pathological calcification)　骨、牙之外的组织中固态钙盐沉积称为病理性钙化，分为营养不良性钙化和转移性钙化。

(二) 不可逆性损伤(细胞死亡)

不可逆性损伤(irreversible injury)主要类型如下。

1. 坏死　坏死(necrosis)是以酶溶性变化为特点的活体内局部组织中细胞的死亡。细胞核的变化是细胞坏死的主要形态学标志，表现为核固缩、核碎裂和核溶解。核固缩是指细胞染色质

DNA 浓缩、皱缩，使核体积减小，嗜碱性增加。核碎裂是由细胞核核膜破裂，核染色质崩解成碎片所致。核溶解则是非特异性 DNA 酶和蛋白酶激活，分解核 DNA 和核蛋白，核染色质嗜碱性下降，仅能见到核的轮廓。

（1）坏死的类型

1）凝固性坏死：蛋白质变性凝固且溶酶体酶水解作用较弱时，坏死区呈灰黄、干燥、质实状态，称为凝固性坏死（coagulative necrosis）。多见于心、肝、肾、脾等器官的缺血性坏死。坏死区呈灰白或黄白色，质地较硬，周围可形成一暗红色充血出血带与正常组织分界。镜下坏死区细胞结构消失，细胞的外形和组织轮廓仍可保存一段时间。

2）液化性坏死：由于坏死组织中可凝固的蛋白质少，或坏死细胞自身及浸润的中性粒细胞等释放大量水解酶，或组织富含水分和磷脂，细胞组织易发生溶解液化，称为液化性坏死（liquefactive necrosis）。如脓肿、脑软化、肝细胞溶解性坏死、脂肪坏死等。

3）纤维蛋白样坏死：纤维蛋白样坏死（fibrinoid necrosis）是结缔组织及小血管壁常见的坏死形式。病变部位形成细丝状、颗粒状或小条块状无结构物质。常见于某些超敏反应性疾病，如风湿病、结节性多动脉炎、新月体性肾小球肾炎，以及急进型高血压和胃溃疡底部小血管等。

4）干酪样坏死：在结核病时，因病灶中含脂质较多，坏死区呈黄色，状似干酪，称为干酪样坏死（caseous necrosis）。镜下为无结构颗粒状红染物，不见坏死部位原有组织结构的残影，甚至不见核碎屑，是坏死更为彻底的特殊类型凝固性坏死。干酪样坏死也偶见于某些梗死、肿瘤和结核样麻风等。

5）脂肪坏死：急性胰腺炎时细胞释放胰酶分解胰腺周围脂肪组织，乳房创伤时脂肪细胞破裂，可分别引起酶解性或创伤性脂肪坏死（fat necrosis）。脂肪坏死后，释出的脂肪酸和钙离子结合，形成肉眼可见的灰白色钙皂。

6）坏疽：坏疽（gangrene）是指局部组织大块坏死并继发腐败菌感染，分为干性、湿性和气性等类型。

A. 干性坏疽：常见于动脉阻塞但静脉回流通畅的四肢末端，由于水分蒸发，坏死的肢体干燥皱缩呈黑色（系红细胞血红蛋白中 Fe^{2+} 和腐败组织中 H_2S 结合形成 FeS 的色泽），与周围正常组织间有明显的分界线。

B. 湿性坏疽：多发生于与外界相通的肺、肠、阑尾和子宫等内脏，也可发生于动脉阻塞及静脉回流受阻的肢体，腐败菌感染较重，呈黑色或暗绿色，与健康组织无明显分界线。

C. 气性坏疽：系深达肌肉的开放性创伤合并产气荚膜梭菌等厌氧菌感染，组织坏死并产生大量气体，使病变区肿胀，与正常组织分界不清。

（2）坏死的结局：可分为以下几种。①溶解吸收；②分离排出，包括糜烂（erosion）、溃疡（ulcer）、窦道（sinus）、瘘管（fistula）和空洞（cavity）；③机化（organization）与包裹；④钙化。

（3）坏死的后果：坏死对机体的影响取决于坏死细胞的生理重要性、坏死细胞的数量、坏死细胞周围同类细胞的再生情况及坏死器官的储备代偿能力。

2. 细胞凋亡 凋亡（apoptosis）是活体内局部组织中单个细胞程序性死亡的表现形式，是由体内外某些因素触发细胞内预存的死亡程序而导致的细胞主动性死亡方式，在形态和生化特征上都有别于坏死（表 1-1）。

3. 其他类型 此外，细胞死亡也可由坏死性凋亡（necroptosis）、细胞焦亡（pyroptosis）、铁死亡（ferroptosis）和自噬（autophagy）引起。

（1）坏死性凋亡：又称程序性坏死，是指一种具有坏死形态的程序性细胞死亡。

表 1-1 凋亡与坏死的比较

鉴别点	凋亡	坏死
机制	基因调控的程序化细胞死亡，主动进行（自杀性）	意外事故性细胞死亡，被动进行（他杀性）
诱因	生理性或轻微病理性刺激因子诱导发生，如生长因子的缺乏	病理性刺激因子诱导发生，如缺氧、感染、中毒等
死亡范围	多为散在的单个细胞	多为集聚的大片细胞
形态特征	细胞固缩，核染色质边集，细胞膜及各细胞器膜完整，膜可发泡成芽，形成凋亡小体	细胞肿胀，核染色质呈絮状或边集，细胞膜及细胞器膜溶解破裂，溶酶体酶释放，细胞自溶
生化特征	耗能的主动过程，有新蛋白合成，DNA 早期规律降解为 180~200bp 片段，琼脂凝胶电泳呈特征性梯带状	不耗能的被动过程，无新蛋白合成，DNA 降解不规律，片段大小不一，琼脂凝胶电泳不呈梯带状
周围反应	不引起周围组织炎症反应和修复再生，但凋亡小体可被邻近细胞吞噬	引起周围组织炎症反应和修复再生

（2）细胞焦亡：又称细胞炎性坏死，是一种伴随炎症反应出现的细胞程序性死亡方式，是机体在病原微生物感染后启动的免疫防御反应，在拮抗和清除病原体感染以及内源性危险信号中发挥重要的作用。

（3）铁死亡：是一种依赖铁离子及活性氧诱导脂质过氧化导致的细胞程序性死亡方式。

（4）自噬：是指细胞在饥饿和能量应激等状态下将自身的蛋白、细胞器和胞质进行包裹并形成囊泡，然后在溶酶体中消化降解的过程。生理状态下，细胞通过自噬清除消化受损、变性、衰老和失去功能的细胞、细胞器及各种生物大分子，实现细胞内物质的再循环利用，为细胞重建和再生提供原料。病理状态下，自噬既可以抵御病原体的入侵，又可以保护细胞免受毒物的损伤。自噬过多或过少都可引起细胞死亡，在机体的免疫、感染、炎症、心血管疾病、神经变性疾病及肿瘤等的发生发展中发挥重要作用。自噬和凋亡的刺激因素和调节蛋白类似，但诱发阈值和条件不同，自噬也可通过诱导凋亡引起细胞死亡。

实习目的

1. 观察萎缩及几种主要变性的病理变化，理解其意义。
2. 观察坏死细胞的形态特点、各种类型坏死的形态特征；分析坏死的结局。

实习内容及观察要点

大体标本

1-1　脾萎缩（spleen atrophy）

体积缩小，重量减轻，边缘变锐，包膜皱缩（图 1-1）。

1-2　心脏萎缩（cardiac atrophy）

正常心脏体积约同本人手拳，重量 250~270g，此心脏体积明显缩小，重量减轻，心尖变锐，心外膜下血管因心肌萎缩而呈现迂曲状，室壁肌层变薄，切面呈褐色，故又称褐色萎缩（图 1-2）。

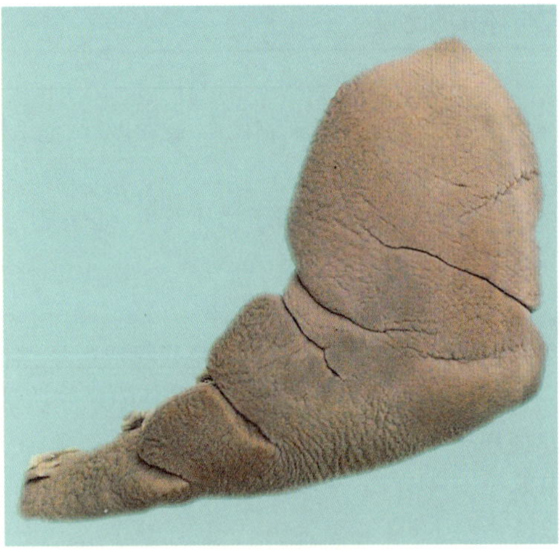

图 1-1　脾萎缩

体积缩小，边缘变锐，包膜皱缩。

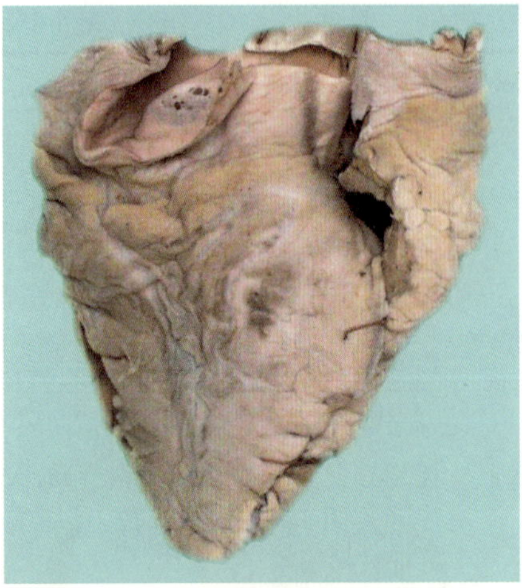

图 1-2　心脏萎缩

体积变小，心尖变锐，心外膜下血管呈现迂曲状。

1-3　颅骨压迫性萎缩（cranial pressure atrophy）

颅骨缝闭锁之后发生脑积水，颅骨被压迫萎缩变薄，颅骨内面形成与脑回走行相适应的凹陷（图 1-3）。

1-4　肾压迫性萎缩（kidney pressure atrophy）

肾盂积水，极度扩张，压迫肾实质，肾皮质及髓质均萎缩变薄（图 1-4）。

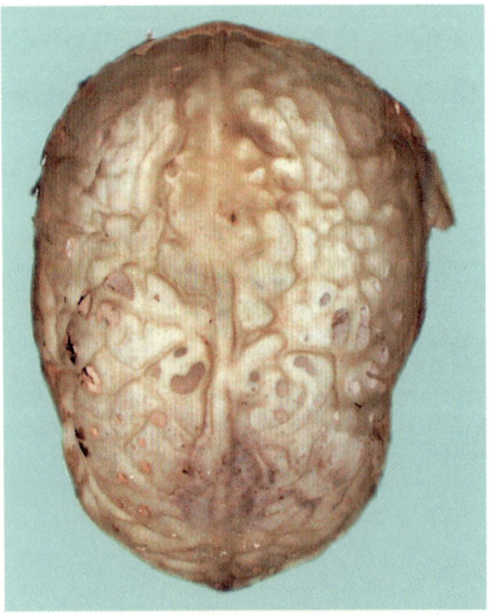

图 1-3　颅骨压迫性萎缩

颅骨内面形成与脑回走行相适应的凹陷。

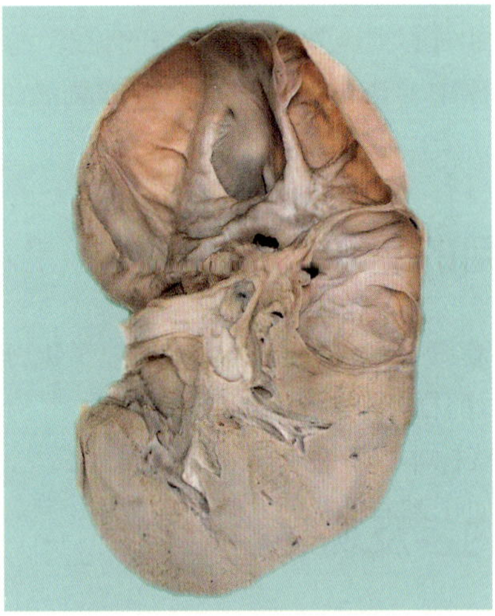

图 1-4　肾压迫性萎缩

肾皮质及髓质均受压迫萎缩变薄。

1-5　脑压迫性萎缩（encephalic pressure atrophy）

由于脑脊液排出受阻，脑室内脑脊液较正常明显增多——脑积水，压迫脑实质，使脑实质萎缩变薄，脑回变窄，脑沟加深、加宽，脑室明显扩大（图 1-5）。

1-6 肝水变性(hepatic hydropic degeneration)

体积增大,边缘变钝,包膜紧张,故切面突起,包膜外翻。肝实质混浊,无光泽。

1-7 肝脂肪变(hepatic fatty change)

肝脏由于脂肪变而呈黄色,切面肿胀稍膨隆,触之有油腻感(苏丹Ⅲ染色:脂肪变部分呈红色)。

1-8 纤维结缔组织玻璃样变性(瘢痕疙瘩,keloid)

陈旧的瘢痕组织中,纤维纵横交错,有的纤维组织呈灰白色,半透明,是玻璃样变性的纤维组织(图1-6)。

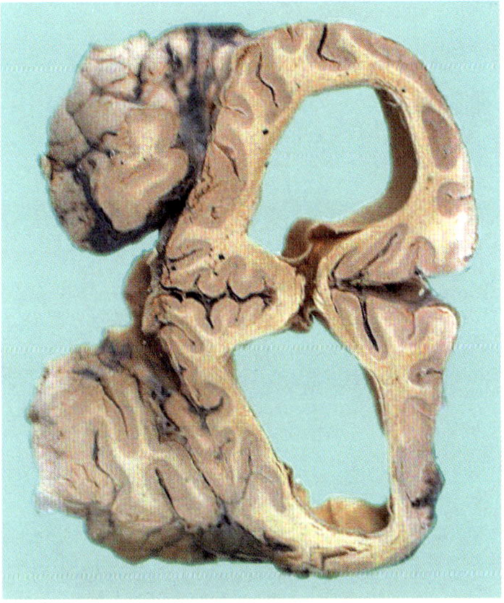

图1-5 脑压迫性萎缩

脑室明显扩张,脑实质萎缩变薄。

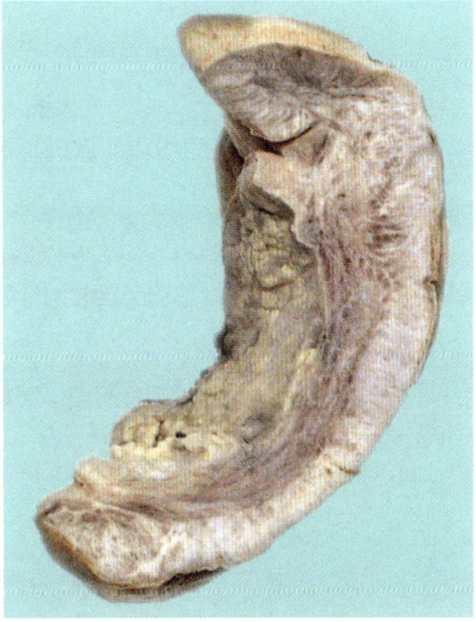

图1-6 瘢痕疙瘩

瘢痕组织中,纤维纵横交错,部分纤维组织呈灰白、半透明。

1-9 肾凝固性坏死(renal coagulative necrosis)

肾表面可见灰白色不规则病变区,呈楔形,底部朝向包膜,与周围组织境界清楚,交界处可见充血出血带,坏死灶突出于肾表面(图1-7)。

1-10 干酪样坏死(caseous necrosis)

为肾结核标本,病变中坏死组织呈黄白色,无光泽,质地粗糙,易碎,犹如干酪样(或豆腐渣样),故称干酪样坏死。坏死物质液化后易经输尿管排出,原坏死部位形成空洞。

1-11 液化性坏死(脑脓肿)(liquefactive necrosis)

脑组织内有脓肿形成,脓腔内充满黄绿色脓液,脓液中有许多液化性坏死物质(部分脓液在切开时流出)(图1-8)。

1-12 干性坏疽(dry gangrene)

坏死部分呈污黑色,干瘪,表皮脱落,与健康组织之间境界清楚(图1-9)。

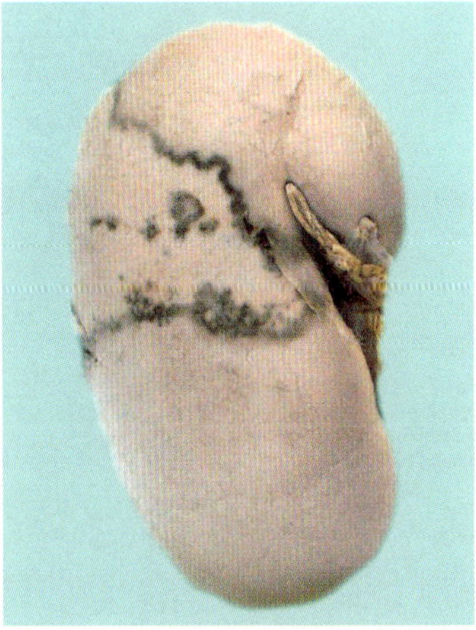

图1-7 肾凝固性坏死

肾表面可见灰白色、楔形病变区,与正常组织交界处可见充血出血带,坏死灶微突出于肾表面。

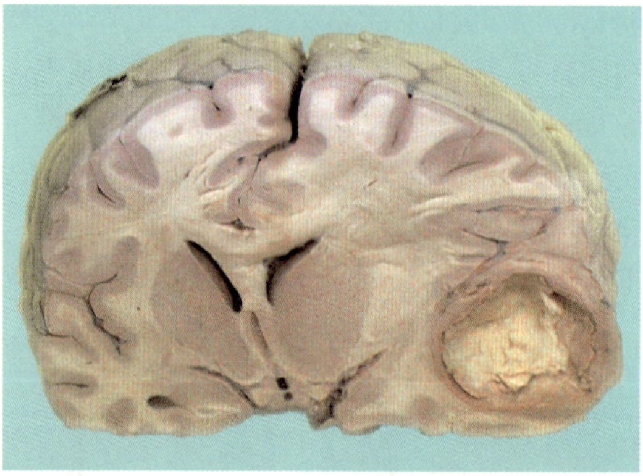

图 1-8　脑脓肿
脑组织内有脓肿形成，脓腔内充满黄绿色脓液。

1-13　湿性坏疽（坏疽性阑尾炎）（moist gangrene）

阑尾肿胀，呈污秽黑色，与健康组织之间分界不清。

1-14　皮肤溃疡（skin ulcer）

皮肤因某些原因坏死，坏死物质脱落，在该处形成缺损，即溃疡。溃疡底部及周边因炎症反应而增厚（图 1-10）。

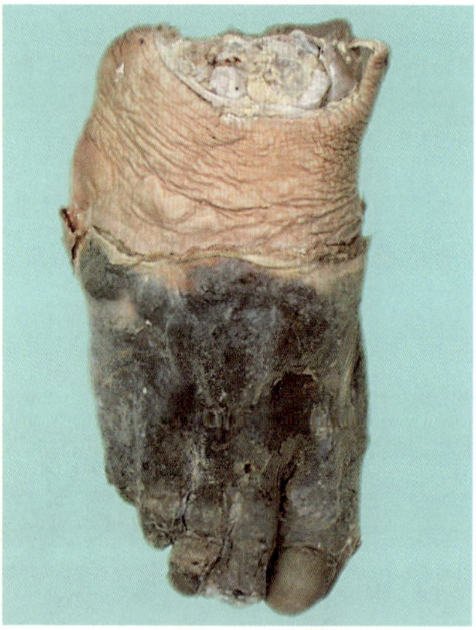

图 1-9　干性坏疽
坏死部分呈污黑色，干瘪，表皮脱落，与健康组织之间境界清楚。

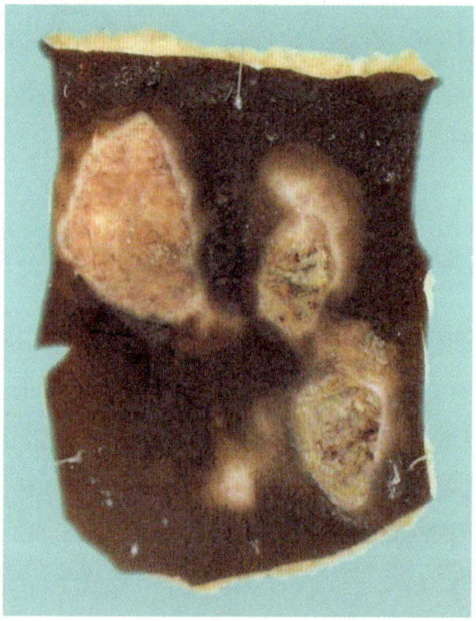

图 1-10　皮肤溃疡
皮肤表面可见多处坏死物质脱落后形成的缺损。

显微镜切片

1-15　肝细胞压迫性萎缩（肝癌）（pressure atrophy of liver cell）

肝组织内可见肿瘤组织，肿瘤组织缺乏正常肝索及肝窦的排列，瘤细胞染色较深，且大小不一。肿瘤周围的肝细胞因受压而萎缩，呈细条状，胞质少，核变小，被压迫萎缩的肝细胞围绕肿瘤组织呈同心圆状排列(图 1-11)。

1-16 肾小管上皮细胞水肿和细胞内玻璃样变(hydropic and hyaline degeneration of renal tubular epithelial cell)

肾近曲小管上皮细胞高度肿胀,向腔内突出致管腔变小,不规则。部分肿胀的上皮细胞内有粉染的细颗粒,为细胞水肿。部分胞质中有大小不等的圆形玻璃滴状物,较水变性颗粒大,轮廓清楚,深粉色,均质状,此为玻璃样变(图 1-12)。

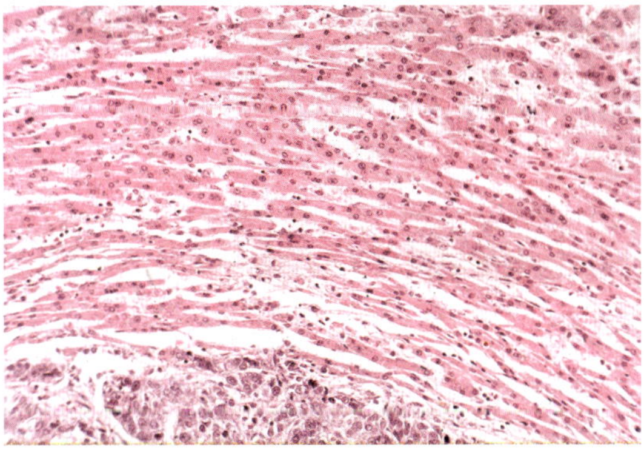

图 1-11 肝细胞压迫性萎缩

被压迫萎缩的肝细胞呈条索状,围绕肿瘤组织呈同心圆状排列。

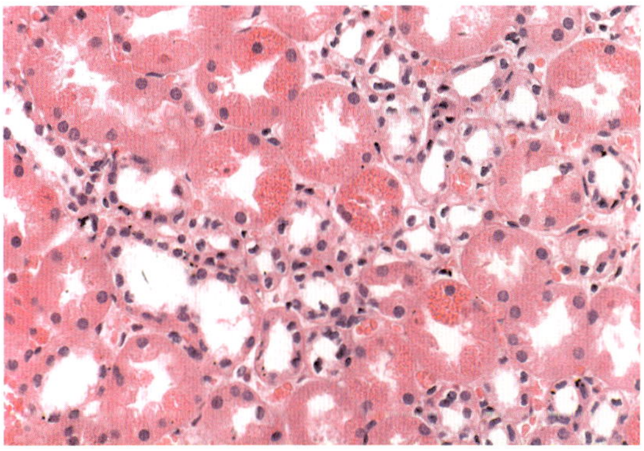

图 1-12 肾小管上皮细胞水肿、玻璃样变

肾近曲小管上皮细胞内有粉染的细颗粒,为细胞水肿。部分细胞质中有大小不等的圆形、深粉染玻璃滴状物,为玻璃样变。

1-17 脾中央动脉玻璃样变(hyaline degeneration of central artery of spleen)

脾中央动脉内膜下及壁内有粉染、均匀无结构的物质存在,致动脉壁增厚,管腔变小(图 1-13)。

1-18 肝脂肪变(hepatic fatty change)

肝小叶中心部分明显淤血,肝细胞胞质内有大小不等、轮廓清楚的圆形空泡,为脂肪变(脂肪在制片过程中被二甲苯溶解脱失,故呈空泡状)。肝小叶边缘(门管区附近)尚有较为正常的肝细胞(图 1-14)。

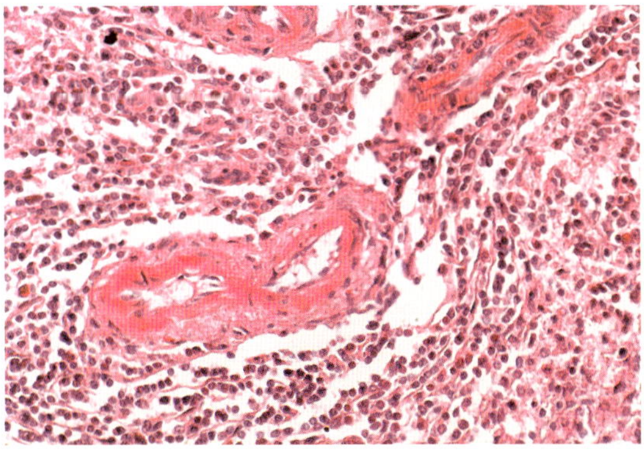

图 1-13 脾中央动脉玻璃样变

脾中央动脉内膜下及壁内有粉染、均匀无结构的物质沉积。

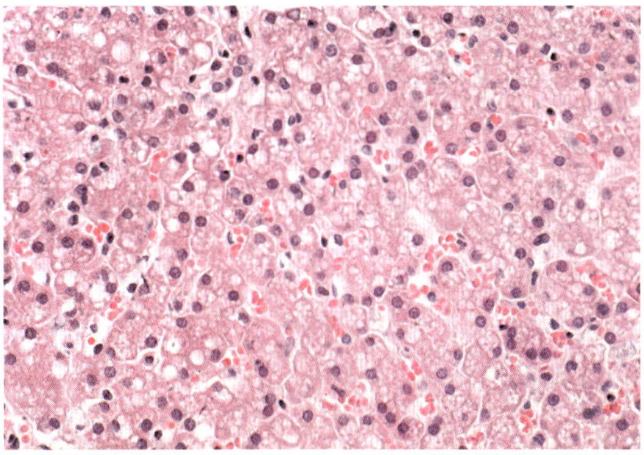

图 1-14 肝细胞脂肪变

肝细胞胞质内有大小不等、轮廓清楚的圆形空泡,为脂肪变。

1-19　坏死细胞的形态（the morphological change of necrosis cell）

肺组织充血，肺内见数个炎性坏死灶。病灶处组织结构破坏，坏死的细胞核固缩、碎裂，有的溶解消失，只留下境界不清、粉染的细胞轮廓，甚至形成粉染无结构的颗粒状物质（图 1-15）。

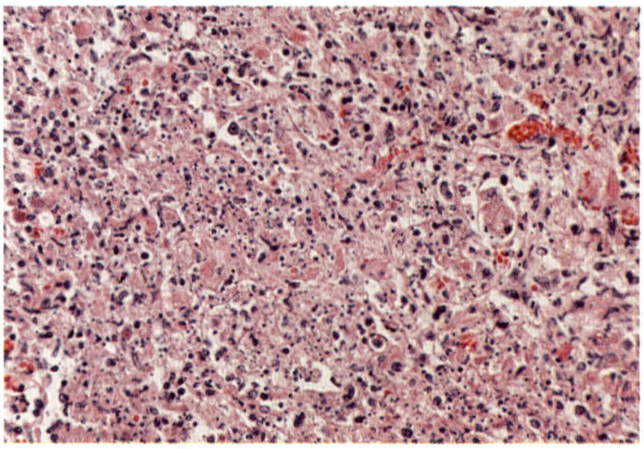

图 1-15　坏死细胞

坏死的细胞核固缩、碎裂，有的溶解消失，仅留下境界不清、粉染的细胞轮廓。

1-20　肾凝固性坏死（renal coagulative necrosis）

坏死区组织轮廓尚隐约可见，其周围有充血及出血带，并有多量的中性粒细胞浸润，为一新鲜梗死。

思考题

1. 肾小管上皮细胞水肿和玻璃样变都是在细胞胞质内形成颗粒样物质，二者在镜下如何区分？其各自的形成机制是什么？

2. 一位亚急性感染性心内膜炎的患者，由于瓣膜赘生物的脱落发生了血管的多发性栓塞，脑组织和肾组织发生栓塞后的病变及后果有何不同？

3. 患者男性，23 岁。24 小时前因车祸引起左下肢胫骨及腓骨开放性、粉碎性骨折，入院清创固定后 12 小时，出现左小腿及左足青紫、肿胀，患者出现发热和全身不适。隔日肿胀加剧，累及左大腿，伤口流出伴有气泡的恶臭脓液，肿胀区按之有捻发音。患者发生何种病变？将如何处置？

（石英爱）

第二章　损伤的修复

理论纲要

掌握　修复、再生的基本概念；不同类型细胞的再生潜能；肉芽组织的形态、作用及结局；皮肤创伤愈合的基本过程和类型；骨折愈合的过程。

熟悉　各种组织的再生过程；瘢痕组织的形态及作用。

了解　细胞再生的影响因素；干细胞的分类和分化潜能。

损伤造成机体部分细胞和组织丧失后，机体对所形成缺损进行修补恢复的过程，称为修复（repair），修复后可完全或部分恢复原组织的结构和功能。参与修复过程的主要成分包括细胞外基质和各种细胞。修复过程可概括为两种不同的形式：①由损伤周围的同种细胞来修复，称为再生（regeneration）。如果完全恢复了原组织的结构及功能，则称为完全再生。②由纤维结缔组织来修复，称为纤维性修复，以后形成瘢痕，故也称瘢痕修复。

一、再生

再生可分为生理性再生及病理性再生。生理性再生是指在生理过程中，有些细胞、组织不断老化、消耗，由新生的同种细胞不断补充，以保持原有的结构和功能。现在理论认为再生需要一定数量自我更新的干细胞或具有分化和复制潜能的前体细胞。病理性再生是指病理状态下细胞、组织缺损后发生的再生。

（一）不同类型细胞的再生潜能

按再生能力的强弱，可将人体细胞分为以下三类。

1. 不稳定细胞（labile cell）　又称持续分裂细胞。这类细胞总在不断地增殖，以代替衰亡或破坏的细胞，如表皮细胞、呼吸道和消化道黏膜被覆上皮细胞、生殖器官管腔的被覆细胞、淋巴及造血细胞、间皮细胞等。干细胞的存在是这类组织不断更新的必要条件。

2. 稳定细胞（stable cell）　又称静止细胞。在生理情况下，这类细胞增殖现象不明显，但受到组织损伤的刺激时，表现出较强的再生能力。此类细胞包括各种腺体或腺样器官的实质细胞，如肝、胰、唾液腺、内分泌腺、汗腺、皮脂腺和肾小管的上皮细胞等。

3. 永久性细胞（permanent cell）　又称非分裂细胞，此类细胞一旦破坏则永久缺失，如神经细胞、骨骼肌细胞及心肌细胞。

（二）干细胞及其在再生中的作用

干细胞是个体发育过程中产生的具有无限或较长时间自我更新和多向分化能力的一类细胞。根据来源和个体发育过程中出现的先后次序不同，干细胞可分为胚胎干细胞和成体干细胞。胚胎干细胞是指起源于着床前胚胎内细胞群的全能干细胞，具有向三个胚层分化的能力，可以分化为成体所有类型的成熟细胞。成体干细胞是指存在于各组织器官中具有自我更新和一定分化潜能的不成熟细胞，如造血干细胞、神经干细胞和间充质干细胞等。近年来通过体外基因转染技术可以将已分化的成体细胞重编程为诱导性多能干细胞（induced pluripotent stem cells，iPSCs）。与胚胎干细胞不同，iPSCs 的制造不需要毁损胚胎，因而不会涉及更多的伦理学问题。iPSCs 的出现不仅为体细胞重编程去分化机制的研究注入了新的活力，而且为疾病发生发展相关机制研究与特异的细胞治疗，特别是再生医学提供新的途径。

（三）组织的再生机制和过程

1. 上皮组织的再生

（1）被覆上皮再生：如鳞状上皮缺损时，创缘或底部的基底层细胞分裂增生，组织干细胞分化增殖，向缺损中心迁移，先形成单层上皮，以后增生分化为鳞状上皮。黏膜，如胃肠黏膜的上皮缺损后，同样也由邻近的基底部细胞分裂增生和组织干细胞分化增殖来修补。

（2）腺上皮再生：腺上皮虽有较强的再生能力，但再生的情况依损伤的状态而异：如果腺上皮有缺损而腺体的基底膜未被破坏，可由残存细胞分裂补充，完全恢复原来的腺体结构；如腺体构造（包括基底膜）完全被破坏，则难以再生。构造比较简单的腺体如子宫内膜腺、肠腺等可通过残留处细胞再生。肝再生可分为三种情况：①肝部分切除后，通过肝细胞分裂增生，短期内就能使肝脏恢复原来的大小；②肝细胞坏死时，不论范围大小，只要肝小叶网状支架完整，从肝小叶周边区再生的肝细胞就可沿支架延伸，恢复正常结构；③肝细胞坏死较广泛时，肝小叶网状支架塌陷，再生肝细胞难以恢复原来的小叶结构，成为结构紊乱的肝细胞团，例如肝硬化时的再生结节。

2. 纤维组织的再生　在损伤的刺激下，受损处的成纤维细胞进行分裂、增生。成纤维细胞可由静止状态的纤维细胞转变而来，或由未分化的间叶细胞分化而来。成纤维细胞停止分裂后，开始合成并分泌前胶原蛋白，在细胞周围形成胶原纤维，细胞逐渐成熟，成为纤维细胞。

3. 软骨组织和骨组织的再生　软骨再生起始于软骨膜的增生，这些增生的幼稚细胞形似成纤维细胞，以后逐渐变为成软骨细胞，并形成软骨基质，细胞被埋在软骨陷窝内而变为静止的软骨细胞。软骨再生能力弱，软骨组织缺损较大时由纤维组织参与修补。骨组织再生能力强，骨折后可完全修复。

4. 血管的再生

（1）毛细血管的再生：包括出芽式血管生成和套叠式血管生成。

1）出芽式血管生成：首先在蛋白酶作用下基底膜分解，该处内皮细胞分裂增生形成突起的幼芽，随着内皮细胞向前移动及后续细胞的增生而形成一条细胞索，数小时后便可出现管腔，形成新生的毛细血管，进而彼此吻合构成毛细血管网。

2）套叠式血管生成：是通过间质柱状结构插入已有血管的内腔，导致原有血管腔的分割和新生血管形成的过程。为适应功能的需要，这些毛细血管还会不断改建，有的管壁增厚发展为小动脉、小静脉，其平滑肌等成分可能由血管外未分化的间叶细胞分化而来。

（2）大血管的修复：大血管离断后需手术吻合，吻合处两侧内皮细胞分裂增生，互相连接，恢复原来的内膜结构。但离断的肌层不易完全再生，而由结缔组织增生连接，形成瘢痕修复。

5. 肌组织的再生　肌组织的再生能力很弱。

横纹肌的再生能力根据肌膜是否存在及肌纤维是否完全断裂而有所不同：①损伤不太重而肌膜未被破坏时，残存部分肌细胞分裂，产生肌质，分化出肌原纤维，从而恢复正常横纹肌的结构。②如果肌纤维完全断开，断端肌质增多，也可有肌原纤维的新生，使断端膨大如花蕾样。这时肌纤维断端不能直接连接，而靠纤维瘢痕愈合。③如果整个肌纤维（包括肌膜）均被破坏，则难以再生，结缔组织增生连接，形成瘢痕修复。

平滑肌也有一定的分裂再生能力。心肌再生能力极弱，破坏后一般都是瘢痕修复。

6. 神经组织的再生　脑及脊髓内的神经细胞破坏后不能再生，由神经胶质细胞及其纤维修补，形成胶质瘢痕。外周神经受损时，如果与其相连的神经细胞仍然存活，则可完全再生。

（四）细胞再生的影响因素

细胞外基质、多种生长因子等在细胞再生过程中发挥重要作用。细胞生长和分化涉及多种信号之间的整合及相互作用。某些信号来自多肽类生长因子、细胞因子和生长抑制因子。另一些则来自细胞外基质的组成成分，并通过整合素依赖性信号转导系统进行传递。某一信号转导系统被其特异类型的受体所激活后，还需要信号转导系统之间相互作用，从而使信号整合以调节细胞增殖及细胞的其他生物学行为。

二、纤维性修复

（一）肉芽组织的形态及作用

肉芽组织（granulation tissue）由新生薄壁的毛细血管以及增生的成纤维细胞构成，并伴有炎症细胞浸润，肉眼表现为鲜红色，颗粒状，柔软湿润，形似鲜嫩的肉芽，故而得名。

镜下可见大量由内皮细胞增生形成的实性细胞索及扩张的毛细血管，对着创面垂直生长，在此种毛细血管的周围有许多新生的成纤维细胞，此外常有大量渗出液及炎症细胞。

肉芽组织在组织损伤修复过程中有以下重要作用：①抗感染保护创面；②填补创口及其他组织缺损；③机化或包裹坏死组织、血栓、炎性渗出物及其他异物。肉芽组织在组织损伤后 2~3 天内即可出现，以后成熟而转变为纤维结缔组织，并且逐渐转化为老化阶段的瘢痕组织。

（二）瘢痕组织的形态及作用

瘢痕（scar）组织是指肉芽组织经改建成熟形成的纤维结缔组织。此时组织由大量平行或交错分布的胶原纤维束组成。纤维束往往发生玻璃样变。纤维细胞很稀少，组织内血管减少。大体上局部呈收缩状态，颜色苍白或灰白半透明，质硬韧并缺乏弹性。瘢痕组织的作用及对机体的影响可概括为以下两个方面。

1. 对机体有利的一面　①它能把损伤的创口或其他缺损长期地填补并连接起来，可使组织器官保持完整性；②瘢痕组织含大量胶原纤维，可使组织器官保持其坚固性。

2. 对机体不利或有害的一面　①瘢痕收缩。②瘢痕性粘连。③瘢痕组织增生过度，又称肥大性瘢痕。如果肥大性瘢痕突出于皮肤表面并向周围不规则地扩延，称为瘢痕疙瘩（临床上又常称为“蟹足肿”）。

三、创伤愈合

创伤愈合（wound healing）是指机体遭受外力作用，皮肤等组织出现离断或缺损后的愈复过程，是包括各种组织的再生和肉芽组织增生、瘢痕形成的复杂组合。

（一）皮肤创伤愈合

1. 皮肤创伤愈合的基本过程　最轻度的创伤仅限于皮肤表皮层，可通过上皮再生愈合。稍重者有皮肤和皮下组织断裂，并出现伤口；严重的创伤可有肌肉、肌腱、神经的断裂及骨折。以皮肤手术切口为例，介绍创伤愈合的基本过程。

（1）伤口的早期变化：伤口局部有不同程度的组织坏死和血管断裂出血，数小时内便出现炎症反应，表现为充血、浆液渗出及白细胞游出，故局部红肿。伤口中的血液和渗出液中的纤维蛋白原可形成凝块和痂皮，起保护伤口的作用。

（2）伤口收缩：2~3 天后边缘的整层皮肤及皮下组织向中心移动，伤口迅速缩小，直到 14 天左右停止。伤口收缩的意义在于缩小创面。

（3）肉芽组织增生和瘢痕形成：大约从第 3 天开始从伤口底部及边缘长出肉芽组织填平伤口。肉芽组织中没有神经，故无感觉。第 5~6 天起成纤维细胞产生胶原纤维，大约在伤后 1 个月瘢痕完全形成。瘢痕中的胶原纤维最终与皮肤表面平行。

（4）表皮及其他组织再生：创伤发生 24 小时内，伤口边缘的基底细胞及募集的表皮干细胞在凝块下面向伤口中心迁移，并增生、分化成为鳞状上皮。如果肉芽组织长时间不能将伤口填平并形成瘢痕，则上皮再生将延缓；在另一种情况下，由于异物及感染等刺激而过度生长的肉芽组织，高出于皮肤表面，也会阻止表皮再生，因此临床常需将其切除。若伤口过大（一般认为直径超过 20cm 时），则再生表皮很难将伤口完全覆盖，往往需要植皮。

皮肤附属器（毛囊、汗腺及皮脂腺）如遭完全破坏，则不能完全再生，而出现瘢痕修复。肌腱断裂后，初期也是瘢痕修复，但随着功能锻炼而不断改建，胶原纤维可按原来肌腱纤维方向排列，达到完全再生。

2. 皮肤创伤愈合的类型　根据损伤程度及有无感染，创伤愈合可分为以下两种类型。

（1）一期愈合：见于组织缺损少、创缘整齐、无感染、经黏合或缝合后创面对合严密的伤口。这种伤口只有少量的血凝块，炎症反应轻微，表皮再生在 24~48 小时内便可将伤口覆盖。肉芽组织在第 3 天就可从伤口边缘长出并很快将伤口填满。第 5~7 天伤口两侧出现胶原纤维连接，切口达临床愈合标准，然而肉芽组织中的毛细血管和成纤维细胞仍继续增生，胶原纤维不断积聚，切口可呈鲜红色，甚至可略高出皮肤表面。第 2 周末瘢痕开始“变白”。1 个月后覆盖切口的表皮结构已基本正常，纤维结缔组织仍富含细胞，胶原组织不断增多，抗拉力强度在 3 个月达到顶峰，切口数月后形成一条白色线状瘢痕。

（2）二期愈合：见于组织缺损较大、创缘不整、哆开、无法整齐对合，或伴有感染的伤口。这种伤口的愈合和一期愈合比较有以下不同：①由于坏死组织多，或由于感染，继续引起局部组织变性、坏死，炎症反应明显；②伤口大，伤口收缩明显，从伤口底部及边缘长出多量的肉芽组织将伤口填平；③愈合的时间较长，形成的瘢痕较大。

（二）骨折愈合

骨折通常可分为外伤性骨折和病理性骨折两大类。骨的再生能力很强。骨折愈合的好坏、所需的时间与骨折的部位、性质、错位的程度、年龄以及引起骨折的原因等因素有关。一般而言，经过良好复位后的单纯性外伤性骨折，几个月内便可完全愈合，恢复正常结构和功能。骨折愈合过程可分为以下几个阶段。

1. 血肿形成　在骨折的两端及其周围伴有大量出血，形成血肿，数小时后血肿发生凝固。与此同时常出现轻度的炎症反应。在骨折早期，常可见到骨髓组织的坏死，骨皮质亦可发生坏死。如果坏死灶较小，可被破骨细胞吸收；如果坏死灶较大，可形成游离的死骨片。

2. 纤维性骨痂形成　骨折后的 2~3 天，血肿开始由肉芽组织取代而机化，继而发生纤维化形成纤维性骨痂，或称暂时性骨痂。

3. 骨性骨痂形成　上述纤维性骨痂逐渐分化出成骨细胞，并形成类骨组织，以后出现钙盐沉积，类骨组织转变为编织骨。纤维性骨痂中的软骨组织也经软骨化骨过程演变为骨组织，至此形成骨性骨痂。

4. 骨痂改建或再塑　为了适应骨活动时所受应力，编织骨经过进一步改建成为成熟的板层骨，皮质骨和髓腔的正常关系以及骨小梁正常的排列结构也重新恢复。改建是在破骨细胞的骨质吸收及成骨细胞的新骨质形成的协调作用下完成的。

（三）影响创伤愈合的因素

损伤的程度、组织的再生能力、伤口有无坏死组织和异物以及有无感染等因素决定修复的方式、愈合的时间及瘢痕的大小。因此，治疗原则应是缩小创面（如对合伤口）、防止再损伤和感染以及促进组织再生。影响再生修复的因素包括年龄、营养等全身因素，以及感染与异物、局部血液循环状态、神经支配和电离辐射等局部因素两方面。

实习目的

1. 观察肉芽组织的形态特点，分析肉芽组织的组成及结局。
2. 观察纤维性修复的形态学特点，理解纤维性修复的意义。

实习内容及观察要点

大体标本

2-1 脾梗死瘢痕（splenic infarct scar）

脾梗死灶陈旧，表面凹陷，切面见线条状的凹陷瘢痕，瘢痕周围有大量的橙色含铁血黄素沉积。

2-2 瘢痕疙瘩（keloid）

瘢痕疙瘩又称肥大性瘢痕，可见瘢痕组织增生过度，突出于皮肤表面并向周围不规则地扩延（见图 1-6）。

2-3 骨折愈合（healing of bone fracture）

为肋骨骨折愈合，在骨折处由于纤维性骨痂及新骨的形成，故呈梭形肿胀。

显微镜切片

2-4 肉芽组织（granulation tissue）

肉芽组织的表层可见大量新生毛细血管垂直于创面生长，新生毛细血管内皮细胞核体积较大，向腔内突出，毛细血管之间有成纤维细胞（细胞呈梭形，核椭圆，染色质浅，核仁清楚，胞质丰富）及炎症细胞，细胞排列疏松，肉芽组织的深层组织较致密，毛细血管少，纤维组织增加（图 2-1）。

2-5 骨折愈合（healing of bone fracture）

人肋骨骨折愈合切面，其中心仍可见出血及坏死，其周围有软骨样组织（骨样组织较少），较远处可见许多新生的骨小梁，骨折处外膜有增厚的纤维组织。软骨样组织的细胞似软骨细胞，但缺乏正常软骨细胞的排列，细胞间基质呈均匀蓝染；骨样组织的细胞似成骨细胞，细胞间有红色骨基质；新生的骨小梁排列紊乱，钙化不均匀，骨细胞较大，数量多且排列杂乱。

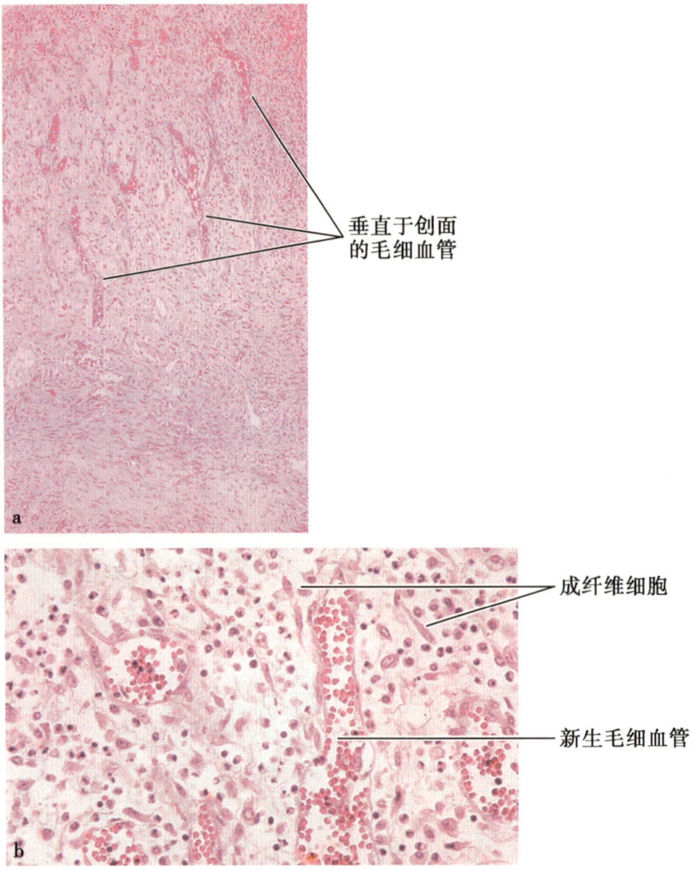

图 2-1　肉芽组织

a. 低倍镜；b. 高倍镜。

思考题

1. 举例说明依据再生能力的强弱，人体细胞的分类方式。

2. 什么是干细胞？干细胞在损伤修复中可以发挥什么作用？

3. 什么是肉芽组织？简述肉芽组织的形态特点、作用及结局。简述瘢痕组织的形态特点和作用。

4. 有一建筑工人，因意外事故造成右大腿股骨骨折并伴有局部软组织撕裂伤，请简述其创伤愈合的过程及愈合中各种组织的再生修复过程。

（王医术）

第三章 局部血液循环障碍

03章

理论纲要

掌握 淤血的病变和后果，肝淤血和肺淤血的病理变化；血栓形成的条件、类型及形态特点，血栓的结局及其对机体的影响；栓子运行途径，栓塞的种类及其对机体的影响；梗死的病变及类型。

熟悉 动脉性充血的原因、病变及后果；淤血的原因；血栓形成的过程和发生机制；梗死的原因、条件及对机体的影响和结局。

了解 出血及水肿的概念，出血的病因和发生机制，水肿的发病机制及病理变化。

局部血液循环障碍可导致局部组织甚至器官的充血、水肿、出血、血栓形成、栓塞或梗死的发生。局部血液循环障碍表现为：血管内的成分溢出血管，包括水肿、积液和出血；局部组织血管内血液含量异常，包括血量增加或减少，即充血或缺血；血液内出现异常物质，包括血液有形成分析出或凝固形成的血栓以及血管内出现空气、脂滴和羊水等异常物质阻塞局部血管造成的栓塞和组织的梗死。

一、充血和淤血

（一）充血

动脉输入血量增多，使器官或组织血管内血液含量增加，称为动脉性充血，简称充血（hyperemia）。

1. 常见类型　充血包括生理性充血和病理性充血。

（1）生理性充血：指局部组织或器官因生理需要和代谢增强而发生的充血。

（2）病理性充血：指各种病理状态下局部组织或器官发生的充血。炎症性充血是较为常见的病理性充血，特别是在炎症反应的早期，致炎因子所致神经轴突反射引起的血管舒张、神经兴奋和炎症介质作用使细动脉扩张充血。

减压后充血是指较长时间受压的局部组织或器官在压力突然解除后，细动脉发生反射性扩张所致的充血。

2. 病理变化和后果　充血的组织或器官体积轻度增大，颜色鲜红，体表局部温度增高。镜下见局部细动脉及毛细血管扩张充血。动脉性充血通常对机体无不良后果，但在有高血压或动脉粥样硬化等疾病的基础上，情绪激动等因素可造成脑血管（如大脑中动脉）充血、破裂，严重时引起出血性脑卒中。

（二）淤血

局部组织或器官静脉血液回流受阻，血液淤积于小静脉和毛细血管内，导致血量增加，称静脉性充血，简称淤血（congestion）。主要病因包括各种原因所致的静脉受压、静脉腔阻塞及心力衰竭。

1. 病理变化和后果　淤血局部组织或器官体积增大、肿胀，重量增加，颜色暗红。发生于体表的淤血可见局部皮肤呈紫蓝色，称发绀（cyanosis）。镜下见局部组织细静脉及毛细血管扩张，过多的红细胞积聚。

淤血的后果包括淤血性水肿、浆膜腔积液、淤血性出血。慢性淤血可造成实质细胞萎缩、变性甚至坏死；间质纤维组织增生，并且组织内网状纤维胶原化，器官逐渐变硬，出现淤血性硬化（congestive sclerosis）。

2. 重要器官的淤血　临床上常见的重要器官淤血为肺淤血和肝淤血。

（1）肺淤血：由左心衰竭引起。急性肺淤血表现为肺体积增大，暗红色，切面流出泡沫状红色血性液体。镜下，其特征是肺泡壁毛细血管扩张充血，部分肺泡腔内充满水肿液，可见出血。慢性肺淤血时，还可见肺泡壁纤维化，肺泡腔内含有大量吞噬含铁血黄素颗粒的巨噬细胞（心衰细胞，heart failure cell）。肺淤血性硬化时质地变硬，呈棕褐色，称为肺褐色硬化（brown induration）。

肺淤血患者表现为气促、缺氧、发绀。急性肺淤血发生严重肺水肿时，患者咳大量粉红色泡沫痰、面色如土、呼吸困难，有濒死感，可出现心肺衰竭，危及生命。

（2）肝淤血：常由右心衰竭引起。急性肝淤血时，肝脏体积增大，呈暗红色。镜下，肝小叶中央静脉和肝窦扩张，充满红细胞，严重时可有小叶中央肝细胞萎缩、坏死。小叶外围门管区附近的肝细胞可出现脂肪变性。慢性肝淤血时，在肝的切面上出现红（淤血区）、黄（肝脂肪变区）相间的状似槟榔切面的条纹，称为槟榔肝（nutmeg liver）。镜下，肝小叶中央肝窦高度扩张淤血、出血，肝细胞萎缩，甚至坏死消失。肝小叶周边的肝细胞脂肪变性明显。如果长期严重肝淤血，肝小叶中央肝细胞萎缩消失，肝脏间质纤维组织增多，形成淤血性肝硬化。

二、出血

血液从血管或心腔溢出，称为出血（hemorrhage）。出血有生理性出血和病理性出血两种。按血液溢出的机制分为破裂性出血和漏出性出血。破裂性出血由心脏或血管壁的破坏所致，一般出血量较多。漏出性出血是指由于微循环的毛细血管和毛细血管后静脉通透性增加，血液经扩大的内皮细胞间隙和受损的基底膜漏出到血管外。

根据发生部位的不同出血又分为内出血和外出血。内出血是指血液溢入体腔或组织内。组织内局限性的大量出血，称血肿（hematoma）。血液积聚于体腔内称为体腔积血。外出血是指血液溢出于体外。微量的血液进入皮肤、黏膜、浆膜面形成较小（直径<2mm）的出血点，称为瘀点（petechia）；而稍微大（直径 3~5mm）的出血点称为紫癜（purpura）；直径 >5mm（常常超过 1cm）的皮下出血灶称为瘀斑（ecchymosis）。

出血对机体的影响取决于出血的类型、出血量、出血速度和出血部位。

三、血栓形成

在活体的心脏和血管内，血液发生凝固或血液中某些有形成分凝集形成固体质块的过程，称为血栓形成（thrombosis）。形成的固体质块称为血栓（thrombus）。

（一）血栓形成的条件和机制

1. 心血管内皮细胞损伤　是血栓形成的最重要和最常见的原因。完整的内皮细胞主要起抑制血小板黏附和抗凝血作用，但在内皮损伤或被激活时，则引起局部凝血。当心血管内皮细胞损伤后，暴露出内皮下的胶原，激活血小板和凝血因子Ⅻ，启动内源性凝血过程。与此同时，损伤的内皮细胞释放组织因子，激活凝血因子Ⅶ，启动外源性凝血过程。在启动凝血的过程中，血小板的活化极为重要。

心血管内膜损伤导致血栓形成，多见于风湿性和感染性心内膜炎，心肌梗死区的心内膜，严重动脉粥样硬化斑块溃疡、创伤性或炎症性的动、静脉损伤部位。缺氧、休克、败血症和细菌内毒素等可引起全身广泛的内皮损伤，激活凝血过程，造成弥散性血管内凝血（DIC），在全身微循环内形成血栓。

2. 血流状态异常　血流状态异常主要指血流速度减慢和产生漩涡等改变，有利于血栓的形成。当血流减慢或产生漩涡时，血小板可进入边流，增加血小板与内膜的接触机会和黏附内膜的可能性；被激活的凝血因子和凝血酶在局部易达到凝血所需的浓度，促发凝血过程。

由于静脉内有静脉瓣，静脉瓣膜处的血流缓慢，而且出现漩涡，其血流有时甚至可出现短暂的停滞，加之静脉壁较薄，容易受压，血流通过毛细血管到达静脉后，血液的黏性有所增加，这些因素均利于血栓形成。因此，静脉血栓多见。下肢深静脉和盆腔静脉血栓常发生于心力衰竭、久病和术后卧床患者，也可伴发于大隐静脉曲张的静脉内。在二尖瓣狭窄时的左心房、动脉瘤内或血管分支处也易并发血栓形成。

3. 血液凝固性增加　是指血液中血小板和凝血因子增多，或纤维蛋白溶解系统活性降低，导致血液的高凝状态。遗传性高凝状态与第Ⅴ因子基因突变、抗凝血酶Ⅲ、蛋白C或蛋白S的先天性缺乏有关。获得性高凝状态常见于大手术、严重创伤、分娩后导致大出血时，血液浓缩，血中纤维蛋白原、凝血酶原及其他凝血因子（Ⅻ、Ⅶ）的含量增多；羊水栓塞、溶血、严重创伤和烧伤时大量促凝血物质进入血液循环引起DIC；血小板增多及黏性增加也可见于妊娠高血压、高脂血症、冠状动脉粥样硬化、吸烟和肥胖等。此外，广泛转移的晚期恶性肿瘤的癌细胞可释放促凝因子入血。

上述血栓形成的条件往往是同时存在的。虽然心血管内膜损伤是血栓形成的最重要和最常见的原因，但在不同的状态下，血流缓慢及血液凝固性的增高也可能是重要的因素。

（二）血栓形成过程及血栓的形态

1. 血栓形成过程　当血管内皮损伤、血流缓慢或形成涡流时，血小板黏附、黏集成堆，构成血栓头部。由于血小板血栓的阻碍，血流在其下游产生漩涡，形成新的血小板小堆，如此反复进行，其下游血小板黏附形成一系列珊瑚状小梁，小梁周边有白细胞黏附；小梁间血流停滞，纤维蛋白网形成，网眼中充满红细胞，形成血栓体部。当血管腔阻塞时，局部血流停止，血液凝固形成血栓尾部。

2. 血栓的类型和形态　见表3-1。

表3-1　血栓的类型和形态

血栓类型	发生部位	大体观察	组织学观察	黏附程度
白色血栓	心瓣膜、心腔内和动脉内	灰白色小结节	血小板及少量纤维蛋白	牢固
混合血栓（附壁血栓）	静脉、心腔内	灰白色与褐色相间的条纹状结构	红细胞、血小板小梁、纤维蛋白	较易脱落
红色血栓	静脉	暗红色湿润圆柱体	纤维蛋白网、血细胞	易脱落
透明血栓	毛细血管	—	纤维蛋白	—

（三）血栓的结局

1. 软化、溶解、吸收　在纤溶酶和白细胞崩解释放的蛋白酶的作用下，血栓可发生软化并逐渐被溶解。小的新鲜血栓可被快速完全溶解；大的血栓多为部分软化，若被血液冲击可形成碎片状或整个脱落，随血流运行造成血栓栓塞。

2. 机化和再通　血栓可由肉芽组织逐渐取代，发生血栓机化（thrombus organization）。在此过程中，由于水分被吸收，血栓干燥收缩或部分溶解而出现裂隙，周围新生的血管内皮细胞长入并被覆于裂隙表面形成新的血管，且相互吻合沟通，使被阻塞的血管部分地重建血流，称为再通(recanalization)。

3. 钙化　血栓钙化后形成静脉石(phlebolith)或动脉石。

(四) 血栓形成对机体的影响

血栓形成对机体有利的一面是对破裂的血管起止血作用。但主要是不利的方面，如：阻塞血管，引起局部组织器官的淤血、水肿、梗死；血栓脱落引起栓塞；心脏瓣膜的血栓机化引起瓣膜的硬化变形，从而导致瓣膜口狭窄、关闭不全；DIC 时广泛的微血栓形成导致出血。

四、栓塞

在循环血液中出现的不溶于血液的异常物质，随血流运行阻塞血管腔的现象称为栓塞(embolism)。阻塞血管的异常物质称为栓子(embolus)。

(一) 栓子的运行途径

来自右心腔及体静脉系统的栓子随血流进入肺动脉主干及其分支；来自左心腔及主动脉系统的栓子，随动脉血流运行，阻塞于各器官的小动脉内，常见于脑、脾、肾及四肢的指、趾部；来自肠系膜静脉等门静脉系统的栓子，可引起肝内门静脉分支的栓塞；偶见来自右心腔或腔静脉系统的栓子，在右心腔压力升高的情况下通过先天性房(室)间隔缺损到达左心，再进入体循环系统引起栓塞，称为交叉性栓塞；逆行性栓塞极罕见，即来自下腔静脉内的血栓，在胸、腹压突然升高(如咳嗽或者深呼吸)时，一时性逆流至肝、肾、髂静脉分支并引起栓塞。

(二) 栓塞的类型和对机体的影响

常见的栓塞类型及影响见表 3-2。

表 3-2　栓塞的类型及影响

类型	栓子来源	栓塞部位	后果
血栓栓塞	下肢深静脉(95% 以上)	肺动脉主干或分支	猝死，肺梗死
	左心腔(心内膜炎赘生物、附壁血栓)	体循环动脉分支	脾、肾、脑梗死
脂肪栓塞	长骨骨折、脂肪组织严重挫伤或烧伤，游离脂肪滴进入血流	肺动脉分支、小动脉、毛细血管 体循环动脉	大量可致急性右心衰竭 可引起神经系统症状
气体栓塞			
空气栓塞	空气经颈胸部破裂的大静脉、分娩破裂的子宫静脉进入血液	右心和肺动脉、体循环动脉	量少无不良后果，一次 >100ml 可引起猝死
减压病	人体从高气压环境迅速进入常压或低气压环境，血液中氮气游离形成气泡	肺动脉、体循环动脉	少量影响小，大量导致严重循环障碍或迅速死亡
羊水栓塞	分娩时羊水进入破裂的子宫壁静脉窦	肺动脉分支，少见于体循环动脉分支	肺动脉栓塞、DIC、过敏性休克
其他栓塞			
肿瘤栓塞	恶性肿瘤	肺、肝等器官	肿瘤转移
细菌栓塞	感染病灶	肺、肝等器官	感染扩散

五、梗死

梗死（infarction）是指器官或局部组织血管阻塞、血流停滞导致缺氧而发生的坏死。

（一）梗死形成的原因和影响因素

1. 梗死形成的原因　血栓形成是梗死最常见的原因，主要见于冠状动脉、脑动脉粥样硬化合并血栓形成时引起的心肌梗死和脑梗死；其次为动脉栓塞，多为血栓栓塞；再次为动脉痉挛，如在严重的冠状动脉粥样硬化或合并硬化灶内出血的基础上发生动脉痉挛；此外，血管受压闭塞也是一个常见原因，多见于静脉，如肠扭转、肠套叠和嵌顿疝。

2. 梗死形成的影响因素　血管阻塞是否导致梗死与下列因素有关。

（1）器官血供特性：单血循环供应或吻合支少的器官易发生梗死。

（2）局部组织对缺血的敏感程度：大脑的少突胶质细胞和神经细胞对缺血缺氧最为敏感，心肌细胞对缺血也很敏感，骨骼肌、纤维结缔组织对缺血耐受性最强。

（二）梗死的形态特征及类型

1. 梗死的形态特征　梗死灶的部位、大小和形态，与受阻动脉的分布方式和供血范围一致。肺、肾、脾等器官动脉呈锥形分支，梗死灶也呈锥形，切面呈扇面形或三角形，其尖端位于血管阻塞处，底部为器官的表面。心冠状动脉分支不规则，梗死灶呈地图状。肠系膜血管呈扇形分支和支配某一肠段，故肠梗死灶呈节段形。

梗死灶的质地取决于坏死的类型。实质器官如心、脾、肾的梗死为凝固性坏死。新鲜时，病灶局部肿胀，表面和切面均微隆起。陈旧性梗死质地变硬，表面下陷。脑梗死为液化性坏死，新鲜时质软疏松，日久后逐渐液化成囊状。

2. 梗死的类型　根据含血量的多少，梗死可分为贫血性梗死（anemic infarction，又称白色梗死）和出血性梗死（hemorrhagic infarction，又称红色梗死），见表3-3。出血性梗死的发生条件为严重淤血和组织疏松。另外，由含有细菌的栓子阻塞血管引起的梗死称为败血性梗死（septic infarction）。

表3-3　贫血性梗死和出血性梗死的特点

特点	贫血性梗死	出血性梗死
常见部位	心、肾、脾等	肺、肠等
器官特点	组织致密，无淤血，侧支循环少	组织疏松，严重淤血，双重血液供应，吻合支丰富
梗死形态	梗死灶灰白色，贫血状，新鲜的梗死灶周围有明显的充血出血带	梗死灶呈红色，有明显出血

（三）梗死对机体的影响和结局

梗死对机体的影响取决于梗死的器官、梗死灶的大小和部位。肾、脾的梗死一般影响较小。心肌梗死影响心脏的功能，严重可导致心力衰竭甚至猝死。脑梗死导致相应部位的功能障碍，梗死灶大的可致死。梗死的结局与坏死的结局相同。

六、水肿

水肿（edema）是指组织间隙内的体液增多。如果体液积聚在体腔则称为积液。水肿发生的机制包括静脉流体静压增高、血浆胶体渗透压降低、淋巴回流障碍。水肿的组织肿胀，颜色苍白而质软。镜下水肿液积聚于细胞和纤维结缔组织之间或腔隙内。尽管任何组织器官都可发生水肿，但皮下、肺、脑最为常见。水肿对机体的影响取决于水肿的部位、程度、发生速度及持续时间。

实习目的

1. 观察各器官淤血后的形态变化，解读肝淤血和肺淤血的形态学特点，分析淤血的后果。观察出血的标本，了解其意义。
2. 观察混合血栓的形态，理解血栓的成分和结局，明晰血栓的发生过程及危害。
3. 观察梗死的病变，解读贫血性梗死和出血性梗死的发生条件和形态学特点。

实习内容及观察要点

大体标本

3-1　肝淤血（槟榔肝，nutmeg liver）

肝切面可见红色（经甲醛固定后呈黑色）与灰黄色相间的花纹。红色为小叶中央的淤血区；灰黄色为小叶周边区，因其肝细胞有脂肪变性，故呈灰黄色。这种红黄相间的形态与槟榔的切面相似，故称槟榔肝（图 3-1）。

3-2　脾淤血（spleen congestion）

肝硬化患者的脾脏因长期淤血而高度肿大，边缘钝圆，暗红色，包膜稍增厚，质地较硬（图 3-2）。

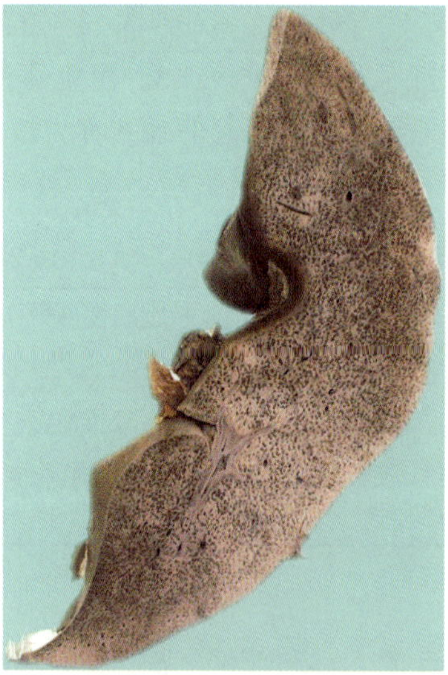

图 3-1　肝淤血（槟榔肝）

肝切面可见红色（经甲醛固定后呈黑色）与灰黄色相间的花纹，红色为小叶中央的淤血区，灰黄色为小叶周边肝细胞脂肪变区。

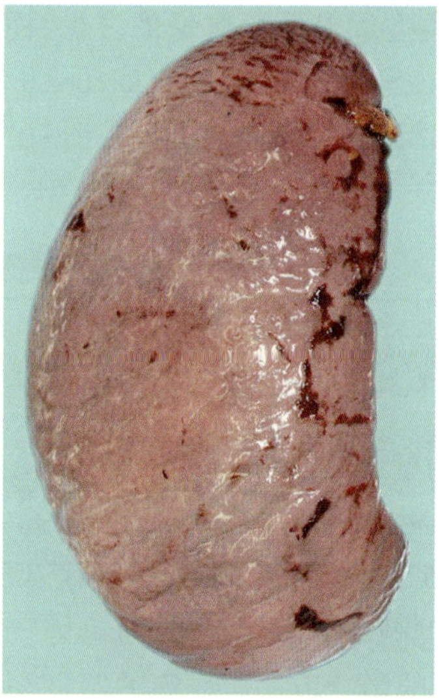

图 3-2　脾淤血

脾脏高度肿大，色暗红，边缘钝圆，包膜稍增厚。

3-3　肾淤血（kidney congestion）

肾脏肿大，暗红色。切面皮质与髓质境界清楚，髓质直小静脉淤血明显，髓质稍肿胀。

3-4　食管静脉曲张（esophageal varices）

肝硬化时食管下段黏膜下静脉扩张迂曲，呈隆起状突出于黏膜表面（图 3-3）。

3-5　脑出血（cerebral hemorrhage）

脑实质内可以看到出血灶，血液经甲醛固定后呈黑色（图 3-4）。

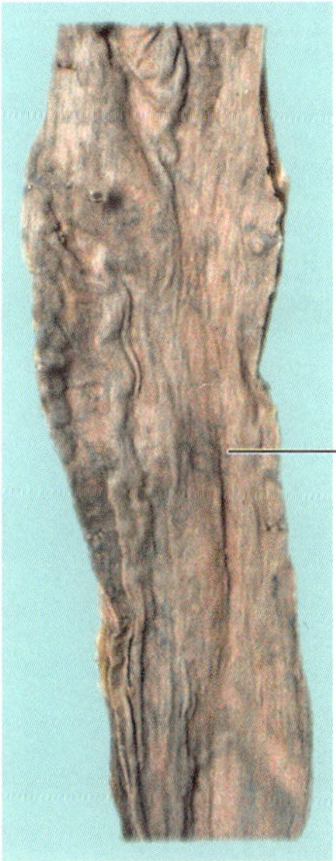

图 3-3　食管静脉曲张

食管下段黏膜下静脉扩张迂曲，呈隆起状突出于黏膜表面。

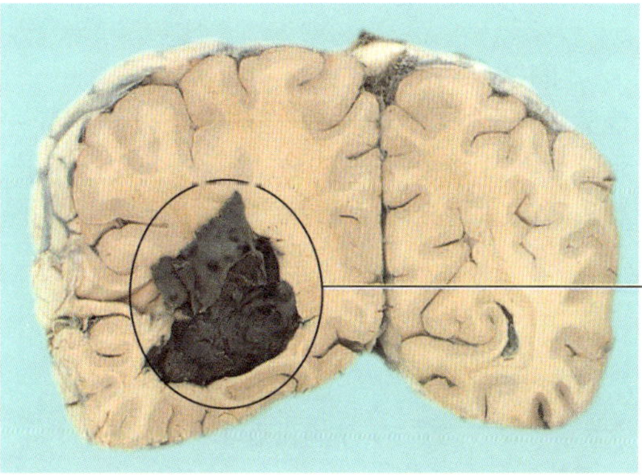

图 3-4　脑出血

脑实质内可见一个较大的出血灶。

3-6　血管内血栓（intravascular thrombus）

在静脉内有血栓形成，血栓呈圆柱形，与血管内腔的形状一致，血栓表面粗糙，无光泽，红白相间（图 3-5）。

3-7　心房附壁血栓（atrial mural thrombus）

左心房内膜粗糙，左心耳部有球形或片状的附壁血栓形成，血栓表面粗糙，无光泽，颜色为红色与白色混杂，血栓与心内膜粘连紧密，不易剥离（图 3-6）。

3-8　脾贫血性梗死（spleen anemic infarction）

脾切面边缘处有一个楔形梗死灶，其底部朝向表面，尖端指向脾门。该处苍白混浊、坚固、干燥，梗死灶边缘有一暗红色的充血出血带，与周围组织分界清楚（图 3-7）。

3-9　肾梗死瘢痕（infarction scar of kidney）

肾表面有不规则、灰白色凹陷区，这是由梗死灶坏死物质被吸收并发生机化后结缔组织瘢痕收缩所致。

3-10　肺出血性梗死（hemorrhagic infarction of lung）

肺切面有境界清楚的楔形梗死灶，其尖端朝向肺门，底部紧靠胸膜，梗死灶呈深红色（图 3-8）。

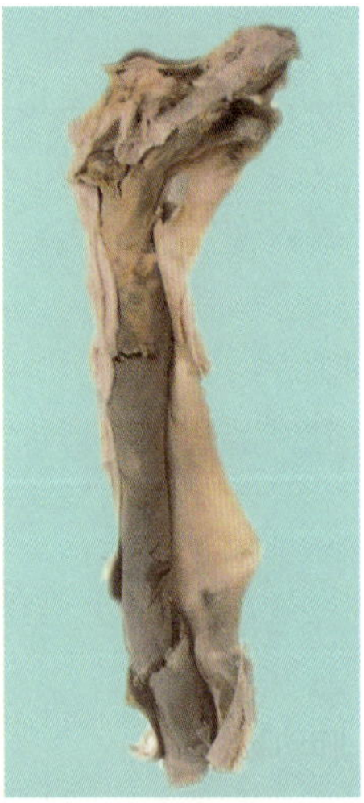

图 3-5　血管内血栓

静脉内有血栓形成，血栓呈圆柱形，与血管内腔的形状一致，血栓表面粗糙，无光泽，红白相间。

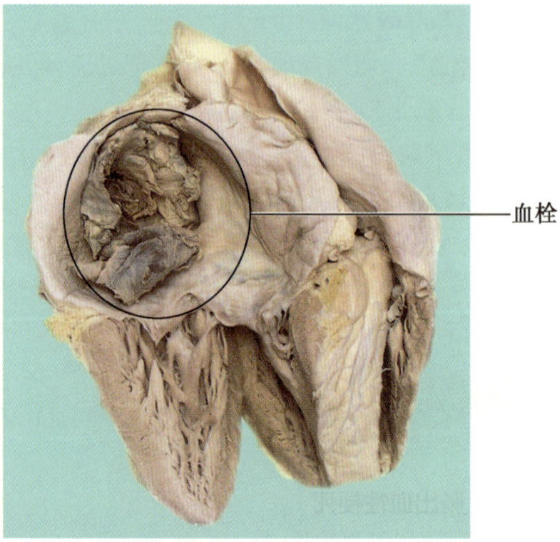

图 3-6　心房附壁血栓

左心房内有一个较大血栓，血栓表面粗糙，无光泽，与心内膜粘连紧密。

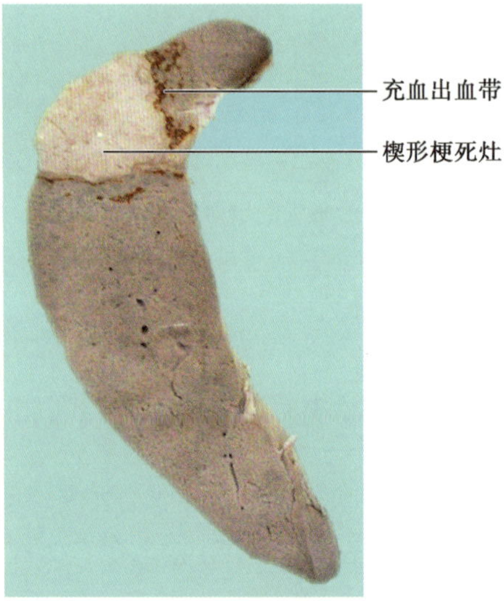

图 3-7　脾贫血性梗死

脾切面见一个楔形梗死灶，该处苍白混浊、坚固、干燥，梗死灶边缘有暗红色的充血出血带，与周围组织分界清楚。

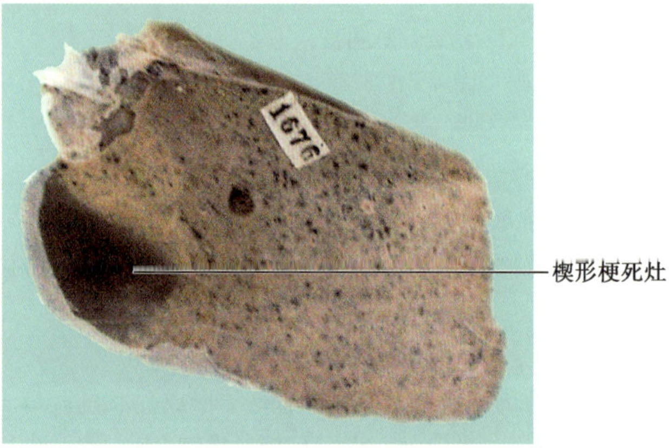

图 3-8　肺出血性梗死

肺切面有境界清楚的楔形梗死灶，其尖端朝向肺门，底部紧靠胸膜，梗死灶呈深红色。

3-11　肠出血性梗死（hemorrhagic infarction of intestine）

因出血、水肿及坏死，肠壁增厚，肠管变粗，干燥，失去光泽，梗死灶呈节段性暗红色（图 3-9）。

3-12　肺动脉栓塞（pulmonary embolism）

肺动脉内可见血栓栓子，此栓子由股静脉血栓脱落而来（图 3-10）。

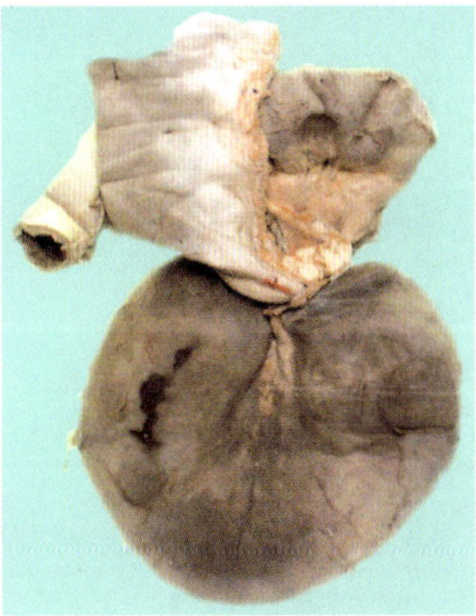

图 3-9　肠出血性梗死

因出血、水肿及坏死，肠壁增厚，肠管变粗，干燥，失去光泽，梗死灶呈节段性暗红色。

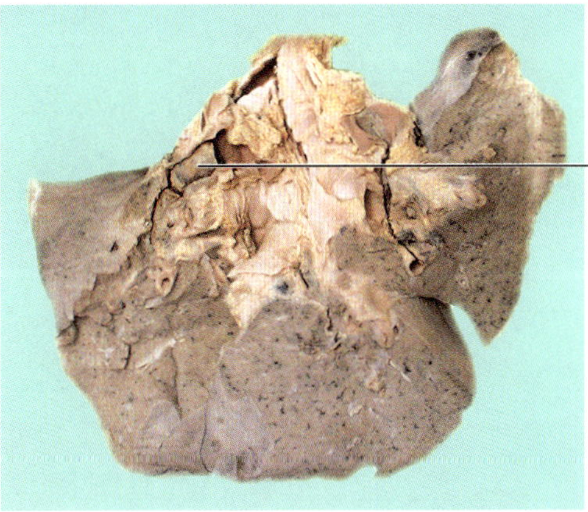

图 3-10　肺动脉栓塞

肺动脉分支内可见一个圆柱状血栓栓子。

显微镜切片

3-13　急性肺淤血（acute pulmonary congestion）

肺泡壁毛细血管扩张、充血，肺泡腔内可见淡粉染细颗粒状水肿液，苏木精-伊红染色（HE 染色）呈淡粉色（图 3-11）。

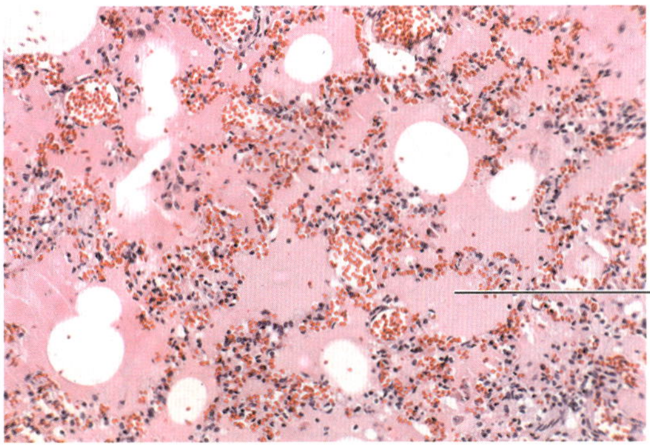

图 3-11　急性肺淤血

肺泡壁血管扩张、充血，肺泡腔内可见淡粉染细颗粒状水肿液。

3-14　慢性肺淤血（肺褐色硬化）（chronic pulmonary congestion）

肺泡壁毛细血管扩张、充血，肺泡间隔变厚和纤维化，肺泡腔内除有水肿液外，还可见出血及许多吞噬含铁血黄素（棕黄色颗粒）的巨噬细胞（心衰细胞）（图 3-12）。

3-15　肝淤血脂变（hepatic congestion and fatty change）

肝小叶中央静脉及肝窦明显扩张，充满红细胞。肝细胞索变细，肝细胞萎缩，在淤血严重处有的肝细胞甚至坏死消失。部分肝细胞发生脂肪变性（脂肪滴呈圆形空泡状）（图 3-13）。

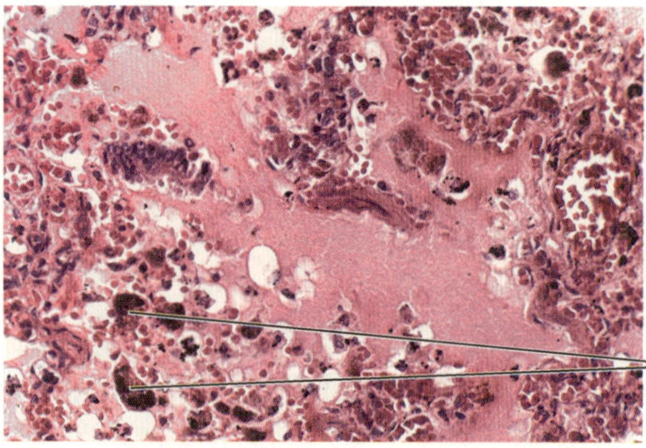

图 3-12　慢性肺淤血

除肺淤血、水肿外，可见许多心衰细胞，肺泡间隔变厚和纤维化。

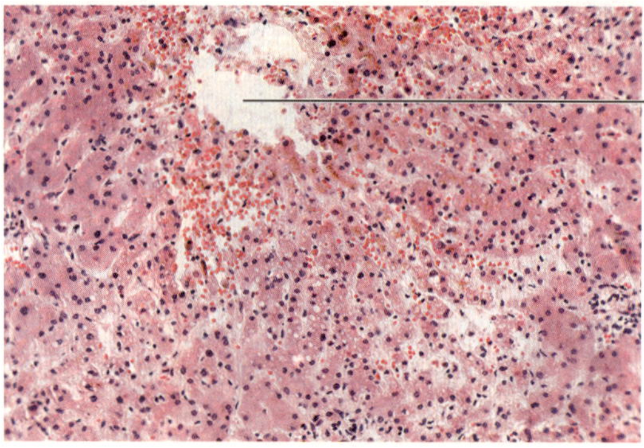

图 3-13　肝淤血脂变

肝小叶中央静脉及肝窦明显扩张，充满红细胞，小叶周边部肝窦扩张较轻，部分肝细胞发生脂肪变性。

3-16　混合血栓（mixed thrombus）

新鲜血栓部分，低倍镜下呈粉染的波纹状部分为血小板梁，高倍镜下这些小梁呈细颗粒状。小梁周围有较多白细胞，小梁之间有红染细丝状的纤维蛋白网，其间充满大量红细胞（图 3-14）。

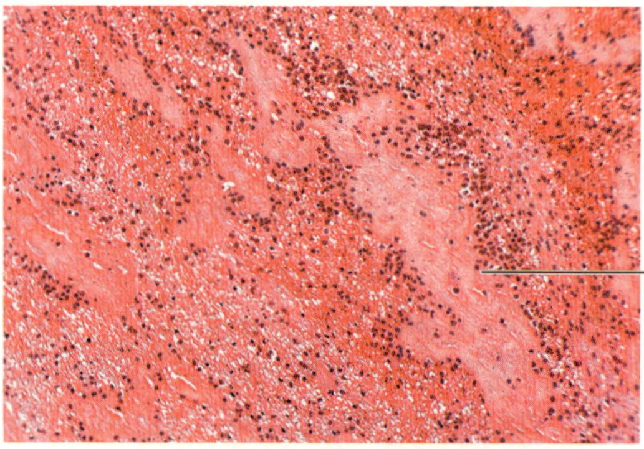

图 3-14　混合血栓

此为新鲜血栓，粉染波纹状部分为血小板梁，呈细颗粒状，小梁周围有较多白细胞，小梁之间有红染细丝状的纤维蛋白网，其间充满大量红细胞。

3-17　血栓机化（thrombus organization）

静脉管腔一侧附着血栓，从血栓附着的内膜处有新生毛细血管及成纤维细胞长入血栓内（图3-15）。

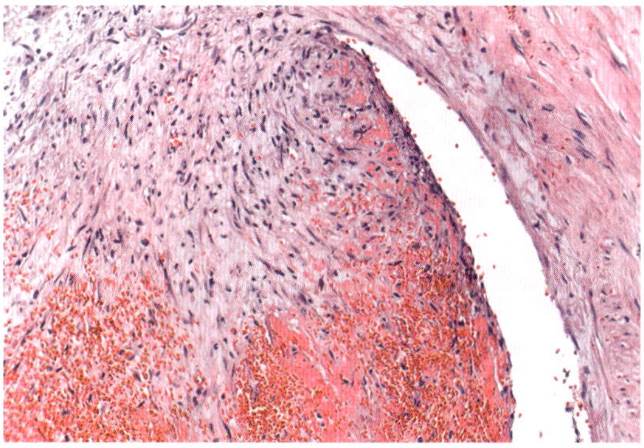

图 3-15　血栓机化

静脉管腔一侧附着血栓，血栓附着的内膜处有新生毛细血管及成纤维细胞长入血栓内。

示教空气栓塞

准备兔子一只，50ml 注射器及 1 号针头各一支。实验过程中，在兔的耳缘静脉内迅速注入 25~30ml 空气，观察兔子的变化，分析其原因。

思考题

1. 患者男性，32 岁。被车撞伤。入院基本状态平稳，心肺检查未见明显异常，仅见左大腿股骨骨折及血肿。第 2 天出现发作性呼吸急促、呼吸困难和心动过速，继而出现兴奋、烦躁不安、谵妄和昏迷，经治疗后症状消失。试分析患者可能发生了什么病变？

2. 患者女性，68 岁。3 天前行胆囊切除术。术后一直卧床休息，第 4 天自己起床去洗手间，半路突然跌倒，呼吸困难。急诊抢救无效死亡。尸检时见肺动脉膨隆，腔内可见暗红色圆柱体。请分析患者的死亡原因和疾病的发生过程。

（高　航）

第四章 炎 症

04章

理论纲要

掌握 炎症、变质、渗出、趋化作用、吞噬作用、炎症介质、炎性水肿、炎性积液的概念,炎症的基本病理变化;急性炎症的类型及病理变化,浆液性炎、纤维蛋白性炎、假膜性炎、化脓性炎、脓肿、蜂窝织炎的概念;急性炎症的结局,毒血症、菌血症、败血症、脓毒败血症的概念;一般慢性炎症及肉芽肿性炎的病变特征,肉芽肿性炎的概念。

熟悉 炎症的局部表现和全身反应;主要炎症介质的作用。

了解 急性炎症的发生过程和机制;慢性炎症的发生机制。

一、炎症概述

(一) 炎症的概念

炎症是指具有血管系统的活体组织在各种损伤因子的刺激下所发生的以防御反应为主的基本病理过程。其中血管反应是炎症过程的中心环节。炎症是损伤、抗损伤和修复的动态过程,首先各种损伤因子对机体的组织和细胞造成损伤;其次在损伤周围组织中的前哨细胞(例如巨噬细胞)识别损伤因子及组织坏死物,产生炎症介质,炎症介质激活宿主的血管反应及白细胞反应,使损伤局部的血液循环中的白细胞及血浆蛋白渗出到损伤因子所在部位,稀释、中和、杀伤及清除有害物质,使炎症反应消退、终止;最后损伤的实质细胞再生和周围间质细胞增生,从而修复受损伤的组织。

(二) 炎症的原因

凡是能引起组织和细胞损伤的因子都能引起炎症,致炎因子种类繁多,主要有物理性因子、化学性因子、生物性因子、组织坏死及超敏反应。生物性因子为导致炎症发生的最常见因素。

(三) 炎症的基本病理变化

炎症的基本病理变化包括变质、渗出和增生。在炎症病变过程中,一般早期以变质和渗出为主,后期以增生为主。一般来说,变质是损伤性过程,而渗出和增生是抗损伤和修复过程。

1. 变质 炎症局部组织发生的变性和坏死统称为变质。变质不仅可发生于实质细胞,也可发生于间质细胞。实质细胞常出现的变质性变化包括细胞水肿、脂肪变性、细胞凝固性坏死和液化性坏死等。间质细胞常出现的变质性变化包括黏液样变性和纤维蛋白样坏死等。

2. 渗出 炎症局部组织血管内的液体成分、纤维蛋白等蛋白质和各种炎症细胞通过血管壁进入组织间隙、体腔、体表和黏膜表面的过程称为渗出。所渗出的液体和细胞成分总称为渗出液(exudate)或渗出物。临床工作中,渗出液需要与漏出液(transudate)进行鉴别。

渗出液若积聚于组织间隙内,称为炎性水肿;若积聚于浆膜腔,称为炎性浆膜腔积液。渗出是炎症最具特征性的变化。渗出液具有防御作用,然而也会给机体带来不利影响。

(1)防御作用:稀释毒素,减轻毒素对局部组织的损伤;为白细胞带来营养物质和运走代谢产物；富含抗体和补体，有利于消灭病原体；渗出的纤维蛋白交织成网，可限制病原微生物的扩散，并有利于白细胞吞噬消灭病原体，且在炎症后期可成为修复的支架，有利于成纤维细胞产生胶原纤维；传递抗原信号，诱发细胞和体液免疫反应。

（2）不利影响：渗出液过多有压迫和阻塞作用，渗出物中的纤维蛋白吸收不良可发生机化，引起肺肉质变、浆膜粘连，甚至浆膜腔闭锁。

3. 增生　炎症局部的实质细胞和间质细胞可发生增生。实质细胞的增生如鼻黏膜慢性炎症时被覆上皮和腺体的增生，慢性肝炎中肝细胞的增生。间质细胞的增生包括巨噬细胞、内皮细胞和成纤维细胞的增生，成纤维细胞增生可产生大量胶原纤维。炎症性增生具有限制炎症扩散和修复损伤组织的功能，但是过度增生也可引起器官功能障碍。

（四）炎症的表现和意义

1. 炎症的表现　局部表现包括红、肿、热、痛和功能障碍。全身反应包括发热、末梢血白细胞数目改变、心率加快、血压升高、寒战和厌食等。

2. 炎症的意义　炎症作为机体重要的防御反应，其积极作用表现为：①阻止病原微生物蔓延全身；②液体和白细胞的渗出可稀释毒素、消灭致炎因子和清除坏死组织；③炎症局部的实质细胞和间质细胞增生，修复损伤组织，恢复组织和器官的功能。

炎症在一定情况下也可对机体造成危害：①当炎症引起重要器官的组织和细胞发生严重的变性和坏死时，可以影响受累组织和器官的功能；②当炎症伴发的大量炎性渗出物累及重要器官时，可以造成严重后果；③炎症引起的增生性反应，有时也可以造成严重影响；④长期的慢性炎症刺激可引起多种慢性疾病。

（五）炎症的分类

根据炎症累及的器官分类，在病变器官后加“炎”字；根据病变的程度分为轻度、中度和重度炎症；根据炎症的基本病变性质分为变质性炎、渗出性炎和增生性炎；根据持续的时间分为急性和慢性炎症。

二、急性炎症

急性炎症的特点是反应迅速，持续时间短，通常仅几天，一般不超过一个月，病变主要发生血管反应和白细胞反应。

（一）血管反应

1. 血流动力学改变　急性炎症过程中组织发生损伤后，很快发生血流动力学变化，亦即血流量和血管口径的改变。发生顺序如下：①细动脉短暂收缩：由神经调节和化学介质引起，损伤发生后立即出现，持续几秒。②血管扩张和血流加速：先发生细动脉扩张，然后毛细血管床开放，导致局部血流加快、血流量和能量代谢增加，是局部发红和发热的原因。血管扩张的发生机制与神经和体液因素有关。③血流速度减慢：血管通透性升高导致血浆渗出，血管内红细胞浓集，血液黏稠度增加，甚至血流淤滞。

2. 血管通透性增加　血管通透性增加是导致炎症局部液体渗出的重要原因。在炎症过程中，以下机制可引起血管通透性增加。

（1）内皮细胞收缩：内皮细胞受组胺、缓激肽、白细胞三烯等炎症介质的刺激，迅速发生收缩，内皮细胞间出现缝隙，导致血管通透性增加。此反应持续时间较短，通常发生于毛细血管后小静脉。

（2）内皮细胞损伤：严重烧伤和化脓菌感染等直接损伤内皮细胞，使之坏死及脱落，迅速引起血管通透性增加,可持续数小时到数天。另外,白细胞黏附于内皮细胞后被激活,释放具有毒性的氧代谢产物和蛋白酶,引起内皮细胞损伤和脱落,使血管通透性增加。

(3)内皮细胞穿胞作用增强:血管内皮生长因子(vascular endothelial growth factor,VEGF)可引起内皮细胞穿胞通道数量增加和口径增大,使血管通透性增加。

(4)新生毛细血管高通透性:炎症修复过程中新形成的毛细血管内皮细胞连接不健全,使血管具有高通透性。

(二)白细胞反应

1. 白细胞渗出　白细胞通过血管壁游出到血管外的过程称为白细胞渗出,是炎症反应最重要的特征。白细胞的渗出过程包括以下几个阶段。

(1)白细胞边集和滚动:随着血流缓慢和液体的渗出,微血管中的白细胞离开血管的中心部(轴流),到达血管的边缘,称为白细胞边集。随后,白细胞通过内皮细胞表面的黏附分子(选择素)介导,在内皮细胞表面翻滚,称为白细胞滚动。

(2)白细胞黏附:白细胞通过其表面的整合素及内皮细胞表面的配体(免疫球蛋白超家族分子)的介导,与内皮细胞紧密黏附。炎症损伤部位的趋化性细胞因子激活附着于内皮细胞的白细胞,白细胞表面的整合素转变为高亲和力形式,同时内皮细胞表面的整合素配体表达量增加。白细胞表面的整合素与内皮细胞表面的配体结合后,黏附于内皮细胞表面。

(3)白细胞游出:白细胞穿过血管壁进入周围组织的过程,称为白细胞游出。白细胞游出是白细胞在内皮细胞连接处伸出伪足,整个白细胞以阿米巴运动的方式从内皮细胞缝隙中逸出。白细胞和内皮细胞表面的血小板内皮细胞黏附分子1(platelet endothelial cell adhesion molecule-1,PECAM-1)是促使白细胞游出的关键因子。

游出的白细胞种类与炎症的发展阶段、致炎因子有关。中性粒细胞对细胞因子反应迅速,最先游出,多出现在急性炎症的早期及化脓菌感染;中性粒细胞游出后释放单核细胞趋化因子,随后引起单核细胞游出,该细胞多出现在急性炎症的后期、慢性炎症及病毒感染;淋巴细胞浸润在慢性炎症及病毒感染时出现;嗜酸性粒细胞多见于过敏性疾病及寄生虫感染。

(4)趋化作用:白细胞沿化学物质浓度梯度向着化学刺激物做定向移动,称为趋化作用。吸引白细胞定向移动的化学刺激物称为趋化因子。最常见的外源性趋化因子是细菌产物。内源性趋化因子包括补体成分(C5a)、白细胞三烯(LTB_4)和细胞因子(IL-8)。

趋化因子具有特异性,有些趋化因子只吸引中性粒细胞,而另一些趋化因子则吸引单核细胞或嗜酸性粒细胞。不同的炎症细胞对趋化因子的反应也不同,粒细胞和单核细胞对趋化因子的反应较明显,而淋巴细胞对趋化因子的反应则较弱。

2. 白细胞激活　白细胞通过多种受体来识别感染的微生物和坏死组织,然后被激活,发挥杀伤微生物和清除致炎物质的作用。这些受体包括:识别微生物产物的受体、G蛋白偶联受体、调理素受体及细胞因子受体。白细胞被化学趋化因子等激活后,在局部发挥以下作用。

(1)吞噬作用:吞噬作用是指白细胞吞噬病原体、组织碎片和异物的过程。发挥此种作用的细胞主要为中性粒细胞和巨噬细胞。巨噬细胞受到外界刺激能被激活,形态表现为细胞体积增大,细胞表面皱襞增多,线粒体和溶酶体增多,功能也相应增强。可转变为类上皮细胞、多核巨细胞、泡沫细胞等。

白细胞吞噬过程包括三个阶段:①识别和附着。②吞入:吞噬细胞附着于调理素化的颗粒状物体后,伸出伪足,包围吞噬物形成吞噬体。吞噬体与初级溶酶体融合形成吞噬溶酶体(phagolysosome)。③杀伤和降解:进入吞噬溶酶体的细菌可被依赖氧的机制和不依赖氧的机制杀伤和降解。

（2）免疫作用：发挥免疫作用的细胞主要为巨噬细胞、淋巴细胞和浆细胞。抗原进入机体后，巨噬细胞将其吞噬处理，再把抗原提呈给 T 细胞和 B 细胞，免疫活化的淋巴细胞分别产生细胞因子或抗体，发挥杀伤病原微生物的作用。

3. 白细胞介导的组织损伤作用　白细胞在吞噬过程中不仅可向吞噬溶酶体内释放产物，而且还可将产物释放到细胞外基质中，损伤正常细胞和组织，加重原始致炎因子的损伤作用。

4. 白细胞功能缺陷　任何影响白细胞黏附、化学趋化、吞入、杀伤和降解的先天性或后天性缺陷均可造成白细胞功能障碍。如黏附缺陷、吞噬溶酶体形成障碍、杀菌活性障碍及骨髓白细胞生成障碍。

（三）炎症介质在炎症过程中的作用

参与和介导炎症反应的化学因子称为化学介质或炎症介质（inflammatory mediator）。

炎症介质可来自细胞和血浆。

1. 细胞释放的炎症介质

（1）血管活性胺：组胺可使细动脉扩张和细静脉通透性增加；5-羟色胺（5-HT）引起血管收缩。

（2）花生四烯酸代谢产物：前列腺素（prostaglandin，PG）可以引起血管扩张、发热和疼痛；血栓素 A_2 使血小板聚集和血管收缩；白细胞三烯（LT）可致支气管痉挛和静脉血管通透性增加，也可发挥趋化作用；脂质素抑制中性粒细胞的趋化反应及黏附于内皮细胞。

（3）血小板活化因子：增加血管通透性，引起支气管收缩。

（4）细胞因子：肿瘤坏死因子（TNF）和白细胞介素-1（IL-1）促进内皮黏附分子的表达以及其他细胞因子的分泌。

（5）活性氧：少量释放促进趋化性细胞因子、内皮细胞-白细胞间黏附分子的表达，大量释放则导致组织损伤。

（6）白细胞溶酶体酶：杀伤和降解吞噬的微生物，并引起组织损伤。

（7）神经肽：传导疼痛，引起血管扩张和血管通透性增加。

（8）炎症小体：是细胞内的多蛋白复合物，被激活后可募集更多的炎症细胞，诱发级联放大的炎症反应。

2. 血浆中的炎症介质

（1）激肽系统：缓激肽可以使细动脉扩张、血管通透性增加、支气管平滑肌收缩，并可引起疼痛。

（2）补体系统：C3a 和 C5a 发挥扩张血管和增加血管通透性、趋化白细胞、杀伤细菌等生物学功能。

（3）凝血系统/纤维蛋白溶解系统：提高血管通透性，并发挥趋化作用。

主要炎症介质的作用见表 4-1。

表 4-1　主要炎症介质的作用

功能	炎症介质
血管扩张	前列腺素、NO、组胺
血管通透性升高	组胺和 5-羟色胺、C3a 和 C5a、缓激肽、LTC_4、LTD_4、LTE_4、血小板活化因子（PAF）、P 物质
趋化作用、白细胞渗出和激活	TNF、IL-1、趋化性细胞因子

续表

功能	炎症介质
发热	IL-1、TNF、前列腺素
疼痛	前列腺素、缓激肽、P 物质
组织损伤	白细胞溶酶体酶、活性氧、NO

虽然急性炎症是机体的积极防御反应，但由于其可引起组织损伤，所以，机体对急性炎症反应进行严密调控并适时终止。

（四）急性炎症的病理学类型

1. 浆液性炎（serous inflammation） 以浆液渗出为其特征，同时混有少量中性粒细胞和纤维蛋白。浆液性炎常发生于黏膜、浆膜、滑膜、皮肤和疏松结缔组织。黏膜的浆液性炎又称浆液性卡他性炎。浆液性炎一般较轻，炎症易于消退。浆液性渗出物过多也有不利影响，甚至导致严重后果。

2. 纤维蛋白性炎（fibrinous inflammation） 以纤维蛋白原渗出为主，继而形成纤维蛋白。纤维蛋白原大量渗出，说明血管壁损伤严重，通透性明显增加，多由某些细菌毒素或各种内源性和外源性毒物引起。纤维蛋白性炎易发生于黏膜、浆膜和肺组织。发生于黏膜者，渗出的纤维蛋白、中性粒细胞和坏死黏膜组织及病原菌等共同形成"假膜"，又称假膜性炎（pseudomembranous inflammation）；发生于心包膜者可形成"绒毛心"。少量渗出的纤维蛋白可被溶解吸收。若纤维蛋白渗出过多，中性粒细胞渗出过少，可发生机化。

3. 化脓性炎（purulent inflammation，suppurative inflammation） 以中性粒细胞渗出为主，并有不同程度的组织坏死和脓液形成为特点。化脓性炎多由化脓菌（如葡萄球菌、链球菌、脑膜炎双球菌、大肠埃希菌）感染所致，亦可由组织坏死继发感染所致。脓液中除含有脓细胞外，还含有细菌、坏死组织碎片和少量浆液。依病因和发生部位的不同可分为以下几种类型。

（1）表面化脓和积脓：表面化脓和积脓是指发生在黏膜和浆膜的化脓性炎。黏膜的化脓性炎又称脓性卡他性炎。当化脓性炎发生于浆膜、胆囊和输卵管时，脓液则在浆膜腔、胆囊和输卵管腔内积存，称为积脓。

（2）蜂窝织炎（phlegmonous inflammation）：蜂窝织炎是指疏松结缔组织的弥漫性化脓性炎，主要由溶血性链球菌引起，常发生于皮肤、肌肉和阑尾。

（3）脓肿（abscess）：脓肿为器官或组织内的局限性化脓性炎症，其主要特征是组织发生溶解坏死，形成充满脓液的腔。脓肿可发生于皮下和内脏，主要由金黄色葡萄球菌引起。

疖是毛囊、皮脂腺及其周围组织的脓肿。痈是多个疖的融合。

4. 出血性炎（hemorrhagic inflammation） 是指炎症病灶的血管损伤严重，渗出物中含有大量红细胞。常见于流行性出血热、钩端螺旋体病和鼠疫等。

（五）急性炎症的结局

多数急性炎症能够痊愈，少数迁延为慢性炎症，极少数蔓延扩散至全身。可有以下几种蔓延形式。

1. 局部蔓延 炎症局部的病原微生物可通过组织间隙或自然管道向周围组织和器官扩散蔓延。炎症局部蔓延可形成糜烂、溃疡、瘘管、窦道和空洞。

2. 淋巴道蔓延 病原微生物沿淋巴管通过淋巴液扩散，引起淋巴管炎和所属淋巴结炎。

3. 血行蔓延 病原微生物及毒性产物可直接或间接通过淋巴道进入血液循环，引起毒血症、菌血症、败血症和脓毒败血症（表 4-2）。

表 4-2　炎症血行蔓延的后果

后果	发生机制	临床表现
毒血症	细菌毒性产物或毒素入血	中毒症状
菌血症	细菌入血	无中毒症状，血液中可查到病原菌
败血症	细菌入血、繁殖并产生毒素	中毒症状，病理变化，血液中可查到病原菌
脓毒败血症	化脓菌入血、繁殖并产生毒素	败血症表现及多发性栓塞性脓肿

三、慢性炎症

慢性炎症持续时间较长，连绵不断的炎症反应、组织损伤和修复反应相伴发生。其发生原因有：病原微生物持续存在，从而激发免疫反应；长期暴露于内源性或外源性毒性因子；产生自身免疫反应。慢性炎症分为两大类：一般慢性炎症（又称非特异性慢性炎）和肉芽肿性炎（又称特异性慢性炎）。

1. 一般慢性炎症的病理变化特点　主要特点是：①炎症灶内浸润的细胞主要为巨噬细胞、淋巴细胞和浆细胞，单核巨噬细胞系统激活和淋巴细胞浸润是慢性炎症的重要特征；②主要由炎症细胞的产物引起的组织破坏；③常有较明显的成纤维细胞和血管内皮细胞的增生，以及被覆上皮和腺上皮等实质细胞的增生，以替代和修复损伤的组织。慢性炎症的病变可造成管道性脏器的狭窄和梗阻，也可表现为炎性息肉（由局部黏膜上皮、腺体及肉芽组织增生所致）和炎性假瘤（炎性增生形成的肉眼和X线检查可见的肿瘤样团块）。

2. 肉芽肿性炎　肉芽肿性炎（granulomatous inflammation）是一种特殊类型的慢性炎症，以肉芽肿形成为其特点。肉芽肿（granuloma）是炎症局部巨噬细胞及其衍生细胞增生形成的境界清楚的结节状病灶。肉芽肿的主要细胞成分是由巨噬细胞转变形成的上皮样细胞和多核巨细胞（如异物巨细胞、朗汉斯巨细胞）。

肉芽肿性炎依据病因分为：①感染性肉芽肿：常见于细菌感染（结核分枝杆菌和麻风杆菌分别引起结核病和麻风）、螺旋体感染（梅毒螺旋体引起梅毒）、真菌和寄生虫感染（组织胞浆菌病和血吸虫病）。除病原体不易被消化外，主要为细胞免疫反应所致；②异物性肉芽肿：是由于异物（手术缝线、石棉、铍和滑石粉等）不易被消化，异物性刺激长期存在而形成的慢性炎症；③原因不明的肉芽肿：如结节病肉芽肿。

实习目的

1. 观察急性炎症的外部特征并分析其发生机制；镜下观察急性炎症的特点，掌握各种炎症细胞及水肿液、纤维蛋白的形态特点。
2. 观察各种急性渗出性炎症的形态变化，掌握纤维蛋白性炎、化脓性炎的病变特点。
3. 观察一般慢性炎症和肉芽肿性炎的形态特点。
4. 注意比较急性炎症与慢性炎症的异同。

实习内容及观察要点

大体标本

4-1　炎症的外部特征

动物:家兔

方法与观察:实验前一日,在兔耳皮下注入松节油 0.5ml。实验时观察兔耳炎症的发展情况,注意和健侧对比,观察兔耳颜色、厚度、温度、活动情况。用止血钳猛夹兔耳,观察兔耳对刺激的反应。

4-2　纤维蛋白性心包炎(fibrinous pericarditis)

心包膜(心包脏层)表面有大量灰白色或黄白色的纤维蛋白附着,弥漫性布满于脏层表面,由于心脏搏动,脏层和壁层相互摩擦,使之呈绒毛状,故称"绒毛心"。临床上听诊可闻及心包摩擦音(图 4-1)。

4-3　咽喉及气管白喉(laryngeal and tracheal diphtheria)

咽喉及支气管的黏膜表面有灰白色的假膜,咽喉假膜附着紧密,不易脱落,如果强行撕脱,易出血,并形成溃疡。气管的假膜与其下组织粘连不紧,易脱落,脱落后被咳出,或阻塞呼吸道引起呼吸困难,甚至窒息死亡(图 4-2)。

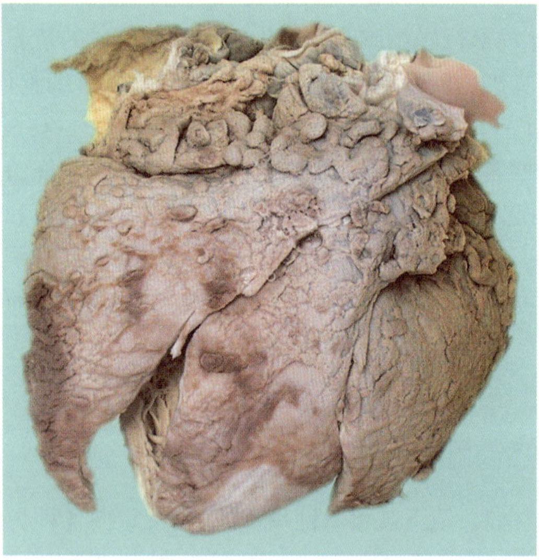

图 4-1　纤维蛋白性心包炎
心包脏层表面有大量纤维蛋白渗出,呈绒毛状。

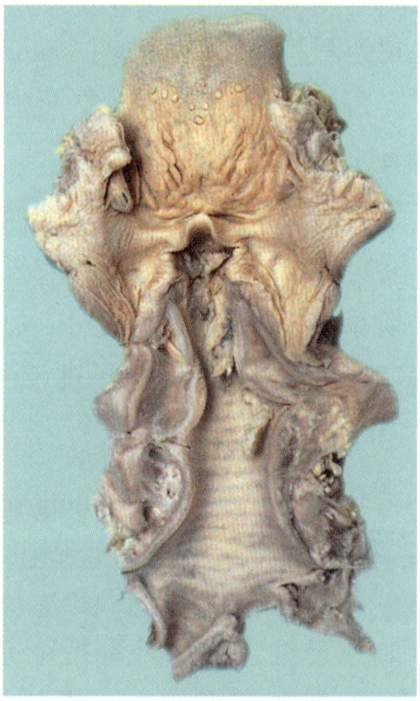

图 4-2　咽喉及气管白喉
咽喉及支气管的黏膜表面有灰白色的假膜覆盖,气管的部分假膜已脱落。

4-4　细菌性痢疾(bacillary dysentery)

结肠黏膜充血、水肿,肠皱襞顶部可见有假膜形成,初期如撒在黏膜面上的糠皮状物,随着病变发展融合成片。

4-5　蜂窝织炎（阴囊）（phlegmonous inflammation）

阴囊明显肿大，切面见睾丸与皮肤之间的疏松结缔组织充血，并有大量黄白色的脓性渗出物，使该处实变（图4-3）。

4-6　肾脓肿（renal abscess）

肾脏皮质表面有黄白色、多发的小脓肿灶，境界清楚、稍隆起，周围有充血出血带。这是脓毒败血症时，由化脓菌经血行播散所致。

4-7　肝脓肿（liver abscess）

肝右叶有一个（或两个）圆形或椭圆形脓肿，灰黄色，脓肿局部组织坏死，中心部坏死物质液化流出，残留空腔。早期脓肿边缘无明显纤维膜形成，后期周围可见多量纤维组织包绕，形成厚的脓肿壁（图4-4）。

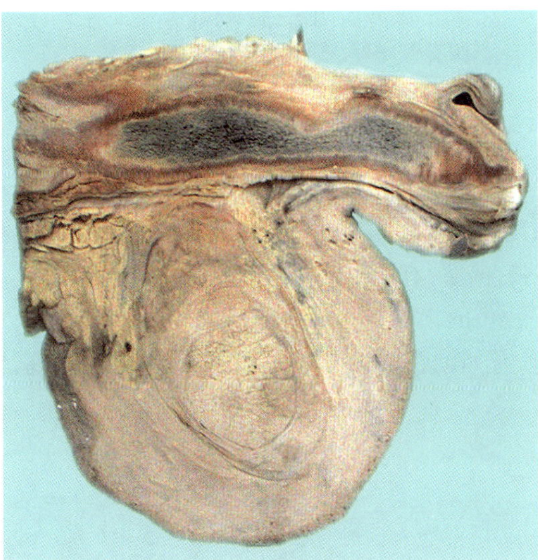

图4-3　阴囊蜂窝织炎

阴囊皮肤与睾丸之间的疏松结缔组织内有大量黄白色的脓性渗出物，使之明显肿大。

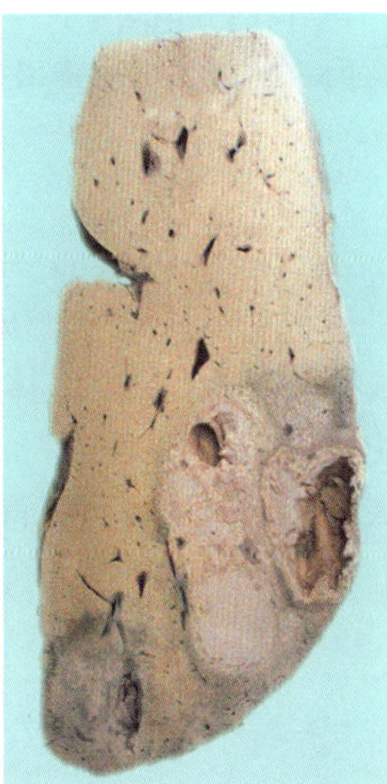

图4-4　肝脓肿

肝右叶见有灰黄色脓肿灶，脓肿中心部坏死物质液化流出，残留空腔，周围可见脓肿壁。

4-8　化脓性脑膜炎（purulent meningitis）

脑表面蛛网膜下腔沿血管周围有灰黄色脓性渗出物蓄积，致血管模糊不清，局部脓液较多，形成片块状，该处脑表面的沟回已看不清楚，脑膜血管充血明显（参见第十六章实习内容及观察要点16-1）。

4-9　急性卡他性胃炎（acute catarrhal gastritis）

由于炎症病灶中有大量黏液分泌，胃黏膜表面可见大量灰色半透明的黏液附着。

4-10　炭疽脑膜炎（anthrax meningitis）

蛛网膜下腔中有大量血性渗出物，外观有如蛛网膜下腔出血。血液覆盖在脑表面，经甲醛固定后呈黑色（图4-5）。

4-11　慢性胆囊炎（chronic cholecystitis）

黏膜的慢性炎症常伴有纤维组织增生，故胆囊壁增厚、变硬，有时萎缩。黏膜面粗糙（正常时黏膜细腻平滑如天鹅绒状），有的可见少量渗出物，可有胆石存在（图4-6）。

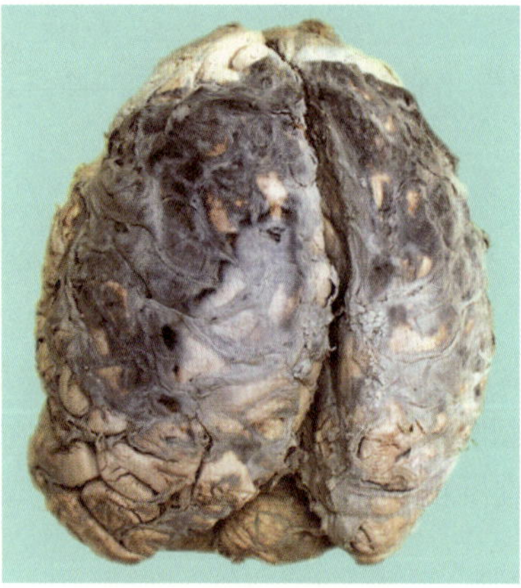

图 4-5 炭疽脑膜炎

蛛网膜下腔中有大量血性渗出物，覆盖在脑表面。

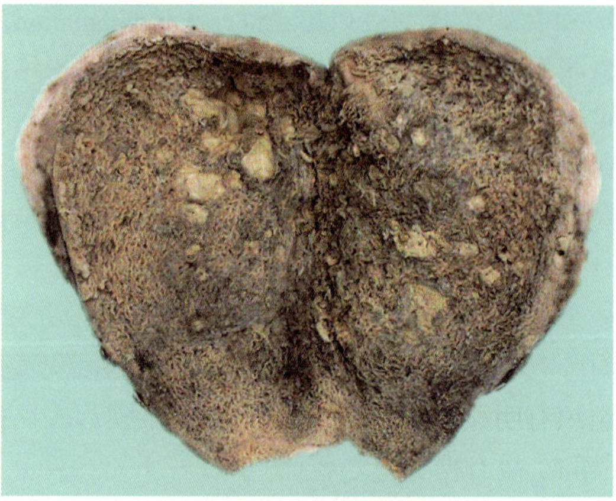

图 4-6 慢性胆囊炎

胆囊壁增厚、变硬，黏膜面粗糙。

4-12 慢性输卵管炎（chronic salpingitis）

输卵管的管壁肥厚，输卵管伞内翻，腹腔口闭塞，与周围组织愈着。如果峡部有阻塞可致积脓。脓肿液被吸收，残留的透明液体致输卵管扩张，壁薄，有透明感，则为输卵管积水（图 4-7）。

4-13 慢性肥厚性胃炎（chronic hypertrophic gastritis）

胃黏膜层增厚，黏膜表面可见胃小凹区隆起，有如砌石状或脑回状，黏膜皱襞粗大、增高，常有黏液附着（图 4-8）。

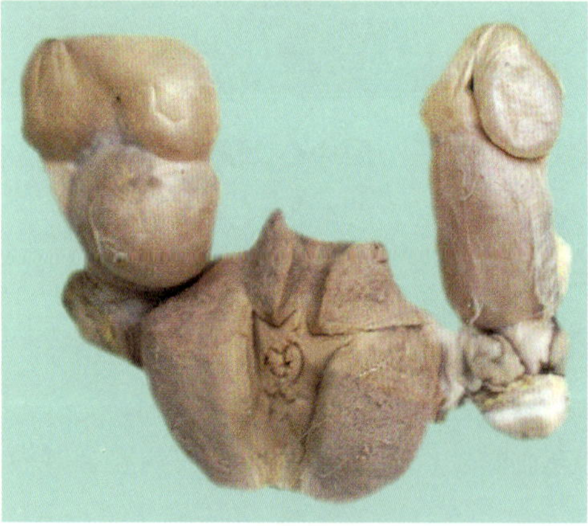

图 4-7 慢性输卵管炎

输卵管腔内残留大量透明液体使之扩张，壁薄，半透明状。

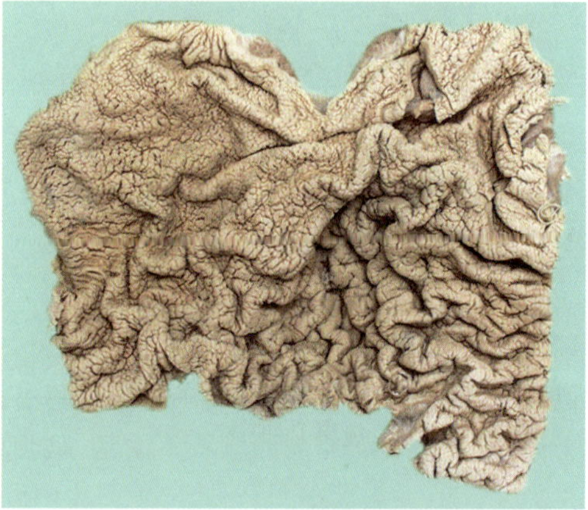

图 4-8 慢性肥厚性胃炎

胃黏膜层增厚，胃小凹区隆起，黏膜皱襞粗大、增高。

4-14 肠道慢性炎症——肠息肉（intestinal polyp）

肠道的息肉多见于大肠。可单发或多发，后者称息肉病。息肉有肿瘤性的，也有非肿瘤性的。慢性炎症时上皮组织、淋巴组织过度增生，可致局部突向内腔形成息肉状。在慢性肠道溃疡，溃疡边缘处黏膜再生也可形成再生性息肉（图 4-9）。

4-15　慢性心包炎（chronic pericarditis）

纤维蛋白性心包炎的渗出物被肉芽组织机化，致心包腔闭锁，心脏由较厚、硬韧的纤维组织包裹（缩窄性心包炎），因而心脏的舒张受到限制，心每搏输出量减少，大静脉入口处狭窄，常引起慢性肝淤血、腹腔积液、胸腔积液等症状（图 4-10）。

4-16　脾周围炎（糖衣脾）（perisplenitis）

脾被膜表面由于渗出物机化，由大量纤维组织所覆盖，纤维组织有明显玻璃样变性，灰白色、半透明，外观上有如一层糖衣，故有糖衣脾之名（图 4-11）。

4-17　慢性扁桃体炎（chronic tonsillitis）

扁桃体由于反复发生急性炎症而转为慢性。由于淋巴组织增生和纤维增生而明显肿大，腺窝扩张，其中充满角化物质（角质栓），深部多有细菌团块，故易引起急性发作。

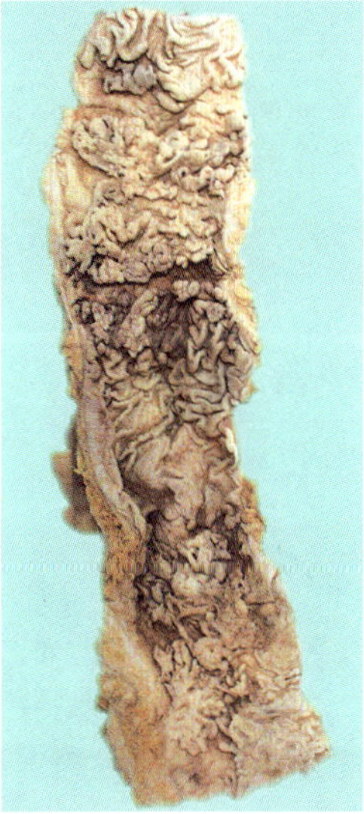

图 4-9　肠息肉

肠腔面可见慢性溃疡，在溃疡边缘处黏膜组织增生形成息肉。

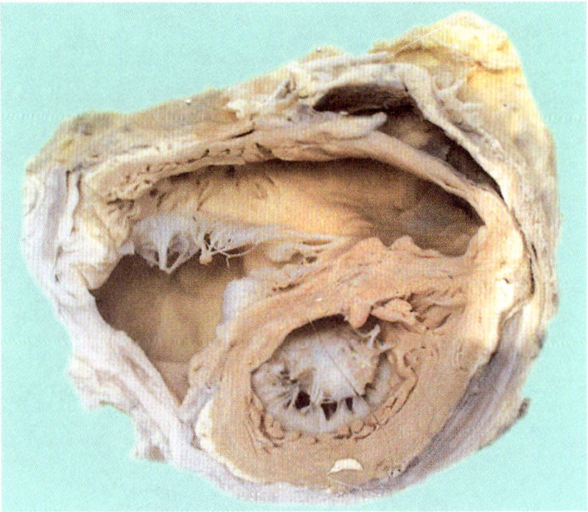

图 4-10　慢性心包炎

心包膜脏、壁两层粘连使心包腔闭锁，心包膜明显增厚、纤维化，包裹心脏。

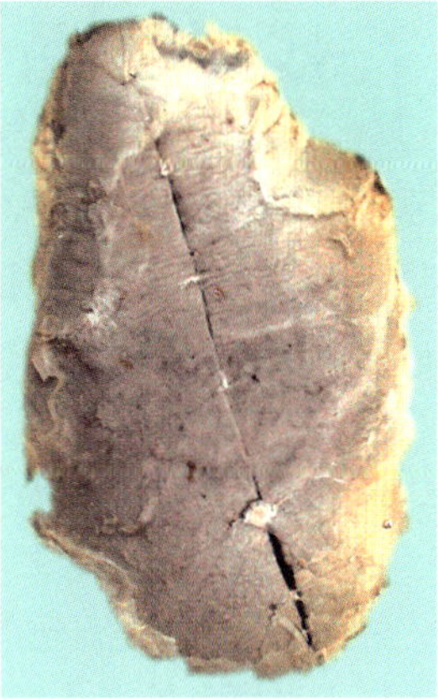

图 4-11　脾周围炎（糖衣脾）

脾被膜表面覆盖一层灰白色、半透明的玻璃样变性纤维组织。

显微镜切片

4-18　大网膜急性炎（acute inflammation of greater omentum）

大网膜由疏松结缔组织构成，在急性腹膜炎时炎症反应显著。大网膜内血管明显扩张充血，血管内膜面有较多的中性粒细胞呈靠边现象。大网膜组织有明显的水肿，表面及组织内有渗出的纤维蛋白，呈粉染丝网状，组织内有中性粒细胞、淋巴细胞、巨噬细胞浸润，成纤维细胞活跃增生，要注意观察并区分各种炎症细胞的形态（图 4-12）。

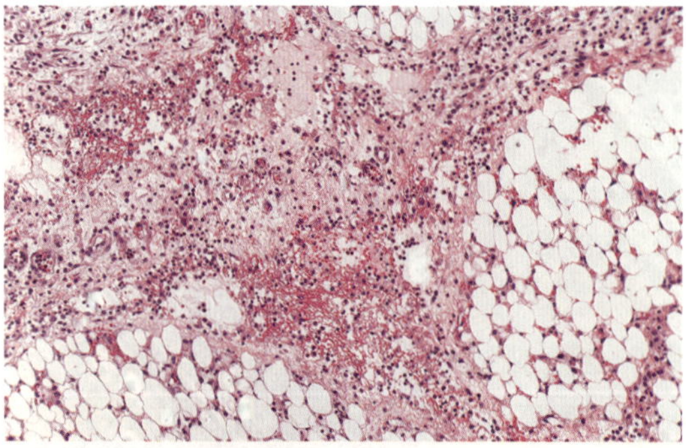

a

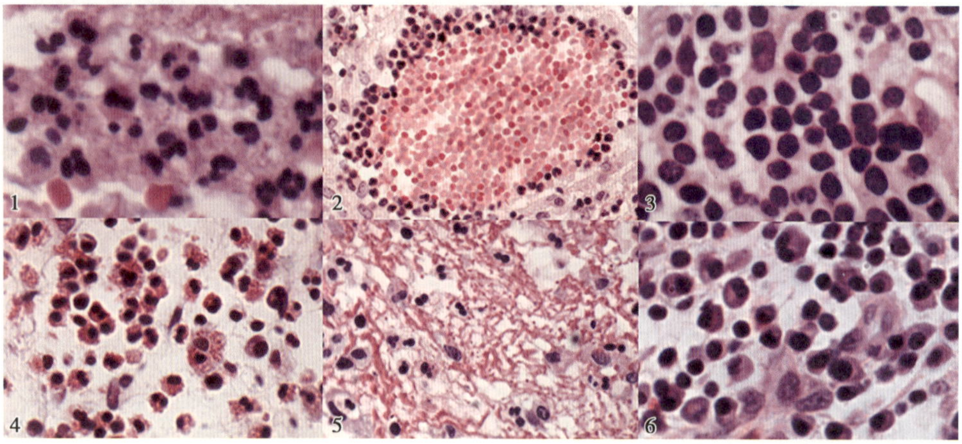

b

图 4-12　大网膜急性炎

a. 大网膜疏松结缔组织内大量炎症细胞浸润，组织水肿、纤维蛋白渗出；b. 各种炎症细胞的形态、白细胞附壁及纤维蛋白（1. 中性粒细胞；2. 白细胞附壁；3. 淋巴细胞；4. 嗜酸性粒细胞；5. 纤维蛋白、中性粒细胞、单核细胞；6. 浆细胞和淋巴细胞）。

4-19　鼻息肉（nasal polyp）

鼻息肉是由各种理化刺激、感染，特别是变态反应所引起的鼻腔和鼻旁窦的慢性炎症。息肉呈类圆形，并有细长的茎，常阻塞后鼻孔。

镜下可见，表面被覆呼吸道上皮（假复层纤毛柱状上皮）或化生的鳞状上皮，黏膜下间质水肿显著，并可见各种炎症细胞浸润。观察这张切片的目的在于识别各种炎症细胞（尤其是嗜酸性粒细胞和浆细胞）（图 4-13）。

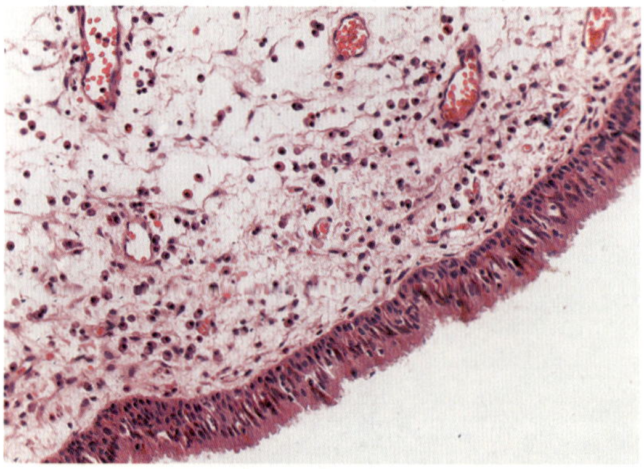

图 4-13　鼻息肉

表面被覆假复层纤毛柱状上皮，其下间质水肿，可见嗜酸性粒细胞、浆细胞及淋巴细胞浸润。

4-20　纤维蛋白性炎（浆膜）（fibrinous inflammation）

纤维蛋白性炎可发生于浆膜，如心外膜、肝被膜等。镜下可见浆膜明显增厚，表面附着粉染的纤维蛋白，并可见中性粒细胞浸润。

4-21　假膜性炎（细菌性痢疾）（pseudomembranous inflammation）

在肠黏膜面可见大量的纤维蛋白渗出和部分中性粒细胞渗出，渗出物与坏死组织共同构成膜状物。黏膜固有层内可见血管扩张充血、炎症细胞浸润，有时小血管内可见血栓形成（图 4-14）。

4-22　皮下蜂窝织炎（subcutaneous phlegmonous inflammation）

在皮下疏松结缔组织内有弥漫性炎症细胞浸润，炎症细胞以中性粒细胞及单核细胞为主（由于炎症的过程略长，故出现了较多的单核细胞）。炎症区内血管充血、水肿并有纤维蛋白渗出。

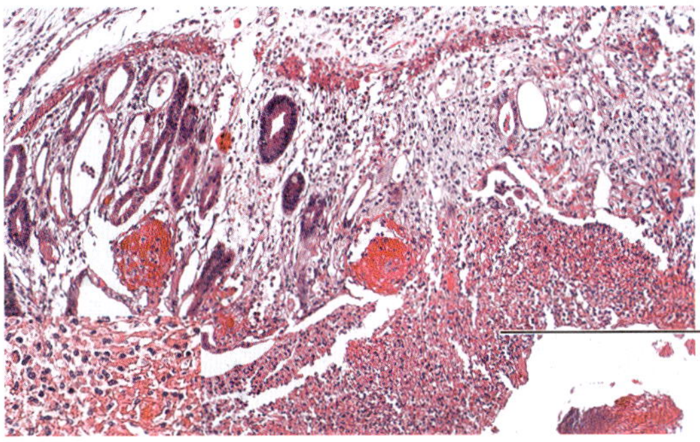

图 4-14　肠假膜性炎

肠黏膜表面见假膜覆盖，其下黏膜固有层炎症反应明显，小血管内血栓形成，假膜的主要成分为渗出的纤维蛋白、中性粒细胞及坏死组织。图中所指处为假膜。

4-23　肺脓肿（pulmonary abscess）

肺组织内有脓肿形成，脓肿内组织坏死，局部有大量中性粒细胞聚集。渗出的中性粒细胞由于时间久，多发生崩解（脓细胞）。周围肺组织内血管充血，并见纤维蛋白及中性粒细胞、单核细胞等渗出。

4-24　肠息肉（intestinal polyp）

息肉表面被覆肠黏膜上皮细胞，其内可见增生的腺体及间质结缔组织。有的腺体呈扩张状态，结缔组织内可见慢性炎症细胞浸润。

4-25　慢性胆囊炎（chronic cholecystitis）

黏膜充血，有多量的淋巴细胞及浆细胞浸润，并见淋巴滤泡形成。其他各层亦见慢性炎症细胞浸润，组织水肿，胆囊壁增厚（图 4-15）。

4-26　肛门瘘管（anal fistula）

瘘管中心组织缺损，有的可见脓性渗出物。周围有大量肉芽组织形成，周边部可见明显的纤维结缔组织增生。肉芽组织中毛细血管壁厚，内皮细胞肿胀，有大量中性粒细胞及嗜酸性粒细胞浸润（图 4-16）。

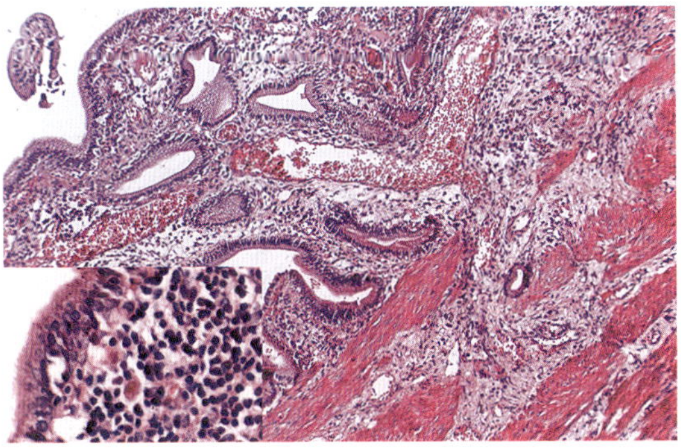

图 4-15　慢性胆囊炎

黏膜充血，有多量的慢性炎症细胞浸润，主要为淋巴细胞。

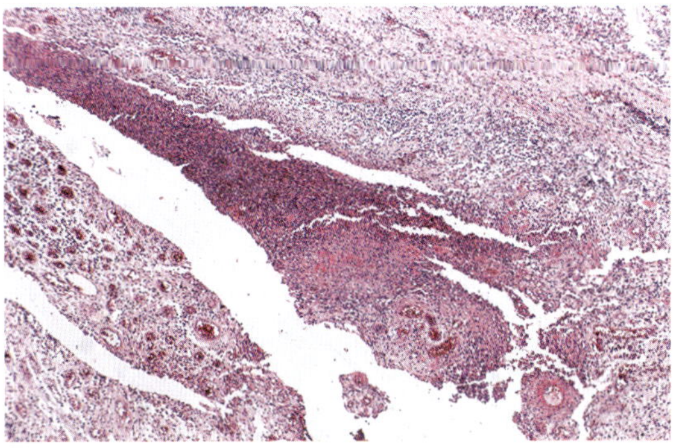

图 4-16　肛门瘘管

中心有缺损，周围有大量肉芽组织增生和炎症细胞浸润。

4-27 异物肉芽肿（foreign body granuloma）

异物存在于体内，不易被溶解吸收时，常形成伴有异物巨细胞的肉芽肿。切片中显示大量多核巨细胞聚集及纤维组织包绕，周围也可见巨噬细胞和淋巴细胞浸润。病灶中央可见异物（图 4-17）。

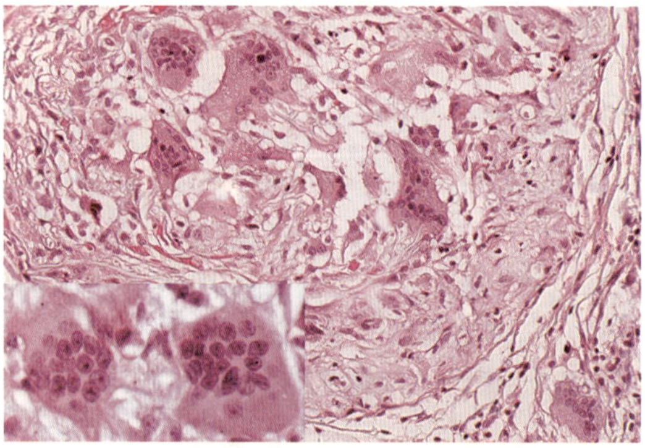

图 4-17 异物肉芽肿

肉芽肿内见多量的异物巨细胞聚集，周围纤维组织增生包绕，异物巨细胞体积大、胞质丰富、多核。

思考题

1. 在兔耳皮下注入松节油后，兔耳会发生什么变化？其发生机制如何？属于哪一种类型的炎症？其镜下形态特点如何？可能的结局是什么？

2. 为什么发生在皮肤的化脓性炎症可表现出两种不同的形态（蜂窝织炎和脓肿）？简述其形成原因及病变特点。

3. 一患者手臂被开水烫伤后出现红肿、疼痛，随后形成水疱。用不洁缝衣针刺破后，水疱内流出清亮液体。2~3 天后局部再次隆起，用注射针抽出淡黄色混浊液体。整个上肢发热，出现红线，腋窝淋巴结肿大、疼痛。请分析该患者的病变发展过程，并解释所出现的现象。

（裘 莹）

第五章　免疫性疾病

05章

理论纲要

掌握　自身免疫病的概念、获得性免疫缺陷综合征的传播途径。

熟悉　系统性红斑狼疮的病变特点及实体器官移植排斥反应的病理变化。

了解　移植排斥反应的机制。

一、自身免疫病

（一）自身免疫病的概念

自身免疫病（autoimmune disease，AID）是指由机体产生的自身抗体或致敏淋巴细胞，破坏自身组织和细胞，导致组织和器官功能障碍的原发性免疫性疾病。自身免疫病可分为器官或细胞特异性和系统性自身免疫病两种类型。

（二）系统性红斑狼疮

系统性红斑狼疮（systemic lupus erythematosus，SLE）是一种多系统受累，高度异质性的自身免疫病。多系统受累的临床表现和免疫学异常（特别是抗核抗体阳性）是其主要特点。

1. 一般特点　①多见于年轻女性，男女之比约为 1：（7~9），常有家族史。②临床表现复杂多样，发热及皮肤、肾、关节、心、肝及浆膜等损害为主要表现，病程迁延反复，预后不良。③病变多样，急性坏死性小动脉炎、细动脉炎是基本病变。活动期病变以纤维蛋白样坏死为主，慢性期血管壁纤维化伴管腔狭窄，血管周围淋巴细胞浸润伴水肿及基质增加。

2. 病理变化

（1）皮肤：约 80% 的 SLE 患者有不同程度的皮肤损害，典型表现为面颊部蝶形红斑。免疫荧光显示在表皮和真皮的交界处有 IgG、IgM 和补体 C3 的沉积，形成颗粒状或团块状荧光带，即“狼疮带”，对本病有诊断意义。

（2）肾脏：50% 以上的 SLE 患者出现以狼疮性肾炎为主要表现的肾损害。原发性肾小球肾炎的各种组织学类型在狼疮性肾炎时均可出现。其中弥漫增生性狼疮性肾炎中内皮下大量免疫复合物的沉积是 SLE 急性期的特征性病变。狼疮小体的出现有明确的诊断意义。肾衰竭是 SLE 患者的主要死亡原因。

（3）心脏：约半数病例有心脏受累，以心包炎最常见。以心瓣膜非细菌性疣赘性心内膜炎最为典型。

（4）关节：约 95% 的患者有不同程度的关节受累，滑膜炎为典型病变。表现为滑膜充血水肿，单核细胞及淋巴细胞浸润，滑膜细胞下结缔组织内出现灶性纤维蛋白样坏死。

（5）脾：中央动脉增厚及血管周围纤维化，形成洋葱皮样结构。

二、免疫缺陷病

（一）免疫缺陷病的概念

免疫缺陷病（immune deficiency disease）是免疫系统中任何成分缺失或功能不全导致免疫功能障碍所引起的疾病。分为原发性免疫缺陷病和继发性免疫缺陷病两种，后者又称获得性免疫缺陷病，较前者常见。

（二）获得性免疫缺陷综合征

获得性免疫缺陷综合征（acquired immunodeficiency syndrome，AIDS）即艾滋病，其一般特点、传播途径和病理变化如下。

1. 一般特点　①AIDS 由人类免疫缺陷病毒（human immunodeficiency virus，HIV）感染引起；②特征为严重免疫抑制，导致机会性感染、继发性肿瘤及神经系统症状；③临床表现为发热、乏力、体重下降、全身淋巴结肿大以及神经系统症状；④患者和无症状病毒携带者是本病的传染源；⑤性接触传播是主要的传播方式。

2. 传播途径　①性接触传播：约占所有病例的 75%。精液、体液中的单核细胞等含有 HIV，可通过黏膜损伤处进入对方体内，病毒可直接侵入血管或被巨噬细胞吞噬。②血液及血制品传播：包括使用被病毒污染的针头、注射器、输血或输血制品而引起传播。③垂直传播（母婴传播）：母体内的 HIV 可通过胎盘直接传播，也可在分娩时或通过乳汁传染。④医务人员职业性传播：少见。

3. 病理变化

（1）淋巴组织的变化：早期，淋巴结肿大。镜下，早期淋巴滤泡明显增生，生发中心活跃，髓质内出现较多浆细胞。随后滤泡外层淋巴细胞减少或消失，小血管增生，生发中心被零落分割。副皮质区 $CD4^{+}T$ 细胞进行性减少。晚期，淋巴细胞几乎消失殆尽，无滤泡和副皮质区之分，仅有一些巨噬细胞和浆细胞残留。有时特殊染色可见大量分枝杆菌和真菌等。

（2）机会性感染：多发机会性感染是本病的另一特点，以中枢神经系统、肺、消化道的病变最为常见。由于严重的免疫缺陷，感染所致的炎症往往轻而不典型。

（3）恶性肿瘤：约 30% 的患者可发生卡波西肉瘤（Kaposi 肉瘤），其他常见的伴发肿瘤为淋巴瘤。

三、器官和骨髓移植排斥反应

机体的某种细胞、组织或器官因某些病变或疾病的损伤而发生不可复性结构及功能损害时，采用相应的健康细胞、组织或器官植入机体的过程称为细胞、组织或器官移植，统称移植（transplantation）。移植可分为自体移植、同种异体移植和异种移植。实体器官移植排斥反应类型及其病理变化如下。

（一）超急性排斥反应

超急性排斥反应是受者对移植物的一种迅速而剧烈的反应，一般于移植后数分钟至数小时内出现。主要原因是受者血液中出现的特异性循环人类白细胞抗原（HLA）抗体与移植物细胞表面的 HLA 结合并激活补体，释放出多种生物活性物质。肉眼观，移植物色泽由粉红色迅速转变为暗红色，出现花斑状外观。镜下，表现为广泛的急性小动脉炎伴血栓形成及缺血性坏死。

（二）急性排斥反应

急性排斥反应较常见，可发生在移植后的任何时间。以细胞免疫为主时称为细胞型排斥反应，表现为间质内单个核细胞浸润，间质明显水肿，实质细胞可呈现坏死；以体液免疫为主时称血管型排斥反应，表现为血管炎，血管壁可出现坏死，内有炎症细胞浸润，成纤维细胞、平滑肌细胞和泡沫状巨噬细胞增生引起血管内膜增厚，并可有血栓形成，导致管腔狭窄或闭塞。

（三）慢性排斥反应

慢性排斥反应多发生在术后几个月至 1 年以后。突出的病变是血管内膜纤维化。动脉内膜纤维化引起管腔严重狭窄，导致移植器官缺血。表现为肾小球萎缩纤维化、玻璃样变，肾小管萎缩，肾间质纤维化，大量单核细胞和淋巴细胞及浆细胞浸润。

实习目的

1. 观察狼疮性肾炎的病理变化。
2. 观察实体器官移植排斥反应的病理变化。

实习内容及观察要点

显微镜切片

5-1　狼疮性肾炎（lupus nephritis）

局灶性或弥漫性的系膜细胞和系膜基质增生，伴局灶性的硬化改变。肾小球毛细血管壁可增厚，呈“白金耳”样毛细血管壁。肾小球毛细血管壁也可发生纤维蛋白样坏死（图 5-1）。

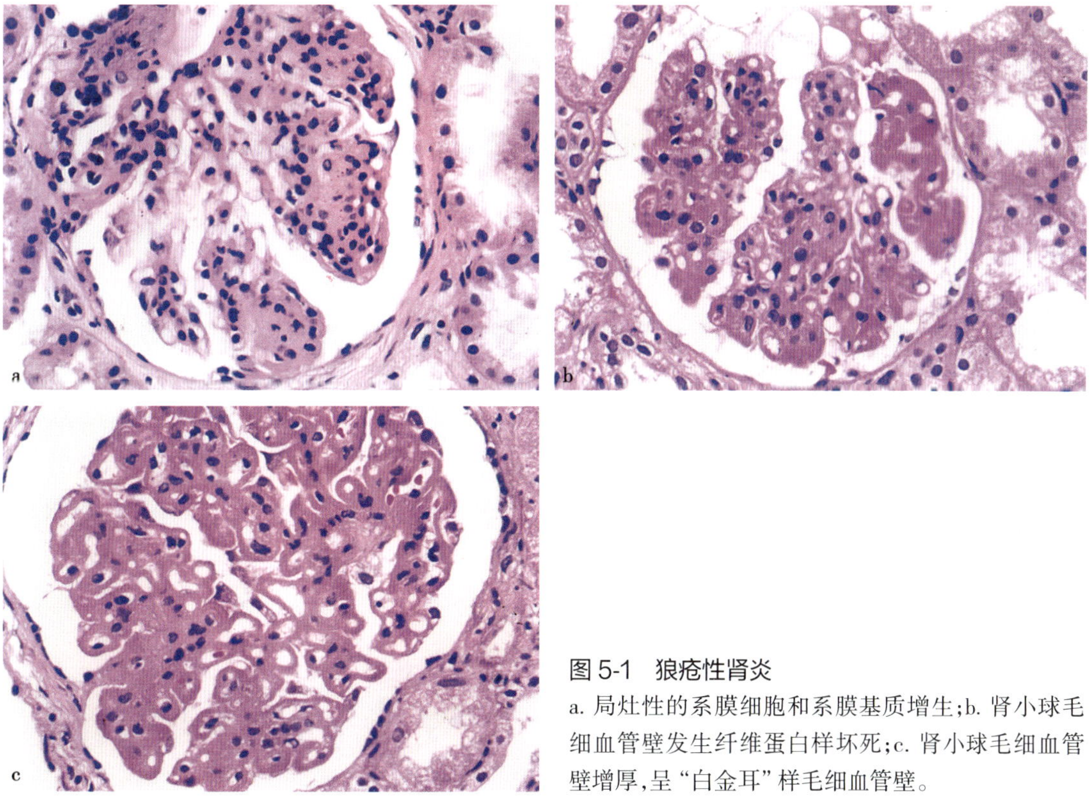

图 5-1　狼疮性肾炎

a. 局灶性的系膜细胞和系膜基质增生；b. 肾小球毛细血管壁发生纤维蛋白样坏死；c. 肾小球毛细血管壁增厚，呈“白金耳”样毛细血管壁。

5-2　心脏移植（heart transplantation），实体器官病理变化

心肌间质动脉内膜增厚，可见大量的淋巴细胞和泡沫细胞，血管周围大量的炎症细胞浸润，管腔狭窄。血管内膜坏死脱落，血管壁玻璃样变，血管外膜纤维蛋白样坏死。心肌细胞变性，呈凝固性坏死和溶解性坏死，纤维化，淋巴细胞浸润。心外膜大量的淋巴细胞浸润，可见心外膜纤维蛋白样坏死（图 5-2）。

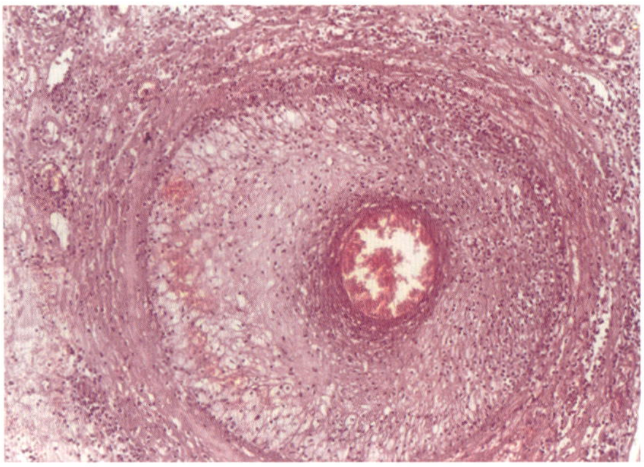

图 5-2　器官移植受体血管炎

心脏移植后，受体心肌间质动脉内膜增厚，可见大量的淋巴细胞和泡沫细胞，血管周围大量的炎症细胞浸润，管腔狭窄。

思考题

1. 简述 SLE 最常累及的器官和各器官损伤后的病理变化特点。
2. 简述 AIDS 的三大病理变化特点和 AIDS 患者的死亡原因。
3. 简述实体器官移植排斥反应的主要病理变化。

（吕　爽）

第六章 肿 瘤

理论纲要

掌握 肿瘤的概念、肿瘤性增殖与非肿瘤性增殖的区别；肿瘤的大体和组织学形态；肿瘤的分化和异型性；肿瘤的生长方式和扩散途径；癌前疾病（病变）、异型增生和原位癌；肿瘤对机体的影响；良性肿瘤与恶性肿瘤的区别；癌与肉瘤的区别。

熟悉 肿瘤的命名原则及分类；肿瘤生长分数、肿瘤血管生成、肿瘤的演进和异质性的概念；肿瘤的分级和分期；常见肿瘤的好发部位、形态学特点及对机体的影响。

了解 肿瘤发生与发展的分子机制；环境致瘤因素；遗传因素与肿瘤的关系。

一、肿瘤的概念

肿瘤（tumor，neoplasm）是机体的细胞异常增殖形成的新生物，常表现为机体局部的异常组织团块。这种异常增殖一般是克隆性的增生。肿瘤的形成是在各种致瘤因素的作用下，细胞生长调控发生严重紊乱的结果。

导致肿瘤形成的细胞增殖称为肿瘤性增殖（neoplastic proliferation）。与其相对应的概念是非肿瘤性增殖（non-neoplastic proliferation），即机体在生理状态下以及在炎症、损伤修复等病理状态下的细胞、组织的增生。二者的区别为：①肿瘤性增殖与机体不协调，对机体有害；②肿瘤性增殖一般是克隆性的；③肿瘤细胞的形态、代谢和功能均有异常，不同程度地失去了分化成熟的能力；④肿瘤细胞生长旺盛，失去控制，具有相对自主性（autonomy），致瘤因素不存在时，仍能持续生长。

肿瘤性增殖常常表现为机体局部的肿块，即实体瘤。但某些肿瘤性疾病并不一定形成局部肿块，即非实体瘤（例如白血病）。

二、肿瘤的形态和结构

肿瘤的病理学检查是肿瘤诊断过程中决定性的一步。病理学根据肿瘤的大体形态、组织学形态和结构特点确定肿瘤性质。根据肿瘤的生物学特性及其对机体危害性的不同，一般将其分为良性和恶性两大类。

（一）肿瘤的实质和间质

肉眼观察时应注意肿瘤的数目、大小、形状、颜色、质地和与周围组织的关系。肿瘤组织通常分为实质（parenchyma）和间质（stroma）两个部分。

1. 肿瘤的实质　是肿瘤的主要成分，由肿瘤细胞构成，这些细胞或其产物常常能够提示肿瘤的分化方向。实质具有特异性并决定肿瘤生物学特性，是肿瘤分类、命名和组织学诊断的依据。

2. 肿瘤的间质　由结缔组织、血管和淋巴细胞等组成，不具有特异性，起着支持和营养肿瘤实质、参与肿瘤免疫反应等作用。肿瘤间质构成的微环境对肿瘤细胞生长、分化和迁移具有重要影响。

（二）肿瘤的分化

肿瘤组织在形态和功能上与相应正常组织的相似之处称为肿瘤的分化（differentiation）。相似的程度称为肿瘤的分化程度。

（三）肿瘤的异型性

肿瘤的组织结构和细胞形态与相应的正常组织有不同程度的差异，病理学上将这种差异称为异型性（atypia），包括结构异型性（architectural atypia）和细胞异型性（cellular atypia）。

1. 结构异型性 肿瘤组织在空间排列方式上与相应正常组织的差异称为肿瘤的结构异型性。

2. 细胞异型性 肿瘤的细胞异型性有以下表现：①肿瘤细胞的大小和形态很不一致（多形性，pleomorphism），可出现瘤巨细胞，有些则表现为原始的小细胞，即原始（primitive）状态。②肿瘤细胞核的体积增大。细胞核与细胞质的比例（核质比）增高；核的大小、形状和染色差别较大（核的多形性），可出现巨核、双核、多核，或奇异形的核；核内 DNA 常增多，核深染，染色质呈粗颗粒状，分布不均匀，常堆积在核膜下。③核仁明显，体积大，数目也可增多。④核分裂象（mitotic figure）常增多，出现病理性核分裂象，如不对称核分裂、多极性核分裂等。

良性肿瘤的细胞异型性一般较小，但可有不同程度的结构异型性。恶性肿瘤的细胞异型性和结构异型性都比较明显。异型性越大，成熟程度和分化程度就越低。有些恶性肿瘤细胞分化很差，异型性显著，称为间变性肿瘤（anaplastic tumor）。

三、肿瘤的命名与分类

（一）肿瘤的命名

1. 肿瘤命名的一般原则

（1）良性肿瘤命名：一般原则是在组织或细胞类型的名称后面加一个“瘤”字。

（2）恶性肿瘤命名：①上皮组织的恶性肿瘤统称为癌（carcinoma）；②间叶组织的恶性肿瘤统称为肉瘤（sarcoma）。一个肿瘤若既有癌的成分，又有肉瘤的成分，则称为癌肉瘤（carcinosarcoma）。

2. 肿瘤命名的特殊情况 有时还结合肿瘤的形态特点命名，如呈乳头状生长并有囊形成的腺瘤，称为乳头状囊腺瘤；形成乳头状及囊状结构的腺癌，则称为乳头状囊腺癌。

特殊命名的有：①有些肿瘤的形态类似某种幼稚组织，称为“母细胞瘤”。良性者如脂肪母细胞瘤；恶性者如神经母细胞瘤、髓母细胞瘤和肾母细胞瘤等。②白血病、精原细胞瘤等是恶性肿瘤。③有的肿瘤以人的名字命名，如尤因（Ewing）肉瘤、霍奇金（Hodgkin）淋巴瘤。④有些肿瘤以肿瘤细胞的形态命名，如透明细胞肉瘤。⑤肿瘤名称中的“瘤病”，指肿瘤多发的状态，如神经纤维瘤病等。⑥畸胎瘤是性腺或胚胎剩件中的全能细胞发生的肿瘤，一般含有两个以上胚层的多种成分，结构混乱，分为成熟性畸胎瘤和未成熟性畸胎瘤两类。

（二）肿瘤的分类

肿瘤的分类主要以肿瘤的组织类型、细胞类型和生物学行为为依据，包括各种肿瘤的临床病理特征及预后情况，国际广泛采用 WHO 肿瘤分类。为了便于统计和分析，特别是便于计算机数据处理，对每一种肿瘤性疾病进行编码，即 WHO 国际疾病分类（International Classification of Diseases，ICD）编码。ICD 编码用四位数字组成的编码代表一个特定的肿瘤疾病，同时用斜线和一个附加数码代表生物学行为。确定肿瘤的类型，除了依靠其临床表现、影像学和形态学特点，还借助于检测肿瘤细胞表面或细胞内的一些特定分子。常见肿瘤的免疫组织化学标记详见《病理学》（第 10 版）表 6-2、表 6-3。

四、肿瘤的生长和扩散

(一) 肿瘤的生长

1. 肿瘤的生长方式 包括膨胀性生长(expansile growth)、外生性生长(exophytic growth)和浸润性生长(invasive growth)三种方式。

(1)膨胀性生长:是许多良性肿瘤的生长方式。肿瘤与周围组织分界清楚,肿瘤周围可形成完整的纤维性被膜,对局部器官、组织的影响主要是挤压。

(2)外生性生长:体表肿瘤和体腔(如胸腔、腹腔)内面的肿瘤,或管道器官(如消化道)腔面的肿瘤,常向表面形成突起,呈乳头状、息肉状、蕈状或菜花状。这种生长方式称为外生性生长。良性肿瘤和恶性肿瘤都可呈外生性生长。

(3)浸润性生长:恶性肿瘤多呈浸润性生长。肿瘤细胞浸润(infiltration)并破坏周围组织(包括组织间隙、淋巴管或血管),这种现象称为侵袭(invasion)。侵袭性肿瘤没有被膜,与邻近的正常组织无明显界限。

2. 肿瘤的生长速度 不同肿瘤的生长速度差别很大。良性肿瘤生长一般较缓慢。恶性肿瘤生长较快。影响肿瘤生长的因素包括肿瘤细胞的倍增时间、生长分数、肿瘤细胞的生成和死亡的比例等。

(1)倍增时间:多数恶性肿瘤细胞的倍增时间并不比正常细胞更短,恶性肿瘤生长迅速主要不是由肿瘤细胞倍增时间缩短引起的。

(2)生长分数:指肿瘤细胞群体中处于增殖阶段(S 期+G_2 期)的细胞的比例。生长分数越大,肿瘤生长越迅速;反之,则生长缓慢。

(3)肿瘤细胞的生成和死亡的比例:肿瘤是否能进行性长大及其长大速度取决于肿瘤细胞的生成与死亡的程度,它们共同影响着肿瘤的生长。

3. 肿瘤的演进和异质性 在恶性肿瘤生长过程中,侵袭性逐渐增加的现象称为肿瘤的演进(progression),表现为肿瘤生长速度加快、侵袭周围组织、发生远处转移。肿瘤的演进与它获得越来越大的异质性有关。异质性(heterogeneity)是肿瘤生长过程中,子代细胞因不同基因改变或其他大分子改变,在生长速度、侵袭能力、对生长信号的反应、对抗肿瘤治疗的敏感性等方面所形成的差异。

一个肿瘤虽然是由大量肿瘤细胞组成的,但其中具有启动和维持肿瘤生长、保持自我更新(self-renewal)能力的细胞占少数,这些细胞称为癌症干细胞(cancer stem cell)、肿瘤干细胞或肿瘤启动细胞(tumor initiating cell,TIC)。

(二) 肿瘤的扩散

肿瘤的扩散途径包括局部侵袭和直接蔓延,以及转移。恶性肿瘤不断长大,肿瘤细胞常常沿着组织间隙、淋巴管、血管或神经束衣连续地浸润生长,破坏邻近器官或组织,这种现象称为直接蔓延(direct spreading)。恶性肿瘤细胞从原发部位侵入淋巴管、血管或体腔,迁移到其他部位继续生长,形成同样类型的肿瘤,这个过程称为转移(metastasis)。通过转移形成的肿瘤称为转移性肿瘤(metastatic tumor)或继发肿瘤(secondary tumor),原发部位的肿瘤称为原发肿瘤(primary tumor)。

肿瘤的转移途径有以下几种。

1. 淋巴道转移 肿瘤细胞侵入淋巴管,随淋巴流动到达局部淋巴结(区域淋巴结)。肿瘤细胞先聚集于边缘窦,以后累及整个淋巴结。最后可经胸导管进入血流,继发血行转移。

2. 血行转移　肿瘤细胞侵入血管后，可随血流到达远处的器官，继续生长，形成转移瘤。瘤细胞多经静脉入血，血行转移时，肿瘤细胞的运行途径与血栓栓塞过程相似。恶性肿瘤可以通过血行转移累及许多器官，但最常受累的脏器是肺和肝。形态学上，转移性肿瘤的特点是边界清楚，常为多个，散在分布，多接近于器官的表面。位于器官表面的转移性肿瘤可形成所谓的"癌脐"。高侵袭性的肿瘤细胞亚克隆，容易形成广泛的血行播散。肿瘤血行转移的部位受原发肿瘤部位和血液循环途径的影响。但是，某些肿瘤表现出对某些器官的亲和性。

3. 种植性转移　发生于体腔内器官的肿瘤蔓延至器官表面时，瘤细胞可以脱落，并像播种一样种植在体腔内各器官的表面，形成多个转移性肿瘤。这种转移的方式称为种植性转移或播种。种植性转移常见于腹腔器官恶性肿瘤。在卵巢表现为双侧卵巢肿大，镜下见富于黏液的印戒细胞癌弥漫浸润。这种特殊类型的卵巢转移性肿瘤称为 Krukenberg 瘤，多由胃肠道黏液癌(特别是胃的印戒细胞癌)转移而来。应注意 Krukenberg 瘤不一定都是由种植性转移形成的，也可通过淋巴道转移和血行转移形成。浆膜腔的种植性转移常伴有浆膜腔积液，可以为血性浆液性积液。

五、肿瘤的分期与分级

恶性肿瘤的分级（grade）是描述其恶性程度的指标，通常根据恶性肿瘤的分化程度、异型性及核分裂象的数目来确定恶性肿瘤的级别。三级分级法使用较多。

恶性肿瘤的分期（stage）代表恶性肿瘤的生长范围和播散程度。需要考虑以下因素：原发肿瘤的大小、浸润深度、生长范围、邻近器官受累情况、局部和远处淋巴结转移情况、血行转移等。国际上广泛采用 TNM 分期系统。

六、肿瘤对机体的影响

肿瘤对机体的影响与其良恶性、大小、发生部位、继发改变等有关。良性肿瘤分化较成熟，生长缓慢，停留于局部，不浸润，不转移，故一般对机体的影响相对较小，主要表现为局部压迫和阻塞症状。

恶性肿瘤分化不成熟，生长迅速，浸润并破坏器官的结构和功能，还可发生转移，因而对机体的影响严重。恶性肿瘤除可引起局部压迫和阻塞症状外，还易并发溃疡、出血甚至穿孔等。肿瘤累及局部神经，可引起顽固性疼痛。有时肿瘤产物或合并感染可引起发热。晚期恶性肿瘤患者，往往发生恶病质（cachexia），机体表现为严重消瘦、无力、贫血和全身衰竭的状态。

内分泌系统的恶性肿瘤，包括弥散神经内分泌系统的恶性肿瘤，可产生生物胺或多肽激素，引起内分泌紊乱。一些非内分泌腺肿瘤，也可以产生和分泌激素或激素类物质，引起内分泌症状，这些临床症状称为异位内分泌综合征（ectopic endocrine syndrome）。此类肿瘤多为恶性肿瘤，以癌居多。

异位内分泌综合征属于副肿瘤综合征（paraneoplastic syndrome）。广义的副肿瘤综合征是指不能用肿瘤的直接蔓延或远处转移加以解释的一些病变和临床表现，由肿瘤的产物(如异位激素)或异常免疫反应(如交叉免疫)等原因间接引起，可表现为内分泌系统、神经系统、消化系统、造血系统、骨关节、肾脏及皮肤等的异常。

七、良性肿瘤与恶性肿瘤的区别

肿瘤的生物学行为和对机体的影响差别很大。区别良性肿瘤与恶性肿瘤具有重要意义。良性肿瘤与恶性肿瘤的区别见表 6-1。

表 6-1 良性肿瘤与恶性肿瘤的区别

鉴别点	良性肿瘤	恶性肿瘤
大体形态	边界较清楚或包膜完整	向肿瘤周边浸润，缺乏包膜
分化程度	分化好，异型性小	不同程度分化障碍或未分化，异型性大
核分裂象	无或少，不见病理性核分裂象	多，可见病理性核分裂象
生长速度	缓慢	较快
生长方式	膨胀性或外生性生长	浸润性或外生性生长
继发改变	少见	常见，如出血、坏死、溃疡形成等
转移	不转移	可转移
复发	不复发或很少复发	易复发
对机体的影响	较小，主要是局部压迫或阻塞	较大，破坏原发部位和转移部位的组织；坏死、出血，合并感染；恶病质

八、常见肿瘤举例

肿瘤可来源于上皮组织及间叶组织等。常见的上皮组织良性肿瘤有乳头状瘤和腺瘤；常见的上皮组织恶性肿瘤（癌）包括鳞状细胞癌（简称鳞癌）、腺癌、基底细胞癌、移行细胞癌。常见的间叶组织良性肿瘤有脂肪瘤、血管瘤、淋巴管瘤、平滑肌瘤及软骨瘤等。常见的间叶组织恶性肿瘤（肉瘤）有脂肪肉瘤、纤维肉瘤及骨肉瘤等。癌与肉瘤的区别见表 6-2。各种肿瘤形态特点见实习内容。

表 6-2 癌与肉瘤的鉴别

鉴别点	癌	肉瘤
组织来源	上皮组织	间叶组织
发病率	较高，约为肉瘤的 9 倍。多见于 40 岁以后成人	较低。有些类型主要发生在年轻人或儿童；有些类型主要见于中老年人
大体特点	质较硬、色灰白	质软、色灰红、鱼肉状
镜下特点	多形成癌巢，实质与间质分界清楚，纤维组织常有增生	肉瘤细胞多弥漫分布，实质与间质分界不清，间质内血管丰富，纤维组织少
网状纤维	见于癌巢周围，癌细胞间多无网状纤维	肉瘤细胞间多有网状纤维
转移	多经淋巴道转移	多经血行转移

九、癌前病变和原位癌

（一）癌前病变

某些疾病（病变）虽然本身不是恶性肿瘤，但具有发展为恶性肿瘤的潜能，患者发生相应恶性肿瘤的风险增加。这些病变称为癌前病变（precancerous lesion）。常见的癌前病变包括大肠腺瘤、慢性胃炎与肠上皮化生、慢性溃疡性结肠炎、皮肤慢性溃疡、黏膜白斑等。

（二）异型增生和原位癌

异型增生（dysplasia）是与肿瘤相关的一种非典型性增生，异型增生上皮具有一定程度的细胞和结构异型性，但其并非总是进展为癌。当致病因素去除时，某些未累及上皮全层的异型增生可能会逆转消退。原位癌(carcinoma in situ)指异型增生的细胞在形态和生物学特性上与癌细胞相同,常累及上皮的全层,但没有突破基底膜向下浸润,有时也称为上皮内癌(intraepithelial carcinoma)。

十、肿瘤的分子基础

肿瘤发生和演进具有复杂的分子基础,涉及癌基因活化、肿瘤抑制基因功能丧失、代谢重编程、凋亡抵抗、无限增殖能力和细胞永生化、持续的血管生成、获得侵袭和转移能力、逃避机体免疫系统的监视、基因组不稳定性、肿瘤微环境、表观遗传调控、肿瘤细胞表型的可塑性、微生物的促瘤和抑瘤作用、细胞衰老等。环境致瘤因素和遗传因素通过上述途径改变细胞的生物学特性,导致肿瘤形成。

(一) 癌基因活化

癌基因为具有使细胞发生恶性转化潜能的基因。在某些反转录病毒基因组中,含有可导致细胞恶性转化的 RNA 序列称为病毒癌基因(viral oncogene)。正常细胞基因组中发现与病毒癌基因相似的 DNA 序列,称为原癌基因(proto-oncogene)。原癌基因可因多种因素的作用而被激活成为癌基因(oncogene)。

(二) 肿瘤抑制基因功能丧失

肿瘤抑制基因(tumor suppressor gene)也是在细胞生长与增殖的调控中起重要作用的基因。这些基因的产物限制细胞生长,其两个等位基因都发生突变或丢失(纯合型丢失)时,会引起功能的丧失,从而导致细胞生长抑制信号丢失而发生转化。*RB* 基因的等位基因灭活后引起家族性视网膜母细胞瘤。*TP53* 基因编码 p53 蛋白,是肿瘤抑制基因。超过 50% 的人类肿瘤有 *TP53* 基因的突变。*NF1* 基因编码神经纤维瘤蛋白(neurofibromin),其突变失活导致神经纤维瘤病Ⅰ型。肿瘤抑制基因 *APC* 的失活是大肠癌发生过程中较早的一步。

(三) 代谢重编程

在肿瘤发生过程中,瘤细胞发生代谢重编程以适应不可控生长和分裂的需求。异常的代谢模式即有氧糖酵解,肿瘤细胞通过这种方式来平衡能量,促进细胞快速增殖。

(四) 凋亡抵抗

肿瘤生长取决于细胞增殖和细胞死亡的比例。若凋亡调节基因功能紊乱、凋亡途径障碍,则细胞抵抗凋亡,促进肿瘤形成。

(五) 无限增殖能力与细胞永生化

肿瘤细胞获得无限增殖能力、细胞永生化(cell immortality)与控制细胞老化的基因失常,如端粒酶再激活有关。生殖细胞具有端粒酶活性,但大多数体细胞没有端粒酶活性,只能复制大约 50 代。恶性肿瘤细胞端粒酶呈高活性,使肿瘤细胞端粒不会缩短,细胞无限增殖。

(六) 持续的血管生成

肿瘤血管新生化(tumor neovascularization)对于其快速增殖和持续生长至关重要。肿瘤可以通过血管生成(angiogenesis)、血管形成(vasculogenesis)、肿瘤干细胞转分化为血管内皮细胞和周细胞、肿瘤血管拟态(vasculogenic mimicry)等多种方式形成瘤内血管。

(七) 获得侵袭和转移能力

侵袭和转移是恶性肿瘤最主要的生物学特征,也是导致患者死亡的重要原因。肿瘤侵袭和转移的机制与细胞黏附分子、细胞外基质(extracellular matrix,ECM)、上皮-间质转化(epithelial-mesenchymal transition,EMT)、形成高侵袭性的瘤细胞亚克隆以及肿瘤血管生成等密切相关。

（八）逃避机体免疫系统的监视

正常机体存在免疫监视（immunosurveillance）机制，可以清除发生肿瘤性转化的细胞，起到抗肿瘤的作用。然而，在某些情况下，恶变细胞能通过多种机制逃避机体的免疫监视，在体内迅速增殖，形成肿瘤。

1. 肿瘤抗原　引起机体免疫反应的肿瘤抗原可分为肿瘤特异性抗原（tumor-specific antigen）和肿瘤相关抗原（tumor-associated antigen）。肿瘤特异性抗原是肿瘤细胞独有的抗原，不存在于正常细胞。肿瘤相关抗原既存在于肿瘤细胞也存在于某些正常细胞。有些抗原在胎儿组织中表达量大，在分化成熟组织中不表达或表达量很小，但在癌变组织中重新激活或表达增加，这种抗原称为肿瘤胎儿抗原（oncofetal antigen）。肿瘤分化抗原是正常细胞和肿瘤细胞都具有的与某个方向的分化有关的抗原。

2. 机体的抗肿瘤免疫反应和肿瘤免疫逃逸　机体的抗肿瘤免疫反应主要是细胞免疫，其效应细胞有细胞毒性T细胞（CTL）、自然杀伤细胞（NK cell）和巨噬细胞等。

但在肿瘤中存在免疫逃逸（immune evasion）和肿瘤细胞诱导的免疫抑制，使机体不能通过免疫机制清除肿瘤细胞。

（九）基因组不稳定性

许多因素（如电离辐射、紫外线、烷化剂、氧化剂等）可以引起DNA损伤（DNA damage）。除了外源因素，DNA还可以因复制过程中出现的错误以及碱基的自发改变而出现异常。DNA的轻微损害可通过DNA修复机制予以修复，这对维持基因组稳定性很重要。DNA修复机制有异常时，这些DNA损伤保留下来，并可能在肿瘤发生中起作用。

（十）肿瘤微环境

肿瘤间质中的炎症细胞/免疫细胞、成纤维细胞、内皮细胞、周细胞和细胞外基质等成分共同构成肿瘤微环境（tumor microenvironment，TME）。肿瘤微环境具有促瘤效应。

（十一）表观遗传调控

肿瘤中有些遗传变化不是由DNA碱基序列改变引起的，称为表观遗传学改变，包括DNA甲基化、组蛋白修饰等。此外，真核细胞内具有许多非编码RNA，其功能并不是编码蛋白质，而是调节编码蛋白质的mRNA或调控基因的转录。

（十二）肿瘤细胞表型可塑性

肿瘤发生过程中，发育谱系中干/祖细胞向成熟细胞的正常分化途径异常，形成具有无限增殖能力的肿瘤细胞，导致肿瘤发生和恶性进展。肿瘤细胞的表型可塑性常表现为去分化（dedifferentiation）、分化中断（blocked differentiation）和转分化（transdifferentiation）等三种形式。

（十三）机体微生物组

微生物组异常与肿瘤发生、演进、免疫微环境调节和治疗反应等密切相关。人体微生物组可发挥促瘤和抑瘤双重作用。

（十四）细胞衰老

细胞衰老是一种不可逆的增殖停滞形式。衰老细胞激活了衰老相关分泌表型，释放趋化性细胞因子、蛋白酶等，作用于肿瘤细胞和微环境中的其他细胞，诱导血管生成，促进侵袭和转移，并抑制肿瘤免疫。

（十五）肿瘤发生的多步骤过程

肿瘤发生是一个多步骤的过程。目前了解的肿瘤发生的基本模式归纳如下：致瘤因素引起基因改变（包括原癌基因激活、肿瘤抑制基因灭活、凋亡调节基因和DNA修复基因功能紊乱）、端粒酶激活、表观遗传及非编码 RNA 异常，使细胞出现多克隆性增殖；在进一步基因损伤基础上，发展为单克隆性增殖；通过演进，形成具有不同生物学特性的亚克隆，获得浸润和转移的能力。

十一、环境致瘤因素

可以导致恶性肿瘤发生的物质统称为致癌物。某些本身无致癌性的物质，可以增加致癌物的致癌性，这些物质称为促癌物。

环境致瘤因素包括化学致瘤因素、物理致瘤因素和生物致瘤因素。

（一）化学致瘤因素

1. 间接化学致癌物　常见的有：①多环芳烃：如 3,4-苯并芘与肺癌和胃癌的发生有关。②芳香胺类与氨基偶氮染料：致癌的芳香胺类，如乙萘胺、联苯胺、4-氨基联苯等，与膀胱癌发生有关。氨基偶氮染料可引起动物肝细胞癌。③亚硝胺类：可能引起人胃肠道癌或其他肿瘤。④真菌毒素：主要为黄曲霉毒素，其中黄曲霉毒素 B_1 的致癌性最强，主要诱发肝细胞癌。乙型肝炎病毒（HBV）感染与黄曲霉毒素 B_1 的协同作用是我国肝癌高发地区的主要致癌因素。

2. 直接化学致癌物　主要有烷化剂与酰化剂，应用后相当长的时间以后诱发第二种恶性肿瘤。金属元素对人类也有致癌作用，如镍与鼻癌和肺癌有关，镉与前列腺癌、肾癌的发生有关，铬可引起肺癌。一些非金属元素和有机化合物也有致癌性，如砷诱发皮肤癌，苯致白血病等。

（二）物理致瘤因素

紫外线（UV）可引起皮肤鳞状细胞癌、基底细胞癌和恶性黑色素瘤。电离辐射（包括 X 射线、γ 射线以及粒子形式的辐射如 β 粒子等）可引起癌症。

（三）生物致瘤因素

1. DNA 肿瘤病毒　人乳头状瘤病毒中 HPV-6 和 HPV-11 与生殖道和喉等部位的乳头状瘤有关；HPV-16、18 与宫颈原位癌和浸润癌等有关。EB 病毒（Epstein-Barr virus，EBV）与伯基特淋巴瘤（Burkitt 淋巴瘤）和鼻咽癌等肿瘤有关。乙型肝炎病毒（HBV）本身不含转化基因，HBV 感染者发生肝细胞癌的概率是未感染者的 200 倍。

2. RNA 肿瘤病毒　可分为急性转化病毒和慢性转化病毒。主要的肿瘤代表是“成人 T 细胞白血病/淋巴瘤”（ATL），与人类 T 细胞白血病/淋巴瘤病毒-1 有关。

3. 细菌　幽门螺杆菌感染与胃的黏膜相关淋巴组织淋巴瘤及胃癌的发生相关。

十二、肿瘤与遗传

遗传因素对散发性肿瘤的作用是使患者对某些肿瘤具有易感性。遗传性或家族性肿瘤综合征患者具有特定的染色体和基因异常，使他们患某些肿瘤的风险比一般人群显著增加。

家族性视网膜母细胞瘤呈常染色体显性遗传。一些癌前病变（如家族性腺瘤性息肉病、神经纤维瘤病等）也以常染色体显性遗传方式出现。Li-Fraumeni 综合征患者 *TP53* 基因异常，易发生肉瘤、白血病和乳腺癌等。一些常见肿瘤有家族聚集倾向。常染色体隐性遗传的遗传综合征（如着色性干皮病、共济失调毛细血管扩张症和布卢姆综合征）与 DNA 修复基因异常有关。

实习目的

1. 观察各种常见肿瘤的大体形态、镜下特征及生长转移方式，体会良、恶性肿瘤的区别，熟悉肿瘤的分类及命名。

2. 观察恶性上皮性肿瘤（癌）的镜下形态，掌握癌的形态特征，并与良性肿瘤对比观察，体会肿瘤的异型性。

3. 观察间叶组织良、恶性肿瘤的形态特征，体会癌和肉瘤的区别。

4. 学习神经组织肿瘤和畸胎瘤的特征。

实习内容及观察要点

大体标本

6-1 乳头状瘤（papilloma）

阴茎冠状沟部分有乳头状肿瘤生长，瘤组织向表面呈分支的乳头状，切面灰白色部分为增生的上皮组织，半透明部分为间质（图 6-1）。

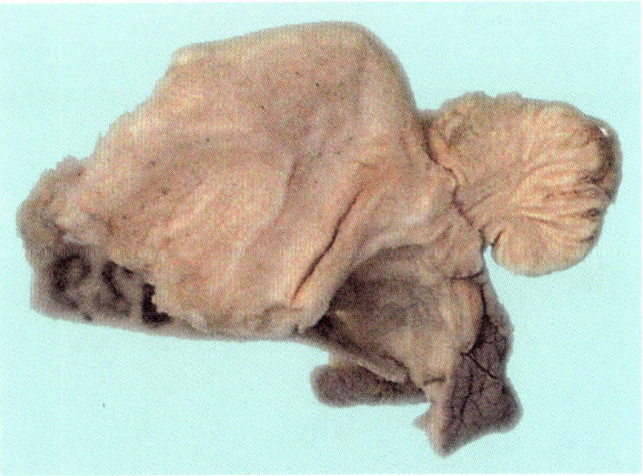

图 6-1 乳头状瘤

肿瘤组织突向表面呈分支的乳头状，表面灰白色部分为增生的上皮组织，中央半透明部分为间质。

6-2 甲状腺腺瘤（thyroid adenoma）

甲状腺内有单个圆形腺瘤生长，腺瘤外有明显的纤维被膜。切面上，有的标本腺瘤组织质实，滤泡发育不好，色灰白，胶质含量少；有的标本滤泡发育好，胶质含量多，呈灰红色（图 6-2）。

6-3 乳腺纤维腺瘤（breast fibroadenoma）

肿瘤组织有明显的纤维被膜。切面上灰红色部分为腺组织，扩张明显者呈小孔状。腺组织周围为灰白色的纤维组织（图 6-3）。

6-4 卵巢黏液性囊腺瘤（ovarian mucinous cystadenoma）

囊腺瘤是腺瘤的腺体分泌物淤积，腺腔逐渐扩大并互相融合的结果。本例表面有薄的被膜，

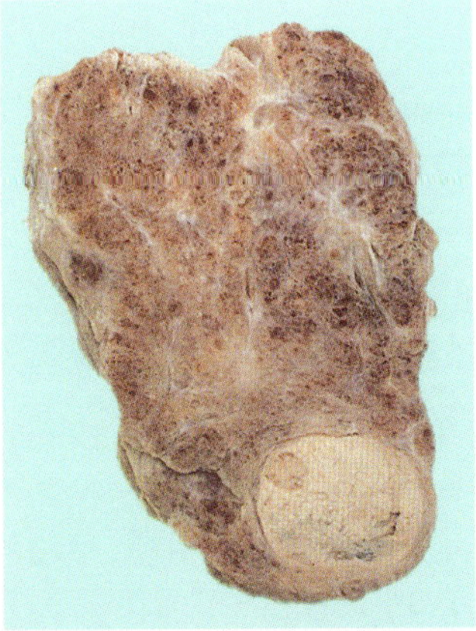

图 6-2 甲状腺腺瘤

甲状腺组织内见一境界清楚的圆形结节，瘤组织胶质含量少。

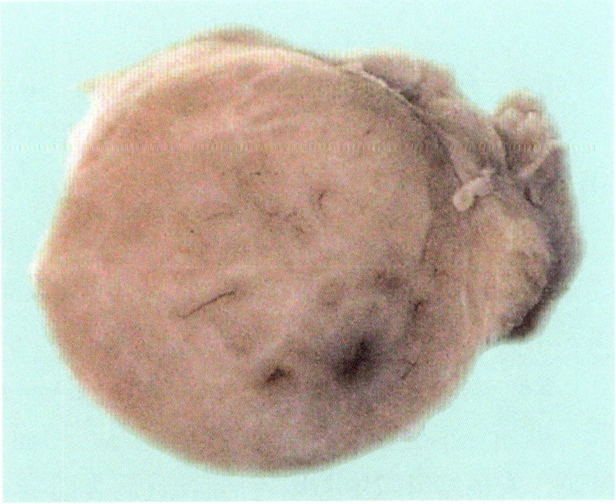

图 6-3 乳腺纤维腺瘤

肿瘤组织周围有明显的纤维被膜，类圆形，切面灰白色。

可长到儿头大以上。切面为大小不等的囊腔，内含灰白色半透明的黏液（固定标本呈冻状）（图 6-4）。

6-5　结肠腺瘤性息肉病（colonic adenomatous polyposis）

肠黏膜表面有多个息肉状突起，直径多为 0.5~1.0cm。外观呈表面光滑或分叶的结节状，其中较大者也可呈部分绒毛状或细颗粒状，基底部有蒂与肠黏膜相连；较小的腺瘤其基底部往往较宽广。组织学可分为管状腺瘤和绒毛状腺瘤，绒毛状腺瘤恶性率较高。家族性腺瘤性息肉病癌变率极高（图 6-5）。

6-6　皮肤鳞状细胞癌（squamous cell carcinoma of skin）

多见于面部和手部，肿块隆起于皮肤表面，基底宽，边缘较清楚，中心部有坏死和表浅的溃疡，深部有浸润。发生于黏膜者更具有侵袭性（图 6-6）。

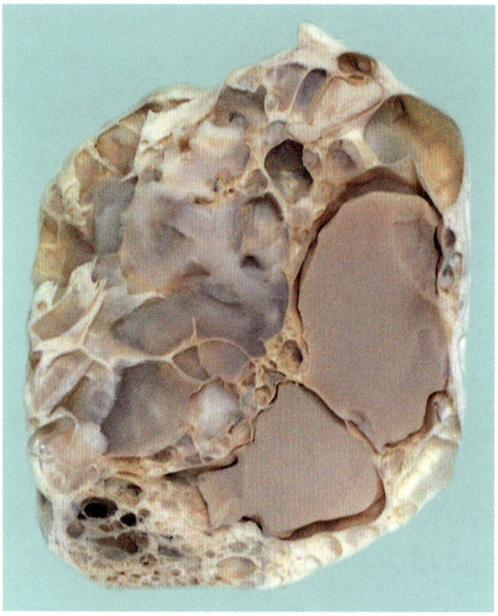

图 6-4　卵巢黏液性囊腺瘤
瘤组织形成多个囊腔，腔内含有黏液。

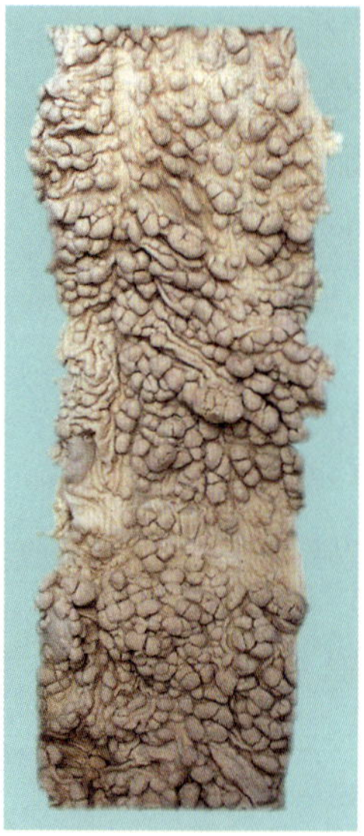

图 6-5　结肠腺瘤性息肉病
结肠黏膜面可见数百个息肉状腺瘤。

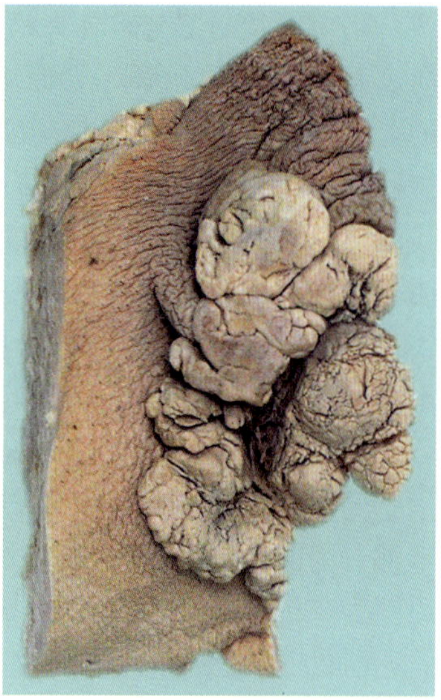

图 6-6　皮肤鳞状细胞癌
癌组织向表面外生性生长呈菜花样，表面有溃疡形成。

6-7　食管鳞状细胞癌（squamous cell carcinoma of esophagus）

食管黏膜面形成溃疡，溃疡底部凹凸不平，边缘呈隆起状，切面见灰白色组织向黏膜下浸润（图 6-7）。

6-8　阴茎鳞状细胞癌（squamous cell carcinoma of penis）

癌组织沿冠状沟、阴茎头或包皮生长，表面凹凸不平，组织脆，浸润明显。此癌虽发育较慢，但如果不加治疗，可完全破坏阴茎头及海绵体，并向腹股沟及后腹膜淋巴结转移（图 6-8）。

6-9　乳腺腺癌（mammary adenocarcinoma）

表面观察见乳头一侧有隆起的肿块，切面癌组织一般为灰白色、质脆、粗糙，呈浸润性生长，无包膜。有的癌组织中心坏死形成溃疡，表面呈火山口状（图 6-9）。

6-10　肠腺癌（intestine adenocarcinoma）

肠壁高度增厚，癌组织灰白色，在肠壁内浸润，界限不清，突入到肠腔内的部分其中心部多有较大的溃疡，边缘隆起（图 6-10）。

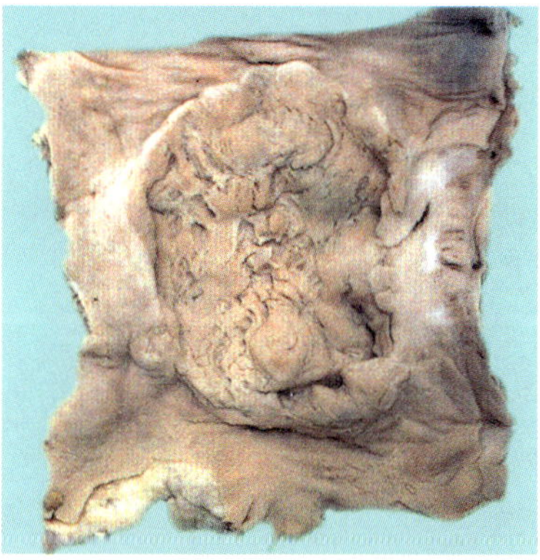

图 6-7 食管鳞状细胞癌
癌组织形成溃疡,边缘隆起。

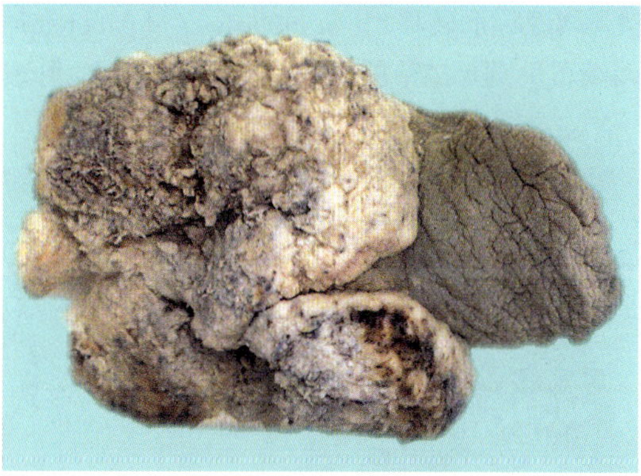

图 6-8 阴茎鳞状细胞癌
癌组织破坏阴茎,呈菜花状,表面见出血、坏死,阴囊皮肤尚存在。

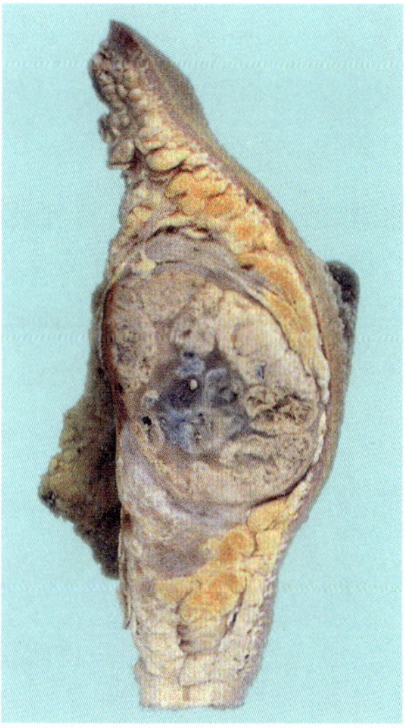

图 6-9 乳腺腺癌
癌组织呈结节状,似有包膜,局部已浸润周围组织,切面灰白、灰黄色,有坏死。

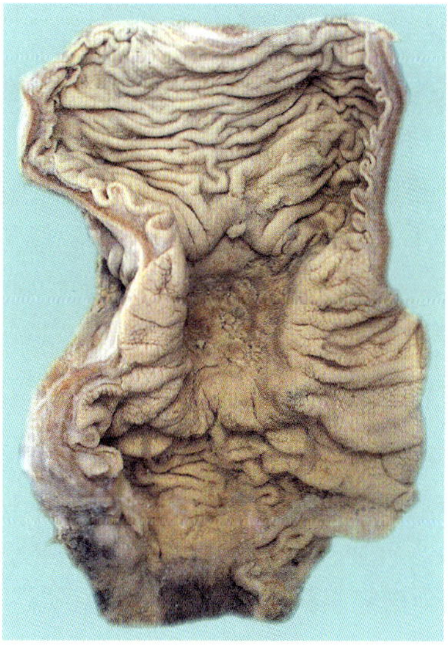

图 6-10 直肠腺癌
癌组织形成较大溃疡,周边隆起。

6-11 肺癌(lung cancer)

近肺门部有较大的肿块(中心型),呈结节状,癌组织同时向周围浸润,肺癌很容易发生转移(图 6-11)。

6-12 肺癌脑转移(brain metastasis of lung cancer)

肺癌细胞通过血行进入体循环,栓塞在大脑,继续生长形成肿瘤结节,大脑断面显示多个转移癌结节。

6-13 肝癌肺转移(lung metastasis of liver cancer)

肝细胞癌通过血行转移到两肺,形成多个转移灶,分布较均匀,大小也较一致,但转移情况如大小、数目等各例差别很大(图 6-12)。

6-14 胰腺癌肝转移（liver metastasis of pancreatic cancer）

肝内满布呈圆形结节的转移癌，有明显出血，肝表面也可见到结节，其中心部稍凹陷（图6-13）。

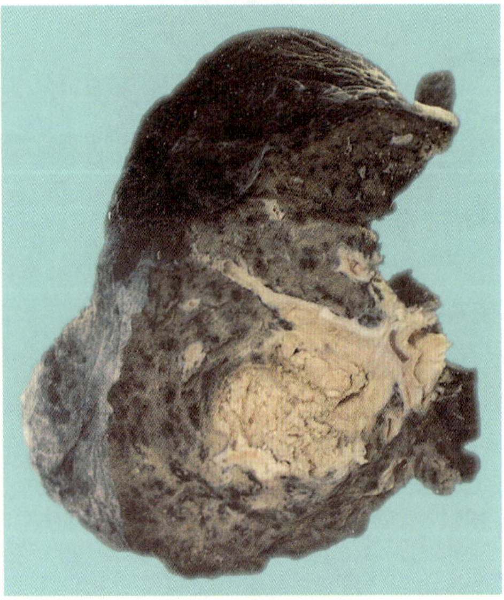

图6-11 肺癌
癌组织破坏支气管，形成不规则结节，灰白色，质脆。

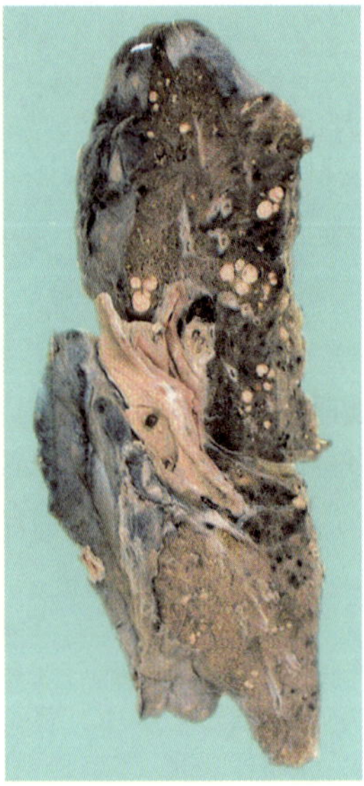

图6-12 肝癌肺转移
肺切面散在转移的癌结节。

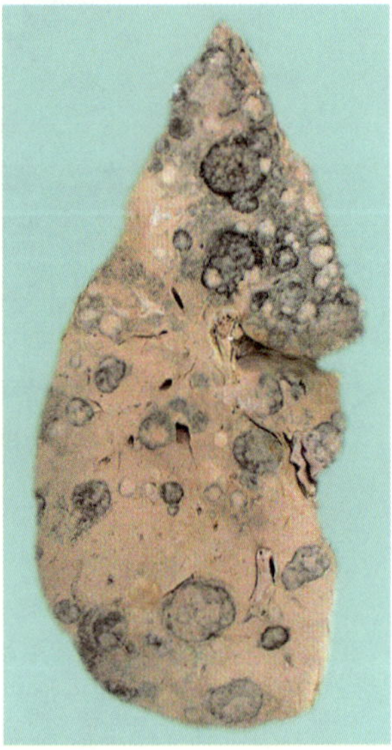

图6-13 胰腺癌肝转移
肝切面有多个转移癌结节，结节周边出血较明显。

6-15 乳腺癌淋巴结转移（lymph node metastasis of breast carcinoma）

乳腺癌通过淋巴道转移至附近的淋巴结，以腋窝淋巴结最常见。可导致淋巴结显著肿大、质硬，切面见淋巴结几乎完全被癌组织代替（图6-14）。

6-16 胃黏液癌大网膜种植性转移（epiploon transcoelomic metastasis of gastric mucinous carcinoma）

胃黏液癌细胞从胃浆膜脱落种植于大网膜，继续生长形成瘤块，大网膜增厚，并含有半透明黏液物质（图6-15）。

6-17 纤维瘤（fibroma）

常见于四肢及躯干的皮下，有蒂或无蒂，呈圆形结节，有被膜，与周围组织有明显的分界。可见编织状的条纹（纵横交错、排列不整的纤维束）（图6-16）。

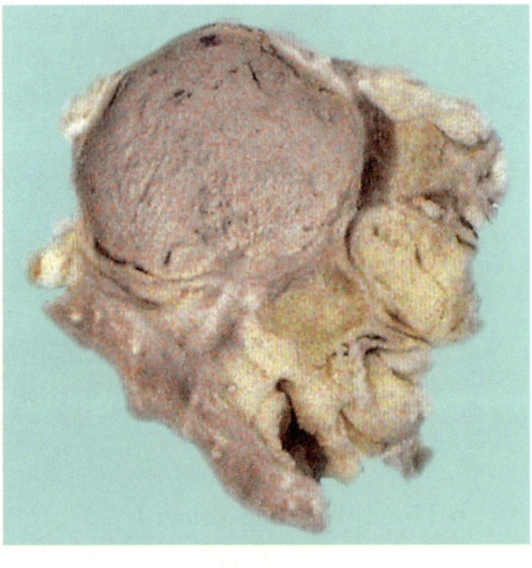

图6-14 乳腺癌淋巴结转移
淋巴结肿大，完全被灰白的癌组织取代。

6-18 脂肪瘤（lipoma）

好发于背、肩、颈及四肢近端皮下。肿瘤组织呈黄白色，与正常脂肪组织相似，其间常见灰白色的纤维间隔，将其分隔成大小不等的小叶，肿瘤周围有完整的纤维被膜（图6-17）。

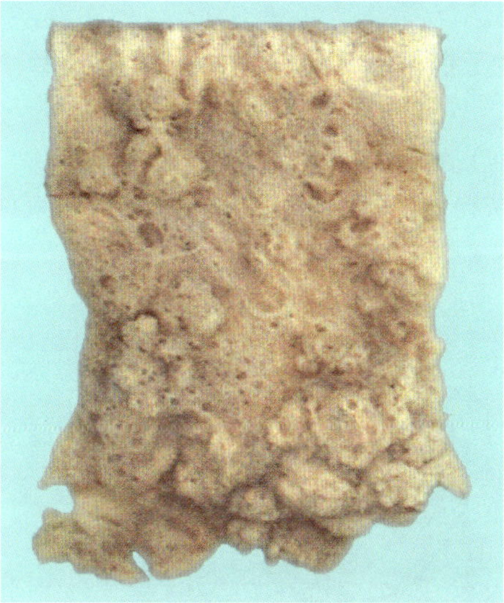

图 6-15　胃黏液癌大网膜种植性转移
大网膜明显增厚，呈黄白色胶冻状。

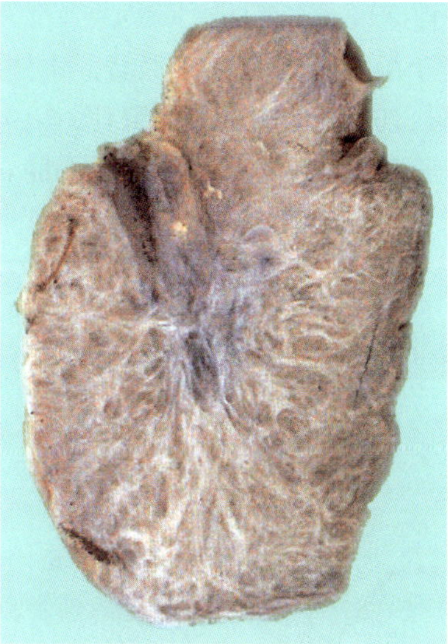

图 6-16　纤维瘤
瘤组织有被膜，切面见灰白色、纵横交错的纤维束。

6-19　软骨瘤（chondroma）

依其生长部位分为内生性和外生性软骨瘤。肿瘤周围有完整的灰白色纤维包膜，肿瘤质地硬韧且有弹性，切面灰白色、半透明如软骨样，部分已钙化，呈白色（图 6-18）。

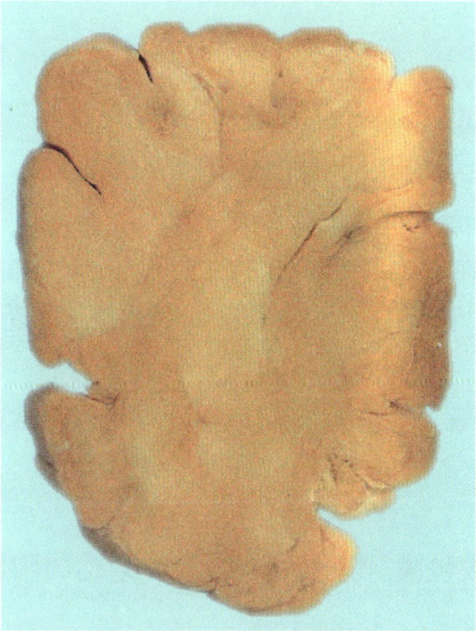

图 6-17　脂肪瘤
瘤组织呈黄色、分叶结节状。

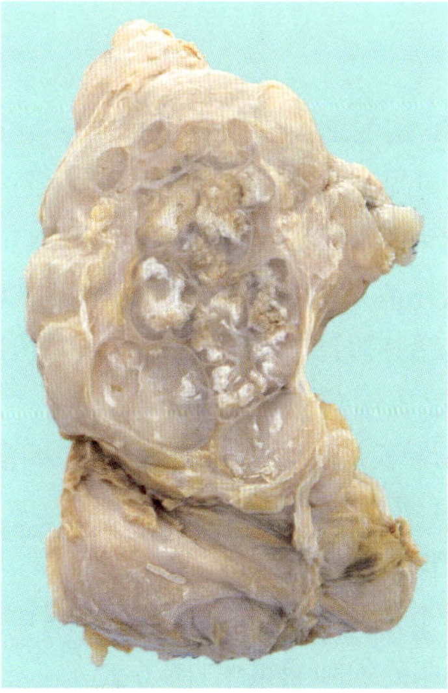

图 6-18　软骨瘤
瘤组织灰白色、半透明，部分区域可见钙化。

6-20　骨瘤（osteoma）

好发生于颅骨，也可累及四肢骨。本例发生于指骨，肿瘤呈圆形，表层被骨外膜纤维组织覆盖（被膜）。质硬，切面为致密的骨组织（图 6-19）。

6-21　子宫平滑肌瘤（leiomyoma of the uterus）

子宫壁内有境界清楚的圆形肿瘤。切面呈灰粉色，可见纵横交错的平滑肌纤维束（图 6-20）。

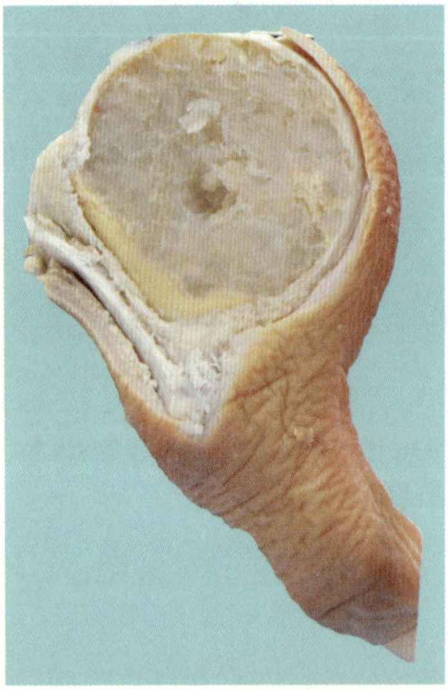

图 6-19　骨瘤

瘤组织呈圆形，质硬，切面为致密骨组织。

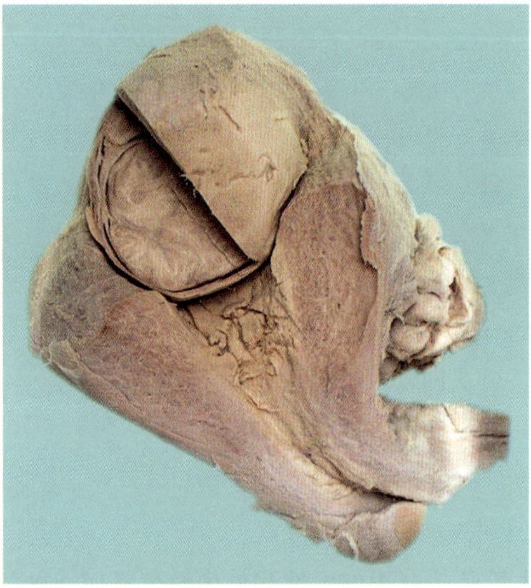

图 6-20　子宫平滑肌瘤

子宫底部有境界清楚的圆形肌瘤，切面见纵横交错的平滑肌纤维束。

6-22　皮下的毛细血管瘤（subcutaneous capillary hemangioma）

皮下组织可见大量扩张的血管，呈海绵状，血管内充满暗红色的血液（图 6-21）。

6-23　肝内的海绵状血管瘤（cavernous hemangioma of liver）

为肝内境界清楚的紫红色（固定后呈黑色）血管瘤，瘤组织内含血液。由扩张的血管组成，一般均较小，多在剖检时偶尔发现，有的海绵状血管瘤较为巨大时才能在临床上被发现。

6-24　淋巴管瘤（lymphangioma）

皮下可见许多大小不等、呈扩张状态的淋巴管，壁菲薄，有的标本中淋巴管内含有在固定时凝固的白色物质（图 6-22）。

6-25　纤维肉瘤（fibrosarcoma）

为位于皮下的椭圆形纤维肉瘤，肉眼可见假包膜，切面呈淡粉色，质地均匀细腻，如鱼肉状。灰黄色部分为坏死的肿瘤组织（图 6-23）。

6-26　骨肉瘤（osteosarcoma）

又称成骨肉瘤，是骨组织恶性肿瘤中最常见、最恶性的一种。好发于青少年四肢长骨，下肢多于上肢，股骨最多见。肿瘤位于股骨下端，向周围组织及骨髓腔生长，呈灰褐色、质硬，新生骨组织多与骨干垂直，故肿瘤切面可见放射状条纹。此标本为发生于股骨的巨大骨肉瘤（溶骨型）。切面见有大量坏死组织（图 6-24）。

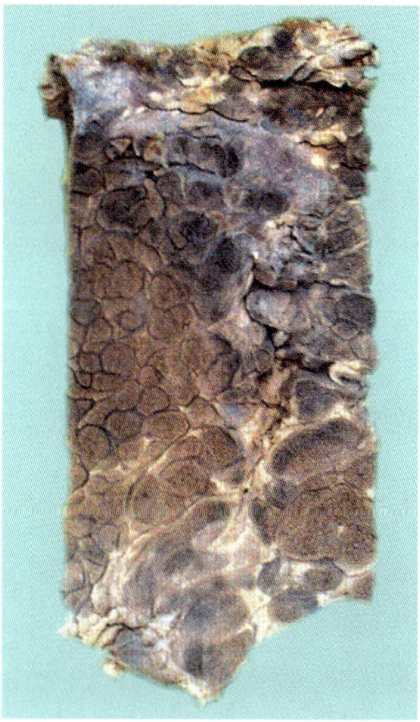

图 6-21　皮下的海绵状血管瘤
图示扩张的血窦呈海绵状。

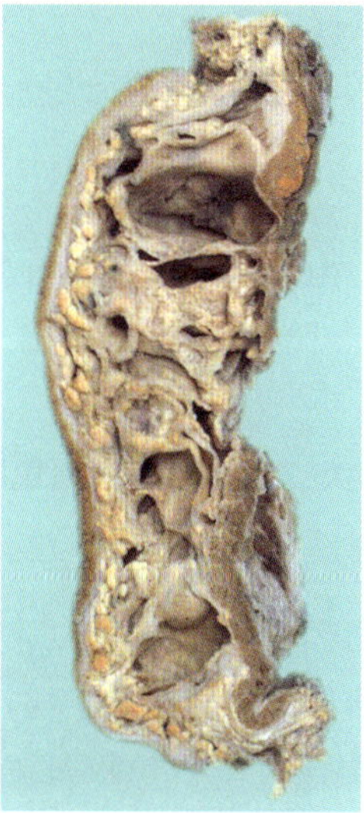

图 6-22　淋巴管瘤
扩张的淋巴管呈囊腔状。

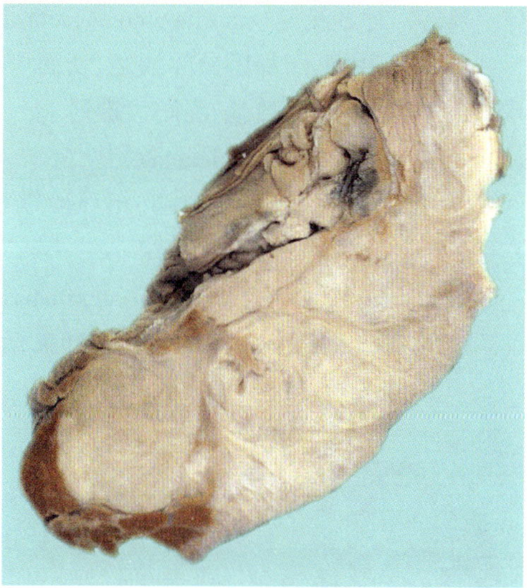

图 6-23　纤维肉瘤
切面瘤组织呈灰红色、均质细腻的鱼肉状，部分区域见灰白色纤维条索。

6-27　软骨肉瘤（chondrosarcoma）

发病部位多见于盆骨，也可发生在股骨、胫骨等长骨和肩胛骨等处（图 6-25）。

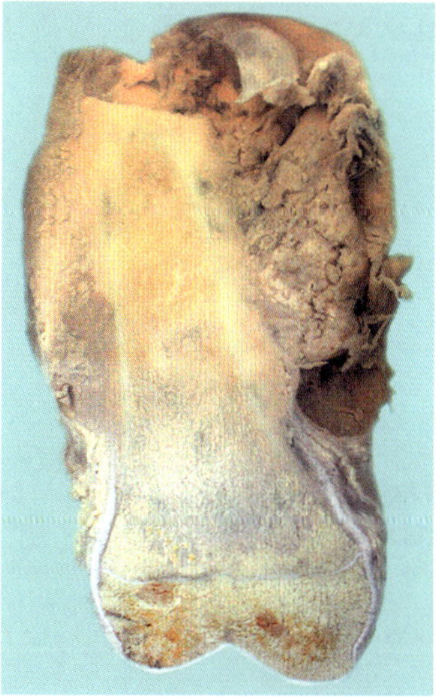

图 6-24　骨肉瘤
瘤组织破坏骨皮质，浸润周围软组织。

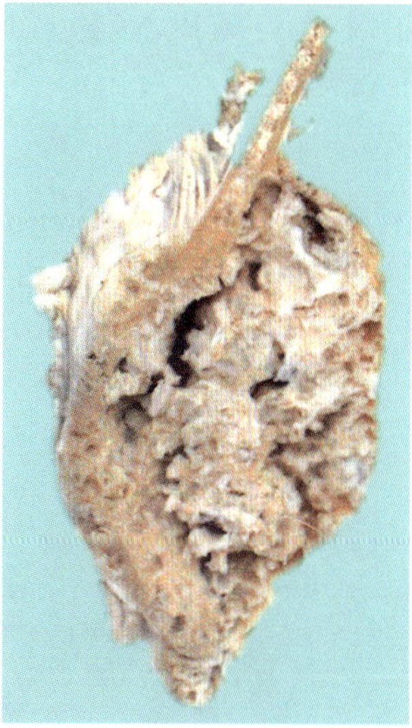

图 6-25　软骨肉瘤
瘤组织呈灰白色、半透明，部分区域囊性变，破坏周围组织。

6-28　脂肪肉瘤（liposarcoma）

肿瘤呈灰黄色，切面除见脂肪组织外，还有大量灰白色的黏液组织，瘤体周围有假包膜（图 6-26）。

6-29 神经鞘瘤（neurilemmoma，schwannoma）

椭圆形肿物，与周围分界清楚，切面可见灰粉色（细胞成分多）与灰白色（纤维成分多）的组织，肉眼观察大致可见它们呈旋涡状排列。

6-30 黑色素瘤（melanoma）

为手指（足趾）的黑色素瘤，指（趾）端有一黑褐色隆起的肿瘤，部分瘤组织含黑色素较少，呈灰白色。

6-31 成熟性畸胎瘤（mature teratoma）

也称成熟性囊性畸胎瘤，发生于卵巢，呈囊状，囊壁薄，内含白色脂样物质及大量毛发（图 6-27）。

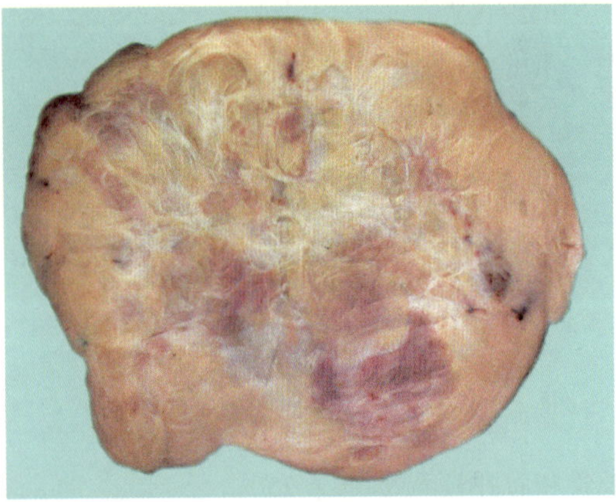

图 6-26 脂肪肉瘤（低分化）

瘤组织有肉瘤的共同特点：灰红色、均质细腻、鱼肉状，部分区域呈灰白色或淡黄色。

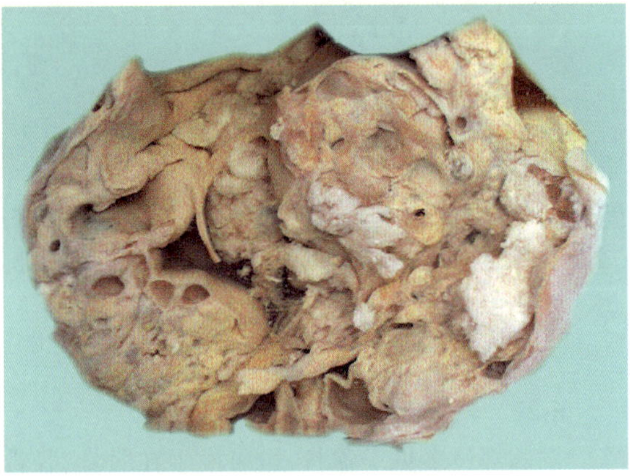

图 6-27 成熟性畸胎瘤

瘤组织大部分区域呈囊性，脂质样内容物大部分已流出。

6-32 未成熟性畸胎瘤（immature teratoma）

可有被膜，呈实体状，内含各种组织，如毛发、牙齿、皮脂样物质及其他来自三胚叶的组织（图 6-28）。

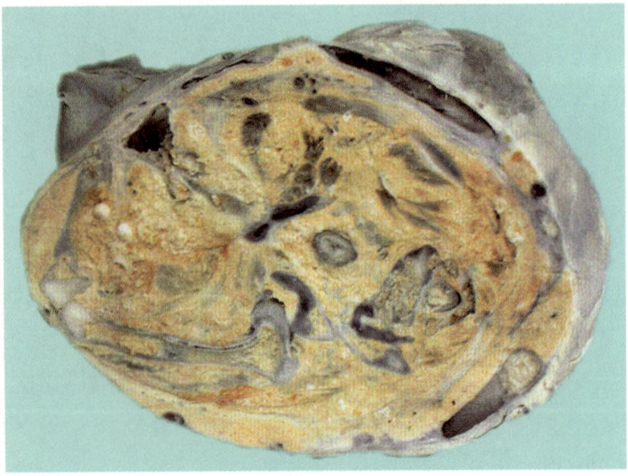

图 6-28 未成熟性畸胎瘤

瘤组织呈实体状，见胃、肠和脂肪等。

显微镜切片

6-33　皮肤乳头状瘤（papilloma of the skin）

肿瘤组织呈分支乳头状向表面突出，肿瘤实质分化良好，与正常鳞状上皮无大差别，间质为纤维组织、血管及炎症细胞。肿瘤基底部完整，未见肿瘤组织浸润（图 6-29）。

6-34　甲状腺腺瘤（thyroid adenoma）

由与正常甲状腺滤泡上皮相似的细胞构成，本切片形成的滤泡较小，其中有少量胶质。上皮细胞排成条索状，细胞大小、核大小均较一致。腺瘤与正常甲状腺组织之间有完整的纤维被膜（图 6-30）。

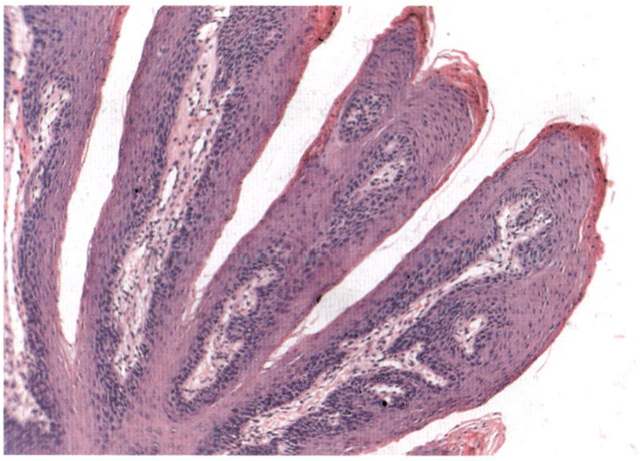

图 6-29　乳头状瘤

肿瘤组织呈分支乳头状向表面生长，肿瘤实质细胞与正常鳞状上皮相似，间质为纤维组织、血管及炎症细胞。

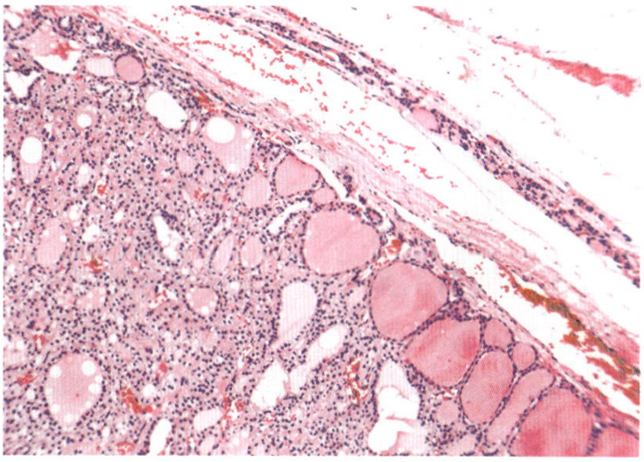

图 6-30　甲状腺腺瘤

图示肿瘤性滤泡与纤维被膜。

6-35　肠腺瘤（enteric adenoma）

息肉状肿物突出于黏膜表面。腺体内肠上皮形成大量腺样结构，腺样结构大小、形态不一，排列紊乱；细胞呈柱状，分化良好，无明显异型性，多单层排列，腺管与腺管之间有少量肿瘤间质（图 6-31）。

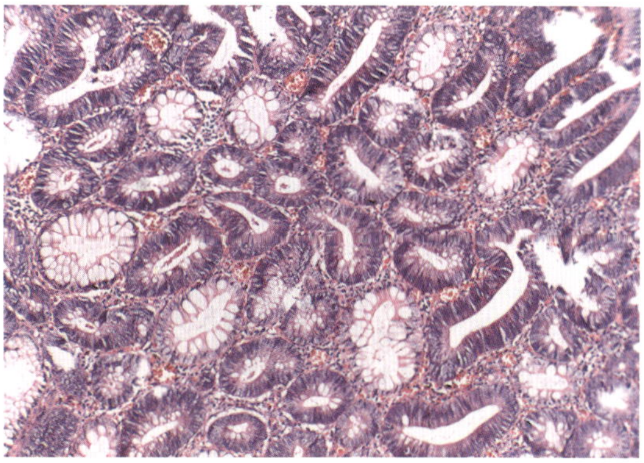

图 6-31　肠腺瘤

瘤细胞形成腺管样结构。

6-36　鳞状细胞癌（squamous cell carcinoma）

肿瘤组织向下呈浸润性生长，形成不规则的细胞条索或团块，即癌细胞巢，与间质分界清楚。有的癌巢最外层可见与基底细胞相似的细胞（基底细胞样细胞），其内为多边形、具有细胞间桥、类似棘细胞的癌细胞，中心可见红色的角化物质，即角化珠（又称癌珠）。但有的癌巢看不见基底细胞样细胞，由类似棘细胞的癌细胞直接与间质接触，有的癌巢不见角化珠。癌细胞及其核大小不等，染色及形态均不一致。间质中可见炎症反应。图 6-32 显示高分化鳞状细胞癌癌巢，可见细胞间桥和角化珠。

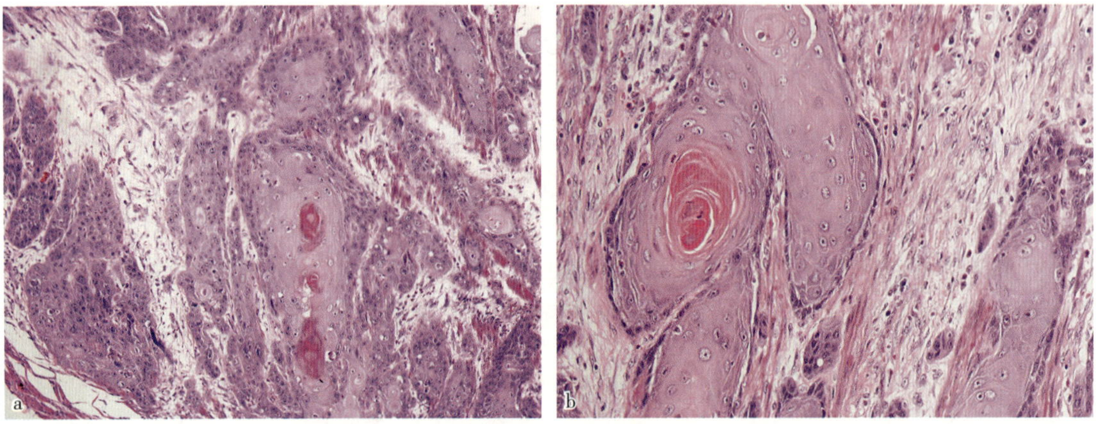

图6-32 鳞状细胞癌

a. 癌细胞向下浸润性生长形成癌巢；b. 图示高分化鳞状细胞癌的癌巢，其内见角化珠。

6-37 结肠腺癌（colonic adenocarcinoma）

低倍镜下可见肿瘤由腺腔样结构组成，向表面突出，并向深部浸润破坏肌层，腺腔大小不等、形状不规则，有的腺腔壁由多层细胞组成，有的癌细胞尚未组成完整的腺腔，或成实体细胞团。高倍镜下可见肿瘤细胞大部分呈柱状，胞质稍呈嗜碱性，细胞及其核大小、染色及形态均不一致，并可见较多分裂象。腺腔内可见粉染的分泌物及坏死物质。癌组织与间质分界清楚。间质内有炎症反应。切片一侧为正常肠黏膜，可与癌组织对比观察（图6-33）。

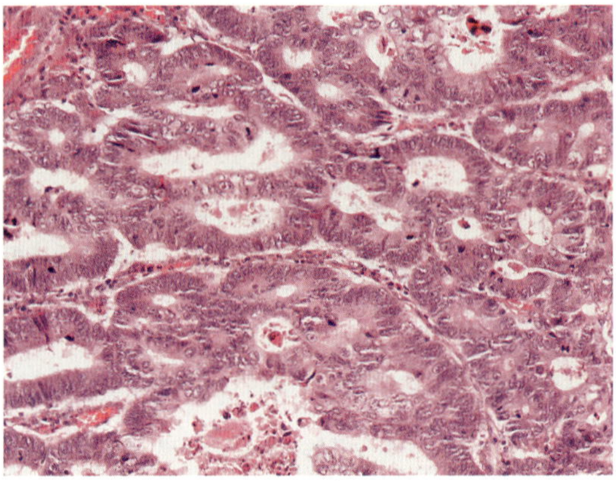

图6-33 结肠腺癌

癌细胞形成不规则腺腔样结构，可见较多核分裂象。

6-38 乳腺腺癌（mammary adenocarcinoma）

乳腺正常的小叶已经被破坏，由一些腺管样结构组成，腺管样结构大小、形状和排列不一；腺管样结构细胞层次增多，细胞核体积增大，胞质深染。腺管样结构向间质侵入。

6-39 淋巴结转移癌（metastatic carcinoma of the lymph node）

淋巴结内可见转移癌，请指出哪部分组织是癌，试判断其可能为哪种类型癌的淋巴结转移。

6-40 纤维瘤（fibroma）

标本为纤维瘤的一部分。其外侧有明显的纤维组织被膜，肿瘤组织由梭形的瘤细胞及多量胶原纤维构成，排列纵横交错呈束状。单个肿瘤细胞与正常纤维细胞相似。

6-41 脂肪瘤（lipoma）

由与正常脂肪组织相似的肿瘤细胞构成，其外侧有明显的纤维组织被膜（图6-34）。

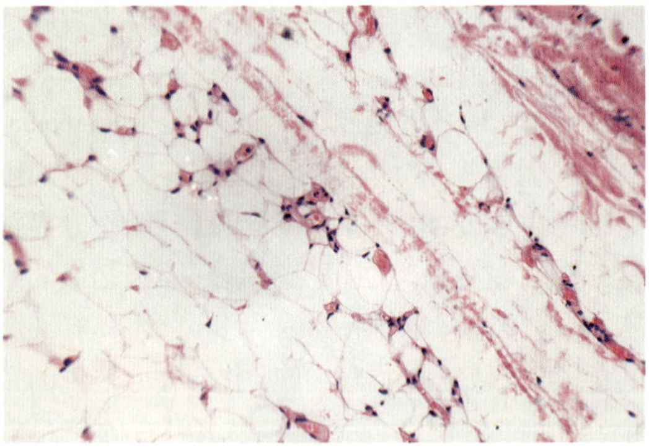

图6-34 脂肪瘤

脂肪瘤细胞与正常脂肪细胞极为相似，表面有纤维组织被膜。

6-42　血管瘤（hemangioma）

瘤组织位于真皮下，由无数密集的毛细血管腔组成。管腔大小不等，排列紊乱，管腔内被覆单层扁平细胞，部分腔内含有红细胞。瘤组织呈浸润性生长，无包膜，界限不清（图 6-35）。

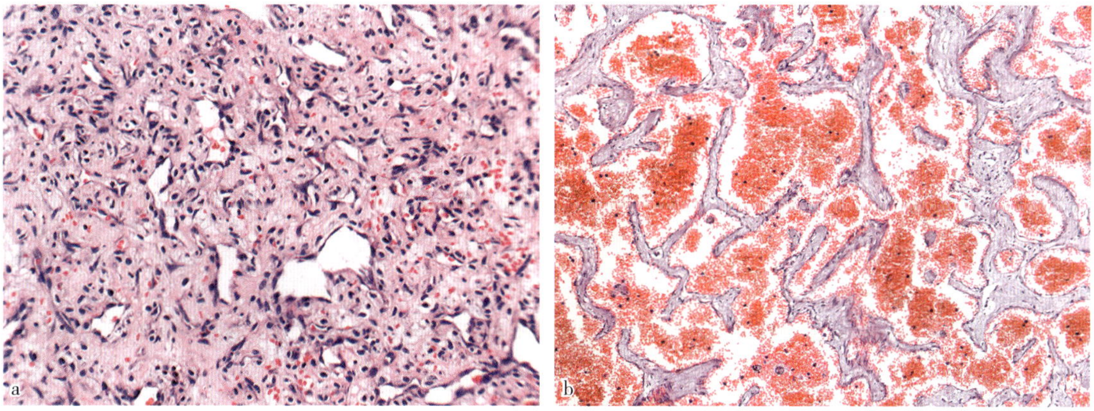

图 6-35　血管瘤

a. 毛细血管瘤：内皮细胞增生构成毛细血管，部分细胞未形成血管而散在分布；b. 肝海绵状血管瘤：图示大小不等的囊状血窦，血窦内常充满红细胞。

6-43　纤维肉瘤（fibrosarcoma）

肿瘤组织排列紊乱，实质与间质境界不清，瘤细胞及其核多呈梭形，核仁清楚，与成纤维细胞有些相似，但许多瘤细胞及其核的大小与形状不一致，核染色质的粗细及深浅亦不一致，有多核瘤巨细胞形成，亦有许多正常或异常核分裂象瘤细胞。瘤细胞间仅见少量胶原纤维形成（图 6-36）。

6-44　骨肉瘤（osteosarcoma）

肉瘤细胞的背景中散在分布粉染均质的骨基质，称为肿瘤性骨样组织。其中有的有钙盐沉着而形成骨小梁，但这种骨小梁的大小、形状、钙盐含量均显示高度不规则性，其中骨细胞亦显示异型性；肉瘤细胞呈梭形、圆形、多角形，散在有瘤巨细胞，细胞染色深浅不一，多数细胞核染色很深。细胞排列甚为杂乱，疏密不均；此外亦可见类似软骨的软骨肉瘤成分，常可见到扩张的血窦（图 6-37）。

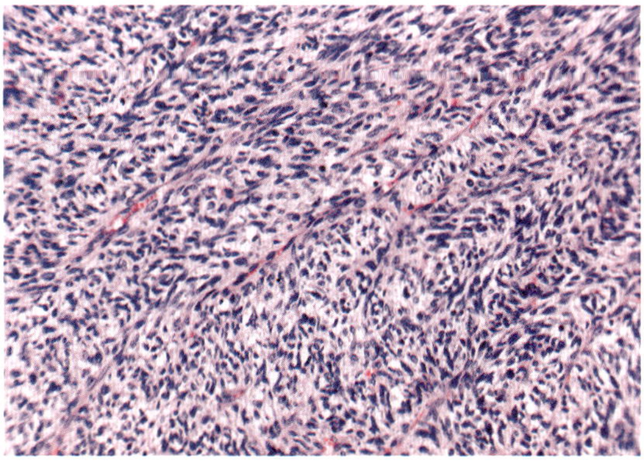

图 6-36　纤维肉瘤

瘤细胞似成纤维细胞，密集呈羽毛状排列。

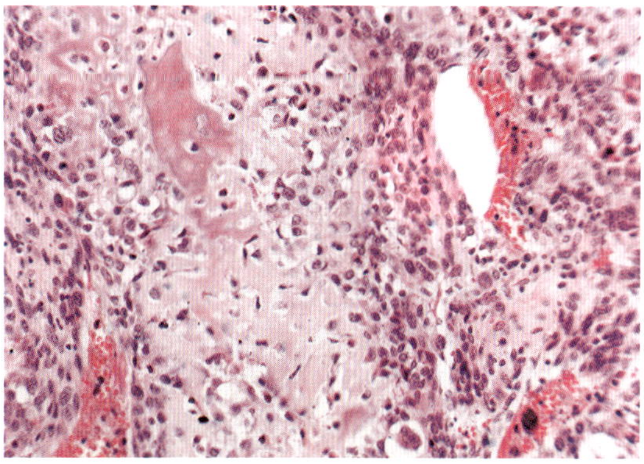

图 6-37　骨肉瘤

图示肉瘤细胞背景中的肿瘤性骨样组织。

6-45 神经鞘瘤(neurilemmoma,schwannoma)

瘤组织呈束状,由长梭形细胞和细胞间纤维构成,细胞核呈长杆状,排列成栅栏状及旋涡状(图 6-38)。

6-46 黑色素瘤(melanoma)

瘤细胞呈松散集团状,瘤细胞胞体大,呈圆形、多角形,胞质中含有多少不等的黑褐色色素颗粒,核大、圆形、红染(图 6-39)。

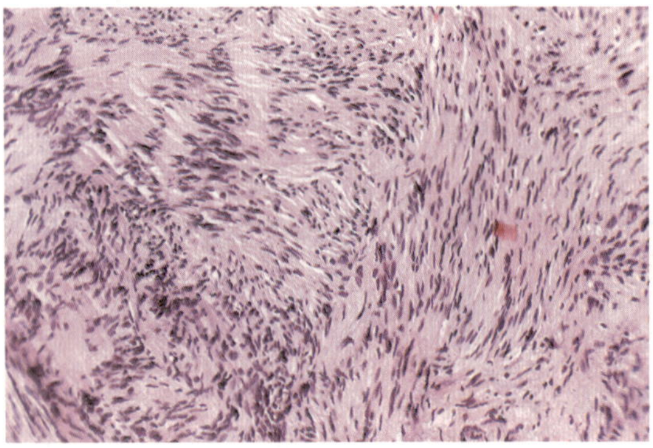

图 6-38 神经鞘瘤
瘤细胞核呈栅栏状排列。

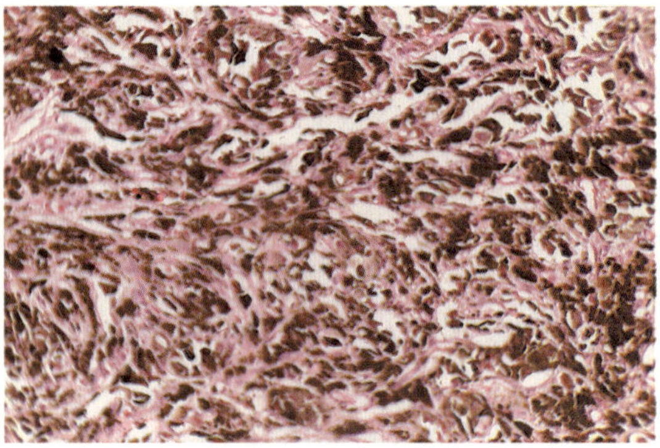

图 6-39 黑色素瘤
瘤细胞松散排列,胞质内有较多黑褐色的色素颗粒。

思考题

1. 患者男性,60 岁,声音嘶哑 3 个月,喉镜检查见左声带有一乳头状突起物,钳取部分组织进行病理活检。请运用病理学知识分析此瘤是声带乳头状瘤还是癌。

2. 患者女性,55 岁,右肩胛骨下方长一椭圆形肿物,向表面突起,活动性差,切面灰红色、均质细腻,部分区域可见包膜,镜下此瘤是纤维组织来源的肿瘤。请作出最可能的诊断并描述其镜下形态。

3. 患者男性,50 岁,20 年前曾诊断为结肠和直肠多发性腺瘤性息肉病,今年以来常有腹痛、腹泻、血便。病理检查见:黏膜肌层和下层有异型性增生的腺体。此病例能否诊断为腺瘤癌变?简述其发病的可能过程和机制。

(姚小红)

第七章　环境和营养性疾病

理论纲要

了解　环境和营养性疾病的病因、发病机制及病理变化。

环境和营养性疾病(environmental and nutritional disease)是指暴露于周围环境、工作场所及个人环境中存在的各种有害化学和物理因素而发生的各种疾病。

一、环境污染和职业暴露

(一) 空气污染

空气污染(air pollution)是指有害的化学性、物理性或生物性物质存在于空气中所造成的污染。多导致呼吸系统的炎症、变态反应或肿瘤发生。

(二) 职业及环境暴露性污染

劳动者在职业活动中因接触粉尘、放射性物质和其他有毒有害物质而引起的疾病称为职业病(occupational disease),包括肺尘埃沉着病(尘肺)、职业性放射病和职业中毒等。职业暴露及环境暴露性污染(occupational and environmental exposing pollutions)因素包括有机溶剂、塑料、橡胶及高分子聚合物、金属元素、非金属元素、农药与灭鼠药等。

1. 铅中毒　过多的铅在体内蓄积引起神经系统、消化系统、呼吸系统和免疫系统急性或慢性中毒。铅中毒性脑病可出现脑水肿甚至脑疝形成,镜下可见脑组织充血、点片状出血、神经细胞灶性坏死,病灶附近伴有星形细胞弥漫性增生、血管扩张及毛细血管增生。

2. 砷中毒　砷中毒常称砒霜中毒。急性砷中毒的症状有中枢神经麻痹,出现四肢疼痛性痉挛、意识模糊、谵妄、昏迷、血压下降及呼吸困难,数小时内因毒物抑制中枢神经而死亡。砷中毒呈胃肠型症状者在服毒 1~2 小时内可发生剧烈的恶心、呕吐、腹痛和腹泻,酷似霍乱或重症胃肠炎,大便呈水样并带血,可伴脱水和休克。砷中毒患者可伴有肝脏及心肌损害。

3. 氟中毒　长期摄入的氟可大量沉积在骨性组织和多种非骨性器官。慢性氟中毒的典型表现是氟斑牙和氟骨症;同时还有其他非骨性器官和组织的病理损害,神经系统、肝脏和肾脏的病理改变尤为明显。

4. 有机溶剂与高分子聚合物　急性吸入高浓度有机溶剂可导致中枢神经系统抑制、肝肾损害、骨髓造血异常等;长期低剂量吸入有机溶剂可影响生殖能力,也导致发生肿瘤的危险性增加。高分子聚合物可通过肺和皮肤进入人体导致血管肉瘤、白血病和生殖系统损伤。

二、个人暴露——成瘾及药物毒性相关疾病

(一) 吸烟

吸烟(tobacco use)可引起心血管疾病、癌症及慢性呼吸系统疾病。烟叶中所含的尼古丁

(nicotine)是一种生物碱，是成瘾性因素。香烟中潜在多种有害化学物质，可导致冠心病、动脉粥样硬化、主动脉瘤、脑血管疾病、外周血管疾病等心血管系统疾病；与肺癌等多种恶性肿瘤的发生密切相关；还可引起慢性气管炎、肺气肿、消化性溃疡、骨质疏松症等多种疾病。

(二) 酒精中毒

酒精中毒(alcoholism)是人饮入乙醇所引起的急性或慢性机体中毒。

慢性酒精中毒是指长期摄入一定量的乙醇引起的中枢神经系统严重中毒。慢性酒精中毒可造成肝脏损害、营养不良(如维生素 B_1 缺乏症和叶酸缺乏症)，以及神经系统损害等。主要导致脂肪肝、肝硬化，加速肝纤维化的形成，增加发生肝癌的风险。酗酒可导致急性胰腺炎、胃和食管黏膜损伤、神经系统和心血管系统损伤。

(三) 医源性药物损伤

医源性药物损伤或称药物不良反应(adverse drug reaction)，指使用某种药物治疗疾病时产生的与治疗无关，并对患者健康不利的作用。常见的医源性药物损伤包括激素替代疗法所致肿瘤发生风险和血栓形成率的增加。

(四) 药物滥用

药物滥用(drug abuse)或非治疗性因素损伤是指违背了公认的医疗用途和社会准则而使用任何一种药物。这些药物可产生欣快感，但常常引起生理、情感、精神和感官上的损害。

三、营养性疾病

营养性疾病(nutritional disease)是指由营养素供给过多、不足或比例失调而引起的一系列疾病的总称。

(一) 肥胖

肥胖(obesity)是最常见的过营养性疾病，是指人体脂肪过度储存，与其他组织失去正常比例的一种状态。一般来说，超过正常体重的20%即为肥胖。根据WHO亚太地区标准体重指数(body mass index，BMI)来计算肥胖程度和估计危险度，即BMI=体重(kg)/身高^2(m^2)，正常BMI值为18.5~24.9kg/m^2。

肥胖容易引起多种并发症，肥胖者预期寿命远远短于正常体重者。与肥胖相关的疾病有2型糖尿病、动脉粥样硬化、高血压、脑血管病、脂肪肝、骨关节炎、胆结石、血脂异常、某些类型的癌症(包括子宫内膜、乳腺、卵巢、前列腺、肝、胆囊、肾和结肠等的恶性肿瘤)。肥胖的治疗十分困难，尤其是对肥胖儿童的治疗。限制热量摄入和适量增加运动仍然是当前有效的减肥方法。

(二) 营养不良

广义的营养不良(malnutrition)包括营养不足和营养过剩两个方面。狭义的营养不良是指摄入不足、吸收不良、过度损耗或膳食不平衡所造成的营养要素不足。

(吴　峰)

第八章 遗传性疾病和儿童疾病

理论纲要

熟悉 与人类遗传性疾病相关的基因异常；出生缺陷的类型；围产期感染的途径。

了解 常见的遗传代谢性疾病、分子病和染色体病的发病机制及临床表现；儿童肿瘤和肿瘤样病变。

一、遗传性疾病

（一）与遗传性疾病相关的基因异常

1. 蛋白质编码基因突变 基因突变是DNA的永久性改变，包括点突变，移码突变，编码基因拷贝数扩增、缺失、易位和三核苷酸重复序列突变，导致蛋白质结构和功能异常。

2. 非编码RNA异常 非编码RNA如微小RNA可使转录基因沉默，长链非编码RNA调控遗传印记和X染色体失活。非编码RNA异常可影响人体组织器官的发育生长，甚至导致肿瘤发生。

（二）遗传性疾病的类型

遗传性疾病（hereditary disease）具有垂直传递、先天性、终身性及家族聚集性的特点，并且在亲代和子代中按一定比例出现。

遗传性疾病可分为单基因遗传病、多基因遗传病、染色体病、线粒体病和遗传印记异常导致的疾病。

1. 单基因遗传病 遗传方式包括常染色体显性或隐性遗传、X连锁显性或隐性遗传和Y连锁遗传。

2. 多基因遗传病 发病率高、病情复杂、有家族聚集倾向，与环境因素共同作用而致病。

3. 染色体病 由染色体数目和结构的异常导致。染色体数目异常包括整倍体改变和非整倍体改变；染色体结构异常包括部分染色体断裂后重排而出现的缺失、重复、倒位、易位、等臂染色体和环状染色体等。染色体病包括常染色体病和性染色体病两类。

二、儿童疾病

儿童疾病有不同于成人疾病的特点。孕期和新生儿感染性疾病常见。胎儿早产是继先天畸形之后导致新生儿死亡的第二常见原因。胎儿宫内生长迟缓和早产的危险因素包括羊膜早破、子宫内感染、子宫及宫颈或胎盘结构异常以及多胎妊娠等。

出生后1年内的婴儿患病率和死亡率最高。常见的死亡原因包括早产或低出生体重、窒息、肺炎、先天性心脏病、腹泻、败血症、颅内出血、神经管缺陷和新生儿硬肿症等。1岁以后儿童最常见的死亡原因是意外伤害，此外，先天畸形、染色体异常、严重感染和恶性肿瘤也较常见。

（一）出生缺陷

出生缺陷（birth defect）是患儿出生时在外形或体内形成的可识别的结构或功能缺陷，包括畸形、畸化、变形、序列征和综合征。出生缺陷与遗传和/或环境因素有密切关系，但还有多达 50% 的出生缺陷原因不明。

（二）坏死性小肠结肠炎

坏死性小肠结肠炎（necrotizing enterocolitis）最常见于早产儿，累及末端回肠、盲肠和右侧结肠，肠黏膜和肠壁出现凝固性坏死。

（三）儿童肿瘤

儿童肿瘤以良性多见，如血管瘤、淋巴管瘤、纤维源性肿瘤和成熟性畸胎瘤。

儿童的恶性肿瘤较成人少见。根据国家儿童肿瘤监测年报，2019 年到 2020 年我国 0~19 岁儿童排列前 3 位的恶性肿瘤为白血病、中枢神经系统肿瘤和淋巴瘤，其他常见的肿瘤包括神经母细胞瘤、肾母细胞瘤、骨肉瘤、尤因肉瘤、横纹肌肉瘤和恶性生殖细胞肿瘤等，一些肿瘤如非霍奇金淋巴瘤、神经母细胞瘤、横纹肌肉瘤、尤因肉瘤和骨肉瘤等有可能在初诊时已发生转移。

（阮　洋）

第九章　心血管系统疾病

09章

理论纲要

掌握　动脉粥样硬化、冠状动脉粥样硬化性心脏病、高血压病、风湿病和感染性心内膜炎等疾病的病理变化、临床病理联系及并发症。

熟悉　动脉粥样硬化、冠状动脉粥样硬化性心脏病、高血压病、风湿病和感染性心内膜炎的病因、发病机制；心瓣膜病的病变特点及血流动力学改变；心肌炎、心肌病的病变特点。

了解　动脉硬化的概念及类型；心肌炎、心肌病的病因及临床病理联系；动脉瘤的病因、类型及并发症。

一、动脉粥样硬化

动脉粥样硬化（atherosclerosis，AS）以血管内膜形成纤维斑块（fibrous plaque）或粥样斑块（atheromatous plaque）为特征，主要累及大动脉和中等动脉，致管壁变硬、管腔狭窄和弹性减弱，引起相应器官缺血性改变。

（一）病因和发病机制

1. 危险因素　AS的确切病因仍不清楚，其危险因素包括高脂血症（特别是低密度脂蛋白、极低密度脂蛋白水平的升高和高密度脂蛋白水平的降低）、高血压、吸烟、致继发性高脂血症的疾病（包括糖尿病、高胰岛素血症、甲状腺功能减退和肾病综合征）、代谢综合征等。

2. 发病机制　多种学说从不同角度对AS的发病机制进行了阐述，主要有脂质渗入学说、损伤-应答反应学说、动脉平滑肌细胞的作用及慢性炎症学说。

（二）基本病理变化

1. 脂纹　脂纹（fatty streak）是AS肉眼可见的最早病变。肉眼观，为点状或条纹状黄色不隆起或微隆起于内膜的病灶；光镜下，病灶处的内膜下有大量源于巨噬细胞和平滑肌细胞的泡沫细胞聚集。

2. 纤维斑块　肉眼观，内膜表面见散在不规则隆起的浅黄、灰黄色或瓷白色斑块；光镜下，病灶表面为一层纤维帽，由大量胶原纤维、蛋白多糖及散在的平滑肌细胞等组成，其下为数量不等的泡沫细胞、平滑肌细胞、细胞外基质和炎症细胞。

3. 粥样斑块　又称粥瘤（atheroma）。肉眼观，内膜面可见灰黄色斑块。切面上，斑块的管腔面为白色质硬组织，深部为黄色或黄白色质软的粥样物质。光镜下，在纤维帽之下含有大量不定形的坏死崩解产物、胆固醇结晶（针状空隙）和钙盐沉积，斑块底部和边缘出现肉芽组织、少量淋巴细胞和泡沫细胞，中膜平滑肌细胞萎缩，弹力纤维破坏而变薄。

4. 继发性病变　是指在纤维斑块和粥样斑块的基础上继发的病变，包括斑块内出血、斑块破裂、血栓形成、钙化、动脉瘤形成和血管腔狭窄。

(三) 主要动脉的病理变化

1. 主动脉粥样硬化(aortic atherosclerosis)　好发于主动脉的后壁及其分支开口处,以腹主动脉病变最为严重,其后依次为胸主动脉、主动脉弓和升主动脉。病变严重者,中膜萎缩及弹力板断裂使管壁变得薄弱,受血压作用易形成动脉瘤,动脉瘤破裂可致致命性大出血。

2. 冠状动脉粥样硬化及冠状动脉粥样硬化性心脏病　见后详述。

3. 颈动脉及脑动脉粥样硬化　最常见于颈内动脉起始部、基底动脉、大脑中动脉和基底动脉环。斑块常导致管腔狭窄、闭塞,引起脑萎缩、痴呆、脑梗死和脑出血。

4. 肾动脉粥样硬化　最常累及肾动脉开口处及主动脉近侧端,致肾组织缺血,肾实质萎缩和间质纤维组织增生。斑块合并血栓形成可致肾组织梗死,梗死灶机化后形成动脉粥样硬化性固缩肾。

5. 四肢动脉粥样硬化　以下肢动脉为重,可引起间歇性跛行、肢体萎缩及干性坏疽。

6. 肠系膜动脉粥样硬化　管腔狭窄甚至阻塞时,可导致肠梗死、麻痹性肠梗阻及休克等后果。

二、冠状动脉粥样硬化及冠状动脉粥样硬化性心脏病

(一) 冠状动脉粥样硬化

冠状动脉粥样硬化(coronary atherosclerosis)以左冠状动脉前降支最常受累,其余依次为右主干、左主干或左旋支、后降支。AS 的基本病变均可在冠状动脉中发生。斑块多发生于血管的心壁侧,在横切面上斑块多呈新月形,偏心位,使管腔狭窄。根据管腔狭窄的程度分为四级:Ⅰ级≤25%;Ⅱ级 26%~50%;Ⅲ级 51%~75%;Ⅳ级≥76%。

该病常并发冠状动脉痉挛,引起心肌缺血和相应的心脏病变,如心绞痛、心肌梗死等,成为心源性猝死的原因。

(二) 冠状动脉粥样硬化性心脏病

冠状动脉性心脏病(coronary artery heart disease,CHD)简称冠心病,是由冠状动脉狭窄所致心肌缺血而引起的,也称为缺血性心脏病。冠状动脉粥样硬化是 CHD 最常见的原因,习惯上把 CHD 视为冠状动脉粥样硬化性心脏病。CHD 时心肌缺血缺氧的原因有冠状动脉供血不足(斑块致管腔狭窄,加之继发性病变和冠状动脉痉挛)及心肌耗氧量剧增(血压骤升、情绪激动等相对供血不足)。

CHD 的主要临床表现如下。

1. 心绞痛(angina pectoris)　是由心肌急剧的、暂时性缺血、缺氧所造成的一种常见的临床综合征。临床表现为阵发性心前区疼痛或压迫感,可放射至心前区、左上肢,持续数分钟,用硝酸酯制剂或稍休息后症状可缓解。

根据引起的原因和疼痛的程度,国际上将心绞痛分为:①稳定型心绞痛(stable angina pectoris):一般不发作,可稳定数月,仅在体力活动过度增加、心肌耗氧量增多时发作。冠状动脉横切面可见斑块阻塞管腔>75%。②不稳定型心绞痛(unstable angina pectoris):负荷、休息时均可发作,颇不稳定。多有一支或多支冠状动脉病变。③变异型心绞痛(variant angina pectoris):多无明显诱因,常在休息或梦醒时发作。患者冠状动脉明显狭窄,亦可由发作性痉挛所致。

2. 心肌梗死(myocardial infarction,MI)　是冠状动脉供血中断,致供血区持续缺血而导致的较大范围的心肌坏死。临床上有剧烈而较持久的胸骨后疼痛,用硝酸酯制剂或休息后症状不能完全缓解,可并发心律失常、休克或心力衰竭。

(1) 分类:心肌梗死的主要类型有心内膜下心肌梗死(subendocardial myocardial infarction)和

透壁性心肌梗死（transmural myocardial infarction）。

1）心内膜下心肌梗死：病变主要累及心室壁内层1/3的心肌，并波及肉柱和乳头肌，常表现为多发性、小灶性坏死，不规则地分布于左心室四周。严重时病灶扩大融合累及整个心内膜下心肌，引起环状梗死。患者通常有冠状动脉三大支严重的动脉粥样硬化性狭窄。

2）透壁性心肌梗死：也称区域性心肌梗死。心肌梗死的部位与闭塞的冠状动脉分支供血区一致，病灶较大，最大直径在2.5cm以上，累及心室壁全层或未累及全层而深达室壁的2/3。此型心肌梗死最多发生在左冠状动脉前降支的供血区，其次为右冠状动脉供血区，也可发生在左旋支的供血区域。心肌梗死常附加动脉痉挛或血栓形成。

（2）病理变化：心肌梗死多属贫血性梗死，呈苍白或土黄色。光镜下心肌纤维早期凝固性坏死；4天后梗死灶外围出现充血出血带；1~2周，边缘区出现肉芽组织；3周后形成瘢痕组织。

心肌梗死后，心肌细胞内的天冬氨酸转氨酶（AST）、丙氨酸转氨酶（ALT）、肌酸磷酸激酶（CPK）和乳酸脱氢酶（LDH）透过损伤的细胞膜释放入血。

（3）并发症：可有心力衰竭、心脏破裂、室壁瘤（ventricular aneurysm）、附壁血栓（mural thrombus）形成、心源性休克、急性心包炎和心律失常。

3. 心肌纤维化　是中至重度的冠状动脉狭窄引起的心肌纤维持续性和/或反复加重的缺血、缺氧所产生的结果。肉眼观，心脏体积增大，重量增加，心腔扩张。光镜下，心肌细胞肥大和/或萎缩，核固缩，心内膜下心肌细胞弥漫性空泡变，多灶性的陈旧性心肌梗死灶或瘢痕。

4. 冠状动脉性猝死　可发生于某种诱因后，如饮酒、劳累、吸烟及运动后，患者突然昏倒、四肢抽搐、小便失禁，或突然发生呼吸困难、口吐白沫、迅速昏迷。可立即死亡或在1小时至数小时后死亡。冠状动脉性猝死多发生在冠状动脉粥样硬化的基础上，心肌急性缺血引起严重的心律失常，或者有致心律失常的基础病变。

三、高血压病

高血压分为原发性高血压（primary hypertension）、继发性高血压（secondary hypertension）和特殊类型高血压。原发性高血压又称高血压病，是一种原因未明的、以体循环动脉血压升高（即成年人收缩压≥140mmHg和/或舒张压≥90mmHg）为主要表现的独立性全身性疾病。继发性高血压（占5%~10%）是指患有某些疾病时出现的血压升高，是某种疾病的病症之一，又称症状性高血压。特殊类型高血压是指妊娠高血压和某些疾病导致的高血压危象。

目前认为高血压病是一种由遗传因素和环境因素相互作用所致的疾病，同时，神经系统、内分泌系统、体液因素及血流动力学等也发挥着重要的作用，其发病机制尚不完全清楚。

高血压病可分为良性高血压和恶性高血压两类。

（一）良性高血压

良性高血压（benign hypertension）又称缓进型高血压，约占高血压病的95%，病程长、进程缓慢，按病变的发展分为以下三期。

1. 功能紊乱期　全身细小动脉间歇性痉挛收缩、血压波动性升高。

2. 动脉病变期　包括细动脉硬化、肌型小动脉硬化和大动脉硬化。

3. 内脏病变期

（1）心脏病变：主要为左心室肥大。肉眼观，左心室壁增厚，可达1.5~2.0cm，乳头肌和肉柱增粗，心腔不扩张，相对缩小，称向心性肥大（concentric hypertrophy）；光镜下，心肌细胞增粗、变长，有较多分支。晚期左心室代偿失调，心肌收缩力降低，心腔扩大，呈离心性肥大（eccentric hypertrophy)。

(2)肾脏病变:肉眼观,双侧肾脏对称性缩小,质地变硬,肾表面凹凸不平,呈细颗粒状,切面肾皮质变薄,皮髓质界限模糊,形成原发性颗粒性固缩肾(primary granular atrophy of the kidney)。光镜下,肾入球小动脉的玻璃样变和肌型小动脉的硬化,致病变区的肾小球纤维化、硬化或玻璃样变,相应的肾小管萎缩、消失;病变相对较轻的肾单位肾小球代偿性肥大,肾小管代偿性扩张;间质纤维组织增生,淋巴细胞浸润。

(3)脑病变:包括脑水肿或高血压脑病、脑软化、脑出血(多见于基底节、内囊)。

(4)视网膜病变:视网膜中央动脉发生细动脉硬化。

(二)恶性高血压

恶性高血压(malignant hypertension)又称为急进型高血压,少见。特征性病变包括:①增生性小动脉硬化:主要表现为动脉内膜显著增厚,伴有平滑肌细胞增生,胶原纤维增多,致血管壁呈层状洋葱皮样增厚;②坏死性细动脉炎:累及血管内膜和中膜,管壁发生纤维蛋白样坏死,以肾的入球小动脉最常受累。

四、风湿病

风湿病(rheumatism)是一种与A群乙型溶血性链球菌感染有关的超敏反应性疾病。病变主要累及全身结缔组织及血管,常形成特征性风湿肉芽肿,即风湿小体,又称阿绍夫小体(Aschoff body)。风湿病与类风湿关节炎、硬皮病等同属于结缔组织病,也称胶原病。其发病与A群溶血性链球菌感染有关。A群溶血性链球菌中的M蛋白抗原与人心瓣膜和脑等组织存在交叉抗原性,可引起交叉免疫反应,导致组织损伤。

(一)风湿病的基本病变

风湿病的发展过程较长,可分为如下三期。

1. 变质渗出期 表现为结缔组织基质的黏液样变性和胶原纤维蛋白样坏死。同时在浆液、纤维蛋白渗出的过程中,有少量淋巴细胞、浆细胞、单核细胞浸润。此期可持续1个月。

2. 增生期或肉芽肿期 风湿小体是风湿病的特征性病变,由聚集于纤维蛋白样坏死灶内的成群风湿细胞及少量的淋巴细胞和浆细胞构成。风湿细胞由增生的巨噬细胞吞噬纤维蛋白样坏死物质后转变而来。风湿细胞也称为阿绍夫细胞(Aschoff cell),在心肌间质内的风湿细胞多位于小血管旁,细胞体积大,圆形,胞质丰富,略嗜碱性,核大,圆形或椭圆形,核膜清晰,染色质集中于中央,核的横切面似枭眼状,纵切面呈毛虫状。此期可持续2~3个月。

3. 纤维化期或硬化期 坏死组织逐渐被吸收,风湿小体逐渐纤维化,形成梭形小瘢痕,此期可持续2~3个月。

风湿病病变具有反复发作的性质,在受累的器官和组织中常可见到新旧病变并存的现象。

(二)风湿病的各器官病变

1. 风湿性心脏病

(1)风湿性心内膜炎(rheumatic endocarditis):病变主要侵犯心瓣膜,以二尖瓣最常受累,其次为二尖瓣和主动脉瓣同时受累。病变初期,受累瓣膜肿胀,瓣膜内出现黏液样变性和纤维蛋白样坏死,浆液渗出和炎症细胞浸润。病变瓣膜表面,尤以瓣膜闭锁缘上形成单行排列、灰白色半透明状、附着牢固而不易脱落的直径为1~2mm的疣状赘生物。光镜下,赘生物由血小板和纤维蛋白构成,伴小灶状的纤维蛋白样坏死,其周围可见少量的风湿细胞。病变后期,赘生物被机化引起纤维组织增生,形成慢性心瓣膜病。当炎症病变累及房、室内膜时,引起内膜灶状增厚及附壁血栓形成。病变所致瓣膜口狭窄或关闭不全，受血流反流冲击较重，引起内膜灶状增厚，称为McCallum斑。

（2）风湿性心肌炎：主要累及心肌间质结缔组织，常表现为灶状间质性心肌炎。在间质血管附近见风湿小体和少量的淋巴细胞浸润。病变反复发作，风湿小体机化形成小瘢痕。

（3）风湿性心外膜炎（rheumatic pericarditis）：心外膜呈浆液性炎（积液）或纤维蛋白性炎（绒毛心）。渗出的大量纤维蛋白被机化则形成缩窄性心包炎。

风湿病变累及心脏全层组织，则称风湿性全心炎或风湿性心脏炎。

2. 风湿性关节炎　最常侵犯大关节，呈游走性、反复发作性。关节局部出现红、肿、热、痛和功能障碍，关节腔内有浆液及纤维蛋白渗出。急性期后，一般不留后遗症。

3. 皮肤病变　急性风湿病时，皮肤出现环形红斑（非特异性炎）和皮下结节（结节中心为大片的纤维蛋白样坏死物，周围为呈放射状排列的风湿细胞和成纤维细胞，伴有以淋巴细胞为主的炎症细胞浸润），具有诊断意义。

4. 风湿性动脉炎　以小动脉受累较为常见。血管壁发生纤维蛋白样坏死，伴有淋巴细胞浸润。后期血管壁纤维化而增厚，管腔狭窄，可并发血栓形成。

5. 风湿性脑病　主要病变为脑的风湿性动脉炎和皮质下脑炎。

五、感染性心内膜炎

感染性心内膜炎是由病原微生物经血行途径直接侵袭心内膜，特别是心瓣膜而引起的炎症性疾病，常伴有赘生物的形成。常分为急性和亚急性感染性心内膜炎。

（一）急性感染性心内膜炎

急性感染性心内膜炎（acute infective endocarditis）多由致病力强的化脓菌引起，细菌入血引起脓毒败血症、败血症并侵犯心内膜。起病急，病情重，患者多在数日或数周内死亡。主要侵犯二尖瓣和主动脉瓣。受累心瓣膜上形成体积庞大、质地松软的含菌赘生物，破碎后形成含菌性栓子，引起感染性梗死，受累瓣膜可发生破裂、穿孔或腱索断裂，引起急性心瓣膜功能不全。

（二）亚急性感染性心内膜炎

亚急性感染性心内膜炎（subacute infective endocarditis）主要由毒力相对较弱的甲型溶血性链球菌所引起，病程较长。主要病变如下。

1. 心脏　最常侵犯二尖瓣和主动脉瓣，病变特点是常在有病变的瓣膜上形成息肉状或菜花状，质松脆，易破碎、脱落的赘生物。受累瓣膜易变形，发生溃疡和穿孔。光镜下，赘生物由血小板、纤维蛋白、细菌菌落、坏死组织、中性粒细胞组成，溃疡底部可见肉芽组织增生、淋巴细胞和单核细胞浸润。瓣膜损害可致瓣膜口狭窄或关闭不全。

2. 血管　赘生物脱落形成栓子，引起动脉性栓塞和血管炎。栓塞最多见于脑，其次为肾、脾等，形成相应部位梗死。

3. 超敏反应　皮下小动脉炎可致皮肤出现红色、微隆起、有压痛的小结节，称Osler小结。

4. 败血症　脱落的赘生物内有细菌，可侵入血流，并在血流中繁殖，致患者有发热、脾大、白细胞增多，皮肤、黏膜和眼底常有小出血点等表现。风湿性心内膜炎与亚急性感染性心内膜炎的异同见表9-1。

表 9-1　风湿性心内膜炎与亚急性感染性心内膜炎的异同

鉴别要点		风湿性心内膜炎	亚急性感染性心内膜炎
常见致病菌		A 群乙型溶血性链球菌	甲型溶血性链球菌
累及部位		正常心瓣膜，以二尖瓣最常见	已有病变的瓣膜或并发于先天性心脏病，最常侵犯二尖瓣和主动脉瓣
赘生物形态	成分	由血小板和纤维蛋白构成的白色血栓	血小板、纤维蛋白、细菌菌落（赘生物深层）、炎症细胞及少量坏死组织
	大小形态	单行排列，直径 1~2mm，疣状	息肉状或菜花状
	颜色	灰白色	灰黄色，污秽
	质地	附着牢固，不易脱落	干燥质脆，易脱落
并发症		瓣膜病（狭窄和/或关闭不全）、McCallum 斑	瓣膜病、急性瓣膜功能不全、栓塞、败血症

六、心瓣膜病

心瓣膜病（valvular vitium of the heart）是指心瓣膜由各种原因所致损伤或先天性发育异常所造成的器质性病变，可引起全身血液循环障碍。瓣膜关闭不全（valvular insufficiency）是指瓣膜增厚、变硬、卷曲、缩短、破裂和穿孔，或腱索增粗、缩短和粘连，使心瓣膜关闭时瓣膜口不能完全闭合，导致部分血液反流。瓣膜口狭窄（valvular stenosis）的原因是相邻瓣膜互相粘连、瓣膜增厚，其弹性减弱或丧失，瓣膜环硬化和缩窄，瓣膜开放时不能完全张开，导致血流通过障碍。瓣膜关闭不全和狭窄可单独或合并存在。病变累及两个以上瓣膜称为联合瓣膜病。

二尖瓣病变多由风湿性心内膜炎引起，少数由亚急性感染性心内膜炎等引起。主动脉瓣病变除由风湿性主动脉炎引起外，还可由先天性发育异常和梅毒性主动脉炎等引起。血流动力学及心脏变化如下。

1. 二尖瓣狭窄（mitral stenosis，MS）　二尖瓣口狭窄导致心脏舒张期从左心房流入左心室的血流受阻（心尖区舒张期隆隆样杂音），使左心房代偿性扩张肥大，后期左心房代偿失调，左心房内血液淤积，从而引起肺淤血、肺水肿或漏出性出血，临床出现呼吸困难、发绀、咳嗽和咳带血的泡沫状痰等症状。肺静脉压升高时，通过神经反射引起肺内小动脉收缩或痉挛，使肺动脉压升高，右心室代偿性肥大，继而失代偿，右心室扩张，最终引起右心房淤血及体循环静脉淤血。临床表现为颈静脉怒张、肝淤血肿大、下肢水肿及浆膜腔积液等。X 线显示，左心房增大，晚期左心室缩小，呈“梨形心”。

2. 二尖瓣关闭不全（mitral insufficiency）　二尖瓣关闭不全引起左心室部分血液反流到左心房（心尖区收缩期吹风样杂音），左心房代偿性肥大，随之左心室代偿性肥大。左心失代偿后，引起肺淤血、肺动脉高压，进而右心室、右心房代偿性肥大，最后引起右心衰竭和体循环淤血。X 线显示，左心室肥大，呈“球形心”。二尖瓣狭窄和关闭不全常合并发生。

3. 主动脉瓣狭窄（aortic valve stenosis）　主动脉瓣狭窄引起左心室血液排出受阻（主动脉瓣区粗糙、喷射性收缩期杂音），左心室开始呈代偿性向心性肥大，后期左心功能失代偿，出现左心衰竭，进而引起肺淤血、右心衰竭和体循环淤血。

4. 主动脉瓣关闭不全（aortic valve insufficiency）　主动脉瓣关闭不全使部分血液反流至左心室（主动脉瓣区舒张期吹风样杂音），左心室代偿性肥大，后期引起左心衰竭、肺淤血、肺动脉高压，进而引起右心肥大，体循环淤血。临床患者可出现颈动脉搏动、水冲脉、血管枪击音及毛细血管搏动等体征。

七、心肌病和心肌炎

（一）心肌病

心肌病（cardiomyopathy）是指除CHD、高血压心脏病、心脏瓣膜病、先天性心脏病和肺源性心脏病等以外的以心肌结构和功能异常为主要表现的一组疾病。心肌病包括扩张型心肌病、肥厚型心肌病、限制型心肌病、致心律失常性右室心肌病、未分类的心肌病及特异性心肌病（包括我国地方性心肌病——克山病）。主要的心肌病的类型和形态学变化见表9-2。

表9-2　心肌病的类型和形态学变化

类型	大体	光镜下
扩张型心肌病	心脏重量增加，心腔明显扩张，心室壁可能变薄、略厚或正常，常见附壁血栓	心肌细胞不均匀肥大，肥大和萎缩的心肌细胞交错排列
肥厚型心肌病	心脏重量增加，心室壁肥厚，室间隔厚度大于左心室壁的游离侧	心肌细胞弥漫性肥大，核大、畸形、深染，心肌纤维走行紊乱
限制型心肌病	心腔狭窄，心内膜及心内膜下纤维性增厚	心内膜纤维化，可发生玻璃样变和钙化，伴有附壁血栓形成
克山病	心脏增大、重量增加，心室壁变薄，散在分布瘢痕灶，可见附壁血栓形成	心肌细胞变性、坏死，慢性病例以瘢痕灶为主

（二）心肌炎

心肌炎（myocarditis）是由各种原因引起的心肌局限性或弥漫性炎症病变。根据病因可分为感染性和非感染性。前者由病毒、细菌、螺旋体、立克次体、真菌及寄生虫等引起，后者由超敏反应、理化因素或药物引起。

1. 病毒性心肌炎（viral myocarditis）　比较常见，是指由嗜心肌性病毒感染引起的心肌非特异性间质性炎症病变。多由柯萨奇病毒等引起，可见心肌细胞间质水肿，淋巴细胞和单核细胞浸润。

2. 孤立性心肌炎（isolated myocarditis）　又称特发性心肌炎，原因不明，依组织学又分为弥漫性间质性心肌炎（心肌间质或小血管周围有较多淋巴细胞、单核细胞和巨噬细胞浸润）和特发性巨细胞性心肌炎（心肌灶性坏死和肉芽肿形成）。

3. 免疫反应性心肌炎（myocarditis due to immune-mediated reaction）　主要见于一些超敏反应性疾病，心肌间质及小血管周围可见嗜酸性粒细胞、淋巴细胞、单核细胞浸润，偶见肉芽肿形成。

八、动脉瘤

动脉瘤（aneurysm）是指动脉壁因局部病变而向外膨出，形成永久性的局限性扩张。病因可有先天性和后天性之分，根据形态和结构可分为囊状、梭形、蜿蜒性、舟状、夹层和假性动脉瘤。动脉瘤最严重的并发症为破裂出血。

实习目的

1. 主要观察大、中动脉的动脉粥样硬化的病变，风湿性心肌炎、心内膜炎和亚急性感染性心内膜炎及高血压的病变特点。描述动脉粥样硬化、风湿性心肌炎的基本病变，区分风湿性心内膜炎和亚急性感染性心内膜炎病变。

2. 观察风湿性心脏瓣膜病的心脏形态变化，分析其血流动力学改变。

3. 观察心肌梗死的病变特点，分析其并发症。

4. 观察心肌病的病理改变，理解各种心肌病的病变特征。

实习内容及观察要点

大体标本

9-1　主动脉粥样硬化（aortic atherosclerosis）

主动脉内膜表面有黄白色斑块，稍突出于表面，为粥样斑块病变，在肋间动脉开口处较明显，部分有钙盐沉着，有的有溃疡形成（图 9-1）。

9-2　大脑基底动脉粥样硬化（basilar atherosclerosis of the brain）

大脑基底动脉壁呈节段性增厚、变硬，断面可见动脉壁一侧增厚更显著，呈半月形、黄白色增厚的斑块（图 9-2）。

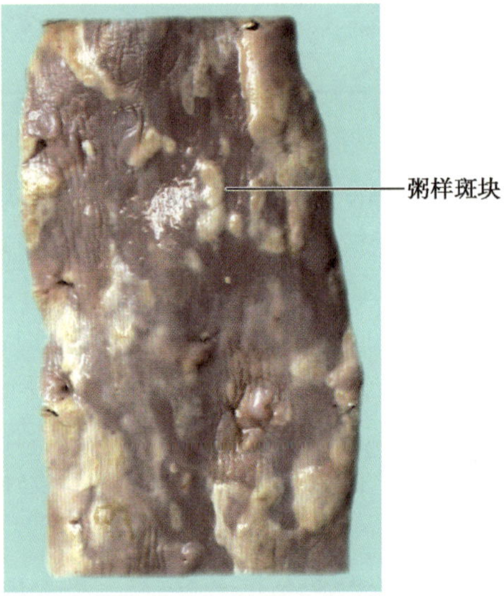

图 9-1　主动脉粥样硬化

主动脉内膜表面有黄白色斑块，稍突出于表面，箭头所指处为粥样斑块。

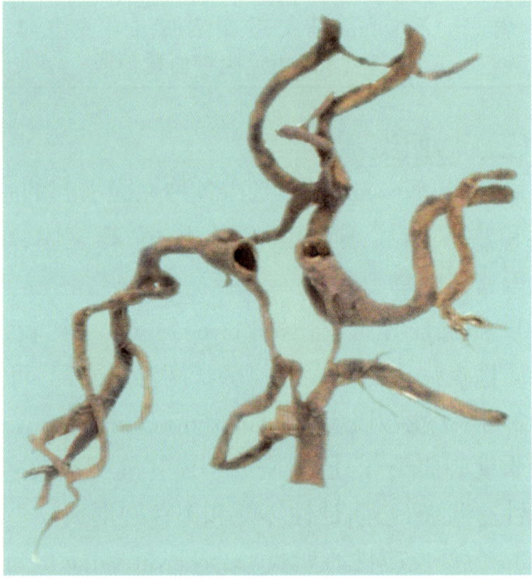

图 9-2　大脑基底动脉粥样硬化

大脑基底动脉壁呈节段性黄白色增厚、变硬的斑块。

9-3　心肌梗死（myocardial infarction）

冠状动脉管壁增厚，管腔狭窄；有的被血栓堵塞。心肌有片块状灰黄色或灰红色坏死区，境界不清。有的心壁坏死变薄形成室壁瘤（图 9-3）。

9-4　脑出血（cerebral hemorrhage）

内囊附近脑实质内有较大范围的出血灶，大体上呈黑色。

9-5　高血压之肾（kidney of hypertension）

肾脏体积缩小，质硬，表面呈细颗粒状，切面皮质变薄，皮髓质境界不清，肾小动脉壁增厚、口哆开。

9-6　高血压之心（heart of hypertension）

心脏左心室肥大，左心室壁明显增厚，部分冠状动脉壁增厚（图 9-4）。

9-7　急性风湿性心内膜炎（acute rheumatic endocarditis）

沿二尖瓣（或主动脉瓣）闭锁缘可见单行排列的疣状赘生物，呈针尖到粟粒大小。赘生物附着牢固，不易脱落，瓣膜轻度增厚（图 9-5）。

9-8　亚急性感染性心内膜炎（subacute infective endocarditis）

在瓣膜上（二尖瓣或主动脉瓣）可见多个较大且大小不一的菜花状或息肉状赘生物，赘生物呈污秽灰黄色、质松脆、易脱落（图 9-6，请与风湿性心内膜炎的内膜改变作比较）。

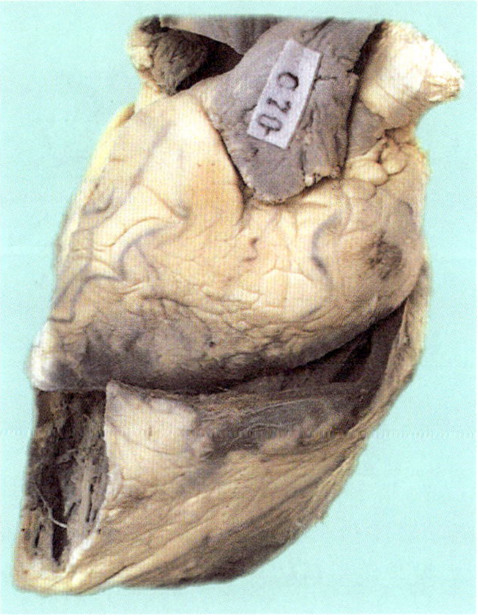

图 9-3　心肌梗死

心肌有片块状暗红色坏死区，境界不清。

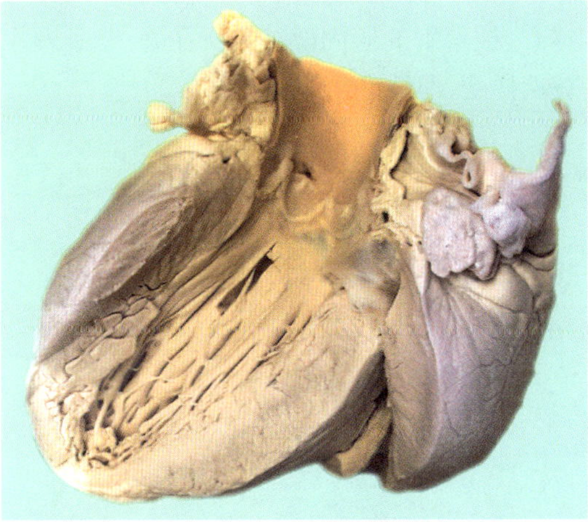

图 9-4　高血压之心

心脏左心室肥大，左心室壁明显增厚。

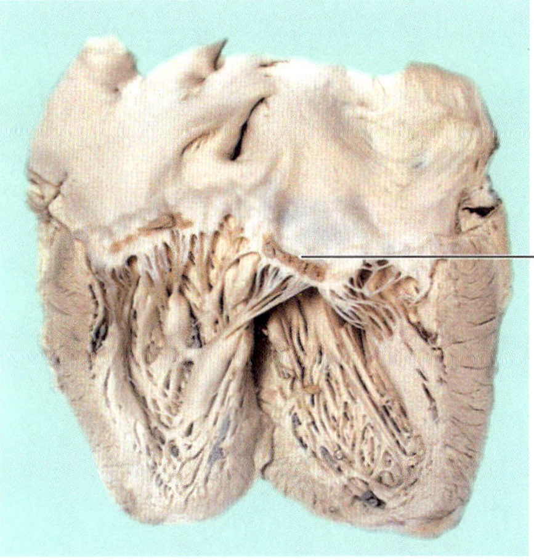

图 9-5　急性风湿性心内膜炎

沿二尖瓣闭锁缘可见单行排列的细小疣状赘生物，瓣膜轻度增厚。

9-9　风湿性心脏瓣膜病（rheumatic valvular heart disease）

二尖瓣增厚、变硬、卷曲，相邻瓣膜互相粘连、缩短，瓣膜开放时不能完全张开（图 9-7）。

9-10　急性克山病之心脏（heart of acute Keshan disease）

心肌内见三种病灶：一为黄白色变性坏死灶；二为灰白色半透明的病灶，此为心肌溶解性坏死或早期的疏松瘢痕；三为境界清楚、表面稍凹陷的病灶，为瘢痕。心肌内层病变较重、较陈旧。左心室有些扩张。

9-11　慢性克山病之心脏（heart of chronic Keshan disease）

心肌及肉柱内可见呈灶性分布的灰白色稍凹陷的小瘢痕，尤以内膜下为著。左心室明显扩张。

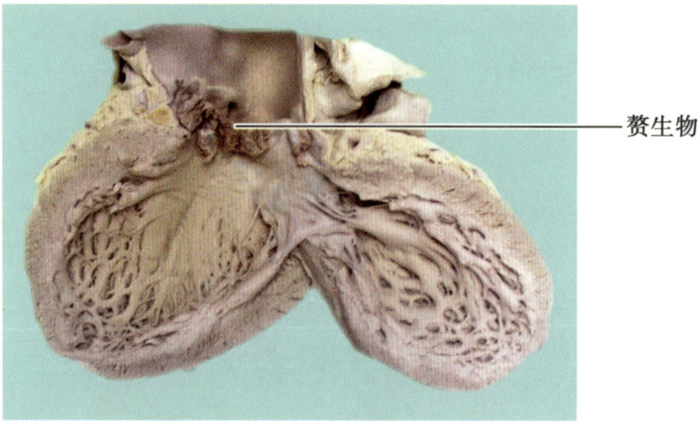

图 9-6 亚急性感染性心内膜炎

主动脉瓣可见多个较大且大小不一的菜花状或息肉状赘生物，赘生物呈污秽灰黄色、质松脆，左心室扩张。

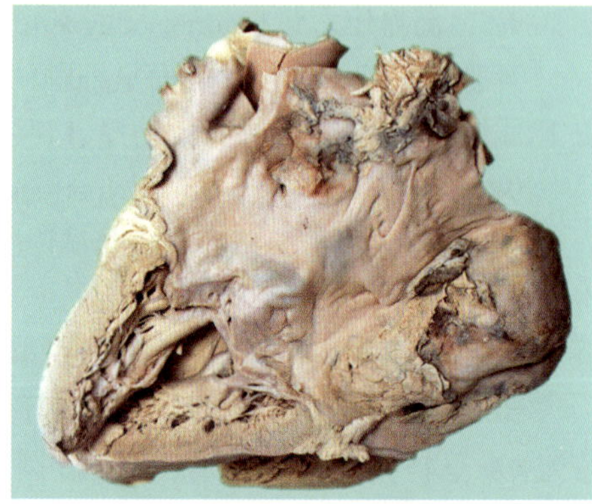

图 9-7 风湿性心脏瓣膜病

二尖瓣增厚、变硬、卷曲，相邻瓣膜互相粘连、缩短。

显微镜切片

9-12 主动脉粥样硬化（aortic atherosclerosis）

主动脉内膜局部隆起形成粥样斑块。粥样斑块浅层有吞噬脂质的细胞，即泡沫细胞。粥样斑块深部因脂质沉着，染色较淡。粥样斑块内的菱形空隙为被溶解的胆固醇结晶所在处，蓝染颗粒为钙盐沉着。粥样斑块表面内膜结缔组织增生，并呈玻璃样变，即纤维帽（图 9-8）。

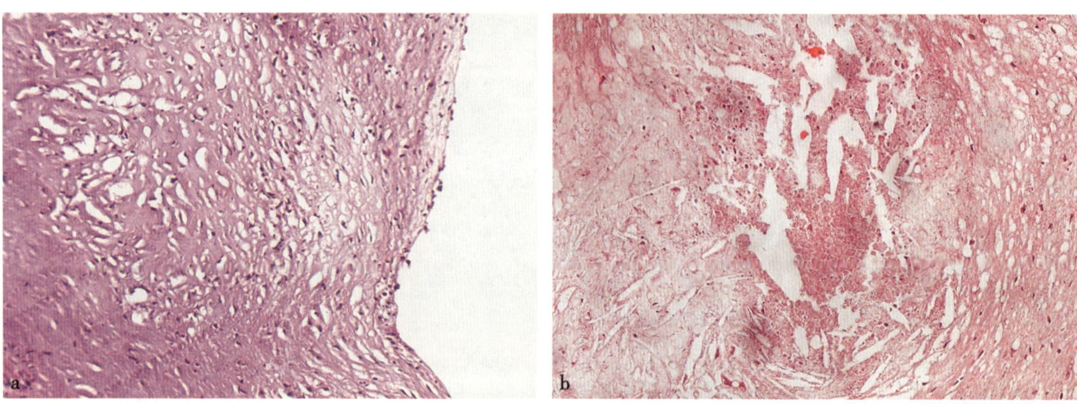

图 9-8 主动脉粥样硬化

a. 主动脉内膜局部隆起形成粥样斑块，粥样斑块表面内膜结缔组织增生，并呈玻璃样变，可见泡沫细胞；b. 粥样斑块深部可见脂质、坏死崩解产物及胆固醇结晶（菱形空隙）。

9-13 冠状动脉粥样硬化（coronary atherosclerosis）

冠状动脉心壁侧内膜呈新月形局部隆起形成粥样斑块，使管腔呈偏心性狭窄，镜下粥样斑块形态学改变与主动脉粥样硬化相同。

9-14 高血压之肾（kidney of hypertension）

皮髓质交界部及皮质内小动脉壁增厚，内膜增生呈洋葱皮样，管腔缩小，部分肾小球纤维化、玻璃样变，其所属肾小管亦萎缩、消失。部分肾小球呈代偿性肥大，其所属肾小管扩张，腔内含有均质红染的玻璃样管型及颗粒状管型，间质内有少量淋巴细胞浸润（图 9-9）。

9-15　风湿性心肌炎（rheumatic myocarditis）

心肌间质血管旁可见由风湿细胞、淋巴细胞、巨噬细胞及呈纤维蛋白样坏死的胶原纤维组成的风湿小体（阿绍夫小体）。风湿细胞体积大，胞质嗜碱，有一至数个核，核大，圆形、类圆形，染色质浓，集中于核中央。纤维蛋白样坏死的胶原纤维肿胀、断裂，呈粉染无结构状（图 9-10）。

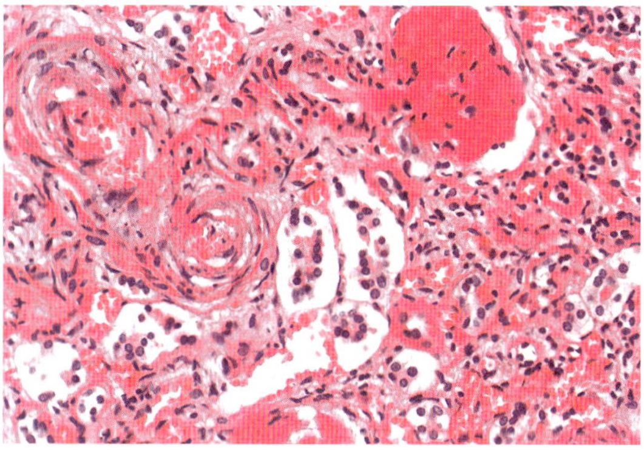

图 9-9　高血压之肾

小动脉壁增厚，管腔缩小，局部肾小球纤维化、玻璃样变，其所属肾小管亦萎缩、消失，间质内有少量淋巴细胞浸润。

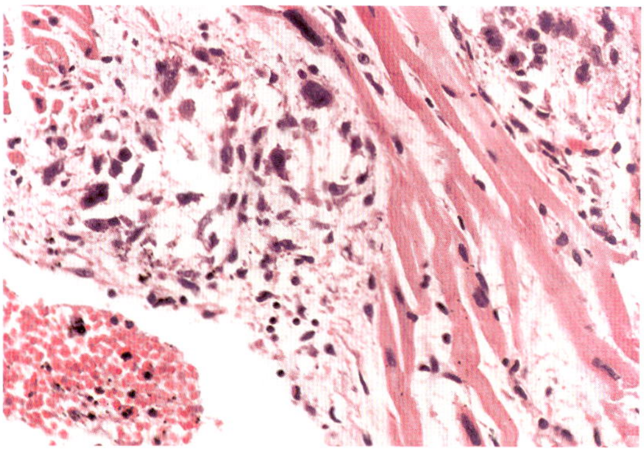

图 9-10　风湿性心肌炎

心肌间质血管旁可见由风湿细胞聚集形成的风湿小体。风湿细胞胞体大，胞质嗜碱，有一至数个核，核大，类圆形，染色质集中于核中央。

9-16　风湿性心内膜炎（rheumatic endocarditis）

心瓣膜表面有赘生物附着。赘生物主要由血小板及纤维蛋白构成，赘生物下方有肉芽组织增生，其中可见风湿细胞、淋巴细胞、单核细胞及少数中性粒细胞。瓣膜表面有的地方呈纤维蛋白样坏死。深层纤维组织发生玻璃样变。瓣膜增厚。

9-17　亚急性感染性心内膜炎（subacute infective endocarditis）

赘生物最表层的粉染物质由血小板及纤维蛋白构成，其中有蓝染的细菌菌落，深部为坏死组织，其中尚有细胞轮廓。下方有大量巨噬细胞、淋巴细胞及少量中性粒细胞浸润，最下方有成纤维细胞增生（图 9-11）。

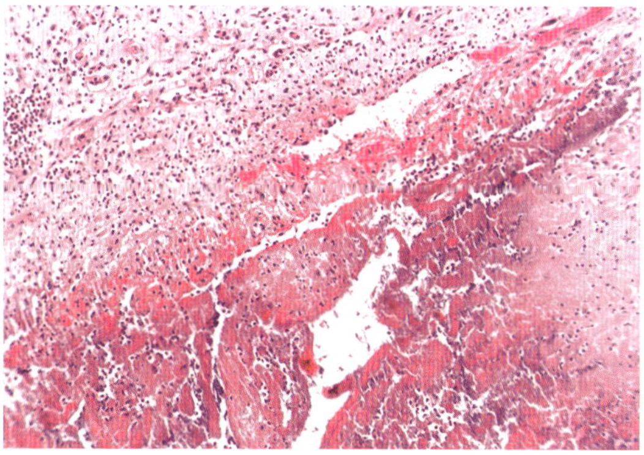

图 9-11　亚急性感染性心内膜炎

赘生物的粉染物质由血小板及纤维蛋白构成，其中有蓝染的细菌菌落，下方有大量炎症细胞浸润。

9-18　心肌梗死（myocardial infarction）

心肌纤维横纹消失、胞质均质红染或呈不规则颗粒状，核消失，周围可见充血出血带。间质水肿，中性粒细胞浸润。

9-19　心肌病（cardiomyopathy）

心肌细胞肥大、核大、浓染，心肌细胞间纤维组织增生。

思考题

1. 患者女性，57 岁，近 2 年感觉体力有所下降，过多家务活动后感到“胸口不舒服”。体格检查：血压 150/85mmHg，肥胖体型。胸部 X 线透视检查显示双肺纹理稍多，心脏无改变。心电图显示心肌缺血，血脂、胆固醇水平均增高。该患者可能患有哪种疾病？该疾病的病变特点是什么？

2. 患者女性，70 岁，以突发性意识丧失入院。体格检查：昏迷，神志不清，口角向右侧上方歪斜，右侧上下肢软、无力，血压 180/100mmHg，叩诊心界稍大。尿常规：蛋白（+），红细胞（+）。眼底检查：视盘水肿，视网膜动脉呈银白色，周围可见少许出血。该患者患有何种疾病？其病理变化如何？请解释导致上述临床症状和体征的原因。

3. 男童，10 岁，以发热、双下肢水肿入院。检查：体温 39.5℃，心率 90 次/分，双侧踝关节肿胀，活动受限。心、肺、肝无异常发现，红细胞沉降率（血沉）升高，抗“O”抗体滴度升高。该患儿可能患哪种疾病？其基本病变是什么？鉴别诊断有哪些？如何鉴别？

4. 某患者有风湿病病史，体格检查：心前区可闻及舒张期杂音，左心室、左心房扩大，双肺闻及湿啰音。该患者可能患有哪种疾病？可能出现哪些临床表现？

（何　旭）

第十章 呼吸系统疾病

理论纲要

掌握 大叶性肺炎、小叶性肺炎、病毒性肺炎、慢性支气管炎、支气管扩张症、肺气肿、慢性肺源性心脏病、硅肺的基本病理变化及临床病理联系。

熟悉 大叶性肺炎、小叶性肺炎的结局及并发症；硅肺的分期及并发症；支气管哮喘的病变特点及其临床病理联系；鼻咽癌、肺癌的大体和组织学类型。

了解 肺炎、慢性支气管炎、肺气肿、慢性肺源性心脏病和硅肺的病因及发病机制；呼吸窘迫综合征及支原体肺炎的病理变化；鼻咽癌、肺癌的病因、各组织学类型的形态特点、扩散途径及临床病理联系。

一、肺炎

肺炎通常指肺的急性渗出性炎症。按病因可分为细菌性、病毒性、支原体、真菌性、寄生虫性、放射性和过敏性肺炎等。按病变发生的部位分为肺泡性、间质性肺炎。按病变累及范围分为大叶性、小叶性和节段性肺炎。按病变的性质分为浆液性、纤维蛋白性、化脓性、出血性、干酪性及肉芽肿性肺炎等。以细菌性肺炎最为常见。

（一）细菌性肺炎

1. 大叶性肺炎（lobar pneumonia） 是主要由肺炎链球菌引起的以肺泡内弥漫性纤维蛋白渗出为主的炎症，病变通常累及肺大叶的全部或大部。本病多见于青壮年，临床起病急，主要症状为寒战高热、咳嗽、胸痛、呼吸困难和咳铁锈色痰，有肺实变体征及外周血白细胞增多等。90% 以上由肺炎链球菌引起，在受寒、醉酒、疲劳和麻醉等诱因下，呼吸道防御功能减弱，肺炎链球菌易侵入肺泡生长繁殖并引起超敏反应，导致以肺泡内弥漫性纤维蛋白渗出为主的炎症。

（1）病理变化及临床病理联系：主要病理变化为肺泡腔内的纤维蛋白性炎，常见于单侧肺，以左肺或右肺下叶多见。典型的自然发展过程分为四期（表 10-1）。

（2）并发症：主要包括肺肉质变、胸膜肥厚和粘连、肺脓肿及脓胸、败血症或脓毒败血症以及感染性休克。肺肉质变（pulmonary carnification）是由于肺内炎性病灶内中性粒细胞渗出过少，释放的蛋白酶不足以溶解渗出物中的纤维蛋白，大量纤维蛋白被肉芽组织取代而机化，病变肺组织呈褐色肉样外观，故称肺肉质变。

2. 小叶性肺炎（lobular pneumonia） 是主要由化脓性细菌引起，以肺小叶为病变单位的急性化脓性炎症。病变常以细支气管为中心，故又称支气管肺炎（bronchopneumonia）。常由葡萄球菌、肺炎链球菌、流感嗜血杆菌、肺炎克雷伯菌等细菌引起，当机体患传染病或在营养不良、恶病质、昏迷、麻醉和手术后等情况下，机体抵抗力下降，呼吸系统防御功能受损，这些细菌就可能侵入通常无菌的细支气管及末梢肺组织生长繁殖，引起小叶性肺炎。多见于小儿、体弱老人及久病卧床者。

表 10-1　大叶性肺炎分期

特点	充血水肿期	红色肝样变期	灰色肝样变期	溶解消散期
病程	第 1~2 天	第 3~4 天	第 5~6 天	第 7 天左右
大体形态	肺叶肿胀，呈暗红色	肺叶肿大，呈暗红色，质地变实，切面灰红，似肝脏外观	肺叶肿胀，呈灰白色，质实如肝	肺组织质地变软，病灶消失
镜下特点	肺泡间隔毛细血管扩张充血，肺泡腔有大量浆液渗出	肺泡间隔毛细血管仍扩张充血，肺泡腔内充满纤维蛋白及大量红细胞，并夹杂少量中性粒细胞和巨噬细胞	肺泡间隔毛细血管充血消退，肺泡腔内大量纤维蛋白和中性粒细胞渗出	中性粒细胞变性坏死，纤维蛋白溶解，由淋巴管吸收或经气道咳出
临床表现及辅助检查	寒战、高热；X 线可见片状模糊阴影；渗出液中可检出肺炎链球菌	胸痛，咳铁锈色痰，发绀等缺氧症状；X 线可见大片致密阴影；渗出液中仍可检出肺炎链球菌	缺氧状况改善，咳黏液脓痰；X 线可见大片致密阴影；不易检出肺炎链球菌	体温下降，症状减轻；X 线检查正常

（1）病理变化：肉眼可见双肺表面和切面散在分布灰黄、质实病灶，以下叶和背侧多见。直径多为 0.5~1.0cm。严重病例，病灶可互相融合成片，甚或累及整个大叶，发展为融合性支气管肺炎。

镜下表现为以细支气管为中心的化脓性炎，细支气管及肺泡间隔充血水肿、中性粒细胞浸润；细支气管管腔及周围肺泡腔内可见较多中性粒细胞、少量红细胞及坏死脱落的肺泡上皮细胞。病灶周围肺组织充血，可见浆液渗出及代偿性肺气肿。病变严重时，支气管和肺组织被破坏。

（2）临床病理联系及结局：临床表现为发热、咳嗽、咳黏液脓性或脓性痰。肺实变体征不明显，X 线检查则可见肺内散在小片状或斑点状模糊阴影。听诊可闻及湿啰音。多数可痊愈。婴幼儿、年老体弱者，特别是并发其他严重疾病者，预后不佳，易出现呼吸功能不全、心力衰竭、脓毒败血症、肺脓肿和脓胸等并发症。

（二）病毒性肺炎

病毒性肺炎（viral pneumonia）常由流感病毒、呼吸道合胞病毒、腺病毒、副流感病毒、麻疹病毒、单纯疱疹病毒及巨细胞病毒等上呼吸道病毒感染向下蔓延所致，多见于儿童。

病变轻者主要表现为肺间质的炎症。肉眼观，病变常不明显，肺组织充血水肿，轻度肿大。镜下通常表现为肺泡间隔明显增宽，其内血管扩张、充血，间质水肿及淋巴细胞、单核细胞浸润，肺泡腔内一般无渗出物或仅有少量浆液。病变严重者，肺泡腔内则出现由浆液、少量纤维蛋白、红细胞及巨噬细胞混合成的渗出物，甚至可见肺组织的坏死。由流感病毒、麻疹病毒、冠状病毒和腺病毒引起的肺炎可见透明膜形成。在增生的细支气管上皮和肺泡上皮内可见病毒包涵体。病毒包涵体可位于核内、胞质内或两者均有，呈圆形或椭圆形，其周围常有一清晰的透明晕。检出病毒包涵体是病理组织学诊断病毒性肺炎的重要依据。

（三）严重急性呼吸综合征

国内又将严重急性呼吸综合征（severe acute respiratory syndrome，SARS）称为传染性非典型肺炎。由 SARS 冠状病毒以近距离空气飞沫传播所致。起病急，以发热为首发症状，严重者出现呼吸窘迫。尸检报告显示该病以肺和免疫系统的病变最为突出，心、肝、肾、肾上腺等实质性器官也不同程度受累。肉眼观，双肺呈斑块状实变，严重者双肺完全性实变。镜下，主要表现为弥漫性肺泡损伤，部分肺泡上皮细胞胞质内可见典型的病毒包涵体，肺泡腔内可见广泛透明膜形成，肺小血管呈血管炎改变。

(四) 支原体肺炎

支原体肺炎是由肺炎支原体引起的一种间质性肺炎。儿童和青少年多见。常累及一叶肺组织，以下叶多见。病变主要发生于肺间质，呈节段性分布。肉眼观，肺呈暗红色，切面可有少量红色泡沫状液体溢出。镜下可见肺泡间隔明显增宽，血管扩张、充血，间质水肿伴大量淋巴细胞、单核细胞和少量浆细胞浸润。肺泡腔内无渗出物。

二、慢性阻塞性肺疾病

慢性阻塞性肺疾病（chronic obstructive pulmonary disease，COPD）是一组慢性气道阻塞性疾病的统称，其特点为肺实质和小气道受损，导致慢性气道阻塞、呼气阻力增加和肺功能不全，主要包括慢性支气管炎（chronic bronchitis）和肺气肿（pulmonary emphysema）等疾病。

(一) 慢性支气管炎

慢性支气管炎是发生于支气管黏膜及其周围组织的慢性非特异性炎性疾病。主要临床特征为反复发作的咳嗽、咳痰或伴有喘息症状，且症状每年至少持续 3 个月，连续 2 年以上。其发病不仅与病毒和细菌感染有关，还与吸烟、空气污染及机体内在因素有关。

1. 病理变化　早期病变常限于较大的支气管，后期累及较小的支气管和细支气管。主要病变为：①可见纤毛柱状上皮变性、坏死脱落，杯状细胞增多，鳞状上皮化生；②黏膜下层腺体增生肥大，浆液腺发生黏液腺化生；③管壁充血水肿，淋巴细胞、浆细胞浸润；④平滑肌断裂、萎缩（喘息型者，平滑肌束增生、肥大），软骨可变性、萎缩或骨化。

2. 临床病理联系　表现为咳嗽、咳白色黏液泡沫状痰。急性发作时，咳黏液脓性或脓性痰。支气管的痉挛或狭窄及黏液和渗出物阻塞管腔常致喘息。双肺听诊可闻及哮鸣音和干、湿性啰音。

(二) 肺气肿

肺气肿是末梢肺组织（呼吸性细支气管、肺泡管、肺泡囊和肺泡）含气量过多伴肺泡间隔破坏，肺组织弹性减弱，导致肺体积膨大、通气功能降低的一种疾病状态，是支气管和肺部疾病最常见的并发症。

1. 病因和发病机制　最常见的病因是慢性支气管炎，其次为吸烟、空气污染和肺尘埃沉着病（尘肺）等。其发病机制主要与下列因素有关。

（1）阻塞性通气障碍：慢性支气管炎导致小支气管和细支气管管壁结构遭受破坏及发生纤维化，进而管壁增厚、管腔狭窄；黏液性渗出物增多和黏液栓形成，使得肺排气不畅，残气量过多。

（2）呼吸性细支气管和肺泡壁弹性降低：长期的慢性炎症导致大量弹力纤维破坏，使细支气管和肺泡的回缩力减弱，残气量进一步增多。

（3）α_1-抗胰蛋白酶水平降低：中性粒细胞和巨噬细胞分泌的弹性蛋白酶数量增多、活性增强，破坏了肺组织的结构，使肺泡回缩力减弱。

2. 类型　根据病变部位、范围和性质的不同，可将肺气肿分为下列类型。

（1）肺泡性肺气肿：病变发生在肺腺泡内。根据发生部位和范围，可分为：①腺泡中央型肺气肿：位于肺腺泡中央的呼吸性细支气管呈囊状扩张，而肺泡管和肺泡囊扩张不明显；②腺泡周围型肺气肿：呼吸性细支气管基本正常，而远侧端位于其周围的肺泡管和肺泡囊扩张；③全腺泡型肺气肿：呼吸性细支气管、肺泡管、肺泡囊和肺泡都扩张，含气小囊腔布满肺腺泡内。

（2）间质性肺气肿：各种病变引起肺内压急剧增高等均可导致细支气管或肺泡间隔破裂，使空气进入肺间质形成间质性肺气肿。

（3）其他类型肺气肿：包括瘢痕旁肺气肿、代偿性肺气肿及老年性肺气肿。

3. 病理变化　肉眼观，肺显著膨大，色灰白，边缘钝圆，柔软而缺乏弹性。镜下，肺泡扩张，肺泡间隔变窄、断裂，相邻肺泡融合成较大的囊腔。肺泡间隔内毛细血管床的数量减少，肺小动脉内膜纤维性增厚。小支气管和细支气管可见慢性炎症改变。

4. 临床病理联系　可表现为咳嗽、咳痰，呼气性呼吸困难，气促、胸闷、发绀。严重者形成“桶状胸”。X 线检查见肺野扩大、横膈下降、透明度增加。后期肺循环阻力增加，肺动脉压升高，最终导致慢性肺源性心脏病。

三、支气管哮喘

支气管哮喘（bronchial asthma）简称哮喘，是一种由呼吸道过敏引起的以支气管可逆性发作性痉挛为特征的慢性阻塞性炎性疾病。哮喘的病因复杂，诱发哮喘的过敏原多由呼吸道吸入。肉眼观，可见肺因过度充气而膨胀。支气管管腔内可见黏液栓。镜下表现为支气管黏膜上皮局部脱落，黏膜下水肿，黏液腺增生，杯状细胞增多，管壁平滑肌增生肥大。管壁各层均可见嗜酸性粒细胞、单核细胞、淋巴细胞和浆细胞浸润。在管壁及黏液栓中常可见嗜酸性粒细胞的崩解产物夏科-莱登（Charcot-Leyden）结晶。临床上患者可表现为呼气性呼吸困难，并伴有哮鸣音。长期反复的哮喘发作可致胸廓变形及弥漫性肺气肿。

四、支气管扩张症

支气管扩张症（bronchiectasis）是以肺内小支气管管腔持久性不可逆扩张伴管壁纤维性增厚为特征的慢性呼吸道疾病。多继发于慢性支气管炎、麻疹和百日咳后的支气管肺炎及肺结核病等。也可见于先天性及遗传性支气管发育不全或异常的患者。

1. 病理变化　肉眼观，病变的支气管呈筒状或囊状扩张，病变可局限于一个肺段或肺叶，也可累及双肺，以左肺下叶最多见。扩张的支气管、细支气管可呈节段性扩张，腔内常含有黏液脓性或血性渗出物。镜下，支气管管壁明显增厚，黏膜上皮增生伴鳞状上皮化生。黏膜下血管扩张充血，淋巴细胞、浆细胞或中性粒细胞浸润，管壁腺体、平滑肌、弹力纤维和软骨遭受不同程度的破坏，萎缩或消失。

2. 临床病理联系　表现为咳嗽、咳大量脓痰，咯血。患者感到胸闷、闭气及胸痛。慢性重症患者常伴严重的肺功能障碍，晚期可并发肺动脉高压和慢性肺源性心脏病。

五、肺尘埃沉着病

肺尘埃沉着病（pneumoconiosis）简称尘肺，是长期吸入的有害粉尘在肺内沉着，引起以粉尘结节和肺纤维化为主要病变的常见职业病。国内常见的主要有肺硅沉着病、肺石棉沉着病等。

肺硅沉着病（silicosis）简称硅肺（曾称矽肺），是长期吸入的含游离二氧化硅粉尘沉着于肺组织所引起的一种常见职业病。

1. 病因和发病机制　其发病与吸入二氧化硅的数量、颗粒大小及其形状密切相关。硅尘颗粒 $<5\mu m$ 者可被吸入肺内直达肺泡并被聚集于肺泡间隔或被支气管周围的巨噬细胞吞噬，随后巨噬细胞崩解自溶，同时释放出硅尘，游离的硅尘又被其他巨噬细胞再吞噬。另外，崩解的和已被激活的巨噬细胞均可释放多种细胞因子和炎症介质，引起肺组织的炎症反应、成纤维细胞增生和胶原沉积，导致肺纤维化。硅尘颗粒越小致病性越强，以 $1\sim2\mu m$ 者致病性最强。

2. 基本病理变化　基本病变是硅结节（silicotic nodule）的形成和肺组织的弥漫性纤维化。

（1）硅结节的形成：肉眼观，硅结节为境界清楚的圆形、椭圆形结节，色灰白，触之有沙砾感。镜下，早期是由吞噬硅尘的巨噬细胞聚集形成细胞性结节。随病程进展，结节发生纤维化形成纤维性结节。部分结节中胶原纤维发生玻璃样变，形成玻璃样变硅结节。相邻的硅结节可以融合形成大的结节状病灶，其中央因坏死和液化形成硅肺性空洞。

（2）肺组织的弥漫性纤维化：肺组织内除见硅结节外，尚可见范围不等的弥漫性纤维化病灶，镜下为致密的玻璃样变胶原纤维。

3. 分期和病变特点　根据肺内硅结节的数量、大小、分布范围及肺纤维化程度，将硅肺分为三期（表 10-2）。

表 10-2　硅肺分期

特点	Ⅰ期	Ⅱ期	Ⅲ期
大体	肺组织内硅结节数量较少，主要分布于双肺中、下叶近肺门处，结节直径为 1~3mm。肺的重量、体积和硬度无明显改变	硅结节数量增多，体积增大，散布于双肺，总的病变范围不超过全肺的 1/3，伴有较明显的肺纤维化。肺的重量和硬度增加，体积增大，胸膜增厚	硅结节密度增大并与肺纤维化融合成团块。肺重量和硬度明显增加，切开时有沙砾感。大团块病灶的中央可见硅肺空洞
X 线	肺门阴影增大，密度增强，肺野内可见少量类圆形或不规则形小阴影	肺野内见较多直径小于 1cm 的阴影	肺内可出现直径超过 2cm 的大阴影。肺门淋巴结肿大，密度高，可见蛋壳样钙化

4. 并发症　包括肺结核病（最常见）、慢性肺源性心脏病、肺部感染和阻塞性肺气肿。

六、慢性肺源性心脏病

慢性肺源性心脏病（chronic cor pulmonale）是因慢性肺疾病、肺血管及胸廓的病变引起肺循环阻力增加，肺动脉压升高而导致的右心室壁肥厚、心腔扩大，甚或发生右心衰竭的心脏病，简称肺心病。

（一）病理变化

1. 肺部病变　除原有肺疾病表现的多种肺部病变外，肺内主要病变为肺小动脉的变化，包括无肌型细动脉肌化及肌型小动脉中膜增生、肥厚，内膜下出现纵行平滑肌束等。此外，还可见肺小动脉炎、肺小动脉弹力纤维及胶原纤维增生、腔内血栓形成及机化，以及肺泡间隔毛细血管数量减少等。

2. 心脏病变　以右心室的病变为主。肉眼观，心室壁肥厚，心室腔扩张，扩大的右心室占据心尖部，外观钝圆。心脏重量增加。右心室前壁肺动脉圆锥显著膨隆，右心室内乳头肌和肉柱显著增粗，室上嵴增厚。通常以肺动脉瓣下 2cm 处右心室前壁肌层厚度超过 5mm（正常 3~4mm）作为诊断肺心病的病理形态标准。镜下可见心肌细胞肥大，核增大、深染；也可见缺氧引起的心肌纤维萎缩、肌质溶解、横纹消失，间质水肿和胶原纤维增生等。

（二）临床病理联系

肺心病发展缓慢，患者逐渐出现的呼吸功能不全和右心衰竭为其主要临床表现。病情严重者可出现脑水肿而并发肺性脑病，出现头痛、烦躁不安、抽搐、嗜睡甚至昏迷等症状。

七、呼吸系统常见肿瘤

（一）鼻咽癌

鼻咽癌（nasopharyngeal carcinoma）是鼻咽部上皮组织发生的恶性肿瘤。可能与EB病毒、遗传因素、化学致癌物质等因素有关。最常发生于鼻咽顶部，其次是外侧壁和咽隐窝，前壁最少见。肿瘤以结节型最多见，其次为菜花型。组织学上主要分为鳞状细胞癌（多见）和腺癌（少见）。扩散途径有直接蔓延、淋巴道转移及血行转移。以颈部淋巴结肿大为最常出现的临床症状。

（二）肺癌

肺癌的发生与吸烟、空气污染、职业因素及分子遗传学改变等有关。

1. 病理变化

（1）大体类型：分为中央型、周围型和弥漫型三个主要类型。①中央型（肺门型）：发生于主支气管或叶支气管，在肺门部形成肿块，最常见。可在肺门部形成包绕支气管的巨大肿块。②周围型：起源于肺段或其远端支气管，在肺周边部形成孤立的结节状或球形癌结节，直径通常为2~8cm。③弥漫型：起源于末梢的肺组织，较少见。

（2）组织学类型：分为腺癌、鳞状细胞癌、神经内分泌癌、腺鳞癌等基本类型。

1）腺癌：是女性肺癌患者最常见的类型，多为非吸烟者。发生于较小支气管上皮，多为周围型肺癌。组织学类型主要分为原位腺癌、微浸润性腺癌和浸润性腺癌。浸润性腺癌分化程度不等：高分化者癌细胞沿肺泡壁、肺泡管壁和细支气管管壁呈贴壁样生长，肺泡间隔大多未被破坏；中分化者以腺管状、乳头状生长为主；低分化者常无腺样结构，呈实心条索状，细胞异型性明显。

2）鳞状细胞癌：肺癌的常见类型，患者多为有吸烟史的中老年男性。常发生于段以上大支气管，多为中央型肺癌。组织学上可分为角化型、非角化型和基底细胞样型。角化型癌巢中有角化珠形成；非角化型无角化珠形成；基底细胞样型癌细胞较小，似基底细胞样形态。

3）神经内分泌癌：包括小细胞癌、大细胞神经内分泌癌和类癌等。患者多为男性，与吸烟密切相关。小细胞癌是肺癌中分化最低、恶性度最高的一种。生长迅速、转移早。手术切除效果差，但对放疗及化疗敏感。多为中央型，常发生于大支气管，形成巨块。镜下，癌细胞小，圆形或卵圆形，似淋巴细胞，也可呈梭形或燕麦形，胞质少，似裸核，癌细胞呈弥漫分布或呈片状、条索状排列，又称燕麦细胞癌。电镜下胞质内可见神经分泌颗粒。

2. 扩散途径　可经直接蔓延，或淋巴道及血行转移到其他器官和组织。

3. 临床病理联系　依肿瘤侵犯组织和器官的范围不同而出现相应的临床表现，可表现为咳嗽、痰中带血、胸痛等。此外，小细胞癌可引起类癌综合征，表现为支气管痉挛、阵发性心动过速、水样腹泻和皮肤潮红等。

实习目的

1. 观察大叶性肺炎、小叶性肺炎及病毒性肺炎的病变特点，解释其临床病理联系，并比较三种肺炎病变的异同点。

2. 观察慢性支气管炎、支气管扩张症的病变特点，解释其临床病理联系。

3. 观察肺气肿的病理变化，理解慢性阻塞性肺疾病与肺气肿、肺源性心脏病的相互关系。

4. 观察硅肺的基本病理变化，明晰其分期。

5. 列举肺癌的大体及组织学类型。

实习内容及观察要点

大体标本

10-1　大叶性肺炎(红色肝样变期)(lobar pneumonia, red hepatization)

病变肺叶肿大，呈暗红色，质地变实如肝脏，肺切面呈颗粒状(肺泡腔内炎性渗出物突出于切面所致)。病变肺叶重量增加，胸膜表面有纤维蛋白性渗出物覆盖。

10-2　大叶性肺炎(灰色肝样变期)(lobar pneumonia, gray hepatization)

病变肺叶肿大，质实，切面呈颗粒状，肺实变区由暗红色转为灰白色(图10-1)。

10-3　小叶性肺炎(lobular pneumonia)

病变累及两肺各叶，呈多发、灶状分布，通常以下叶和背侧较为严重。病灶大小不等，多数相当于小叶范围(直径约为1cm)，形状不规则，质地较实。切面病变组织变实，略隆起，呈灰黄色。病灶中常可见小支气管的断面，挤压可见脓性渗出物从断面处流出。病灶周围常可见暗红色的肺组织充血区或灰白色的代偿性肺气肿区(图10-2)。

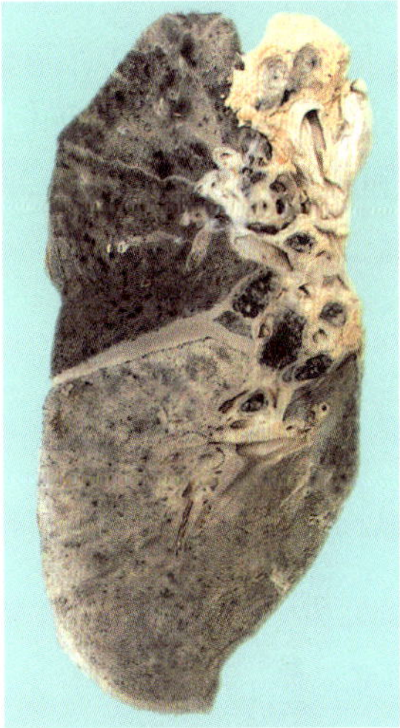

图10-1　大叶性肺炎

肺下叶肿胀实变，切面呈灰白色。

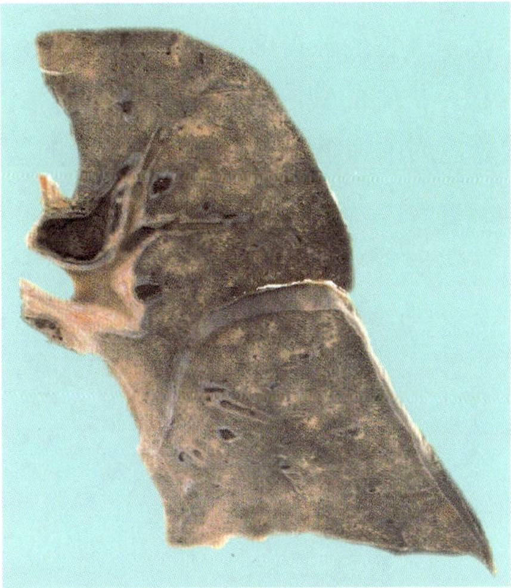

图10-2　小叶性肺炎

切面可见多个散在、大小不等、形状不规则的实变病灶。

10-4　肺脓肿(pulmonary abscess)

肺内有脓肿形成，脓肿内含有黄色脓液，周围有多少不等的纤维组织包绕。

10-5　病毒性肺炎(viral pneumonia)

炎症灶较大，呈黄白色、质实，占据多数小叶。部分炎症组织坏死，小叶间隔增宽，如砌石状(图10-3)。

10-6　肺气肿(pulmonary emphysema)

双肺体积显著增大，边缘钝圆。肺组织因缺血而呈灰白色，质地变软，弹性降低，指压后留有压痕(图10-4)。

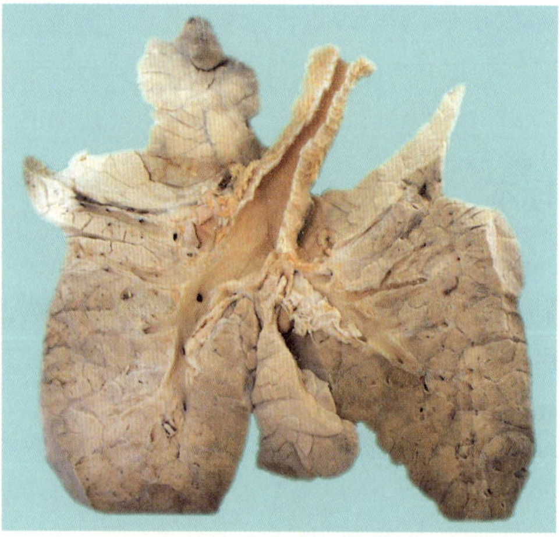

图 10-3　病毒性肺炎
肺切面可见形如砌石状的病灶。

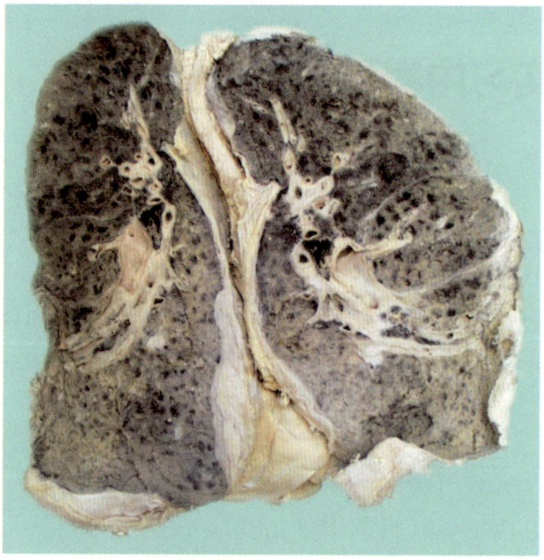

图 10-4　肺气肿
肺因过度充气而显著膨大，边缘钝圆。

10-7　支气管扩张症（bronchiectasis）

病变支气管可呈筒状或囊状扩张。扩张支气管、细支气管可连续延伸至胸膜下，亦可呈节段性扩张。扩张支气管的数目多少不等，大小由豌豆大至鸡蛋大，筒状和囊状扩张可同时并存，甚至使肺呈蜂窝状。扩张的管腔内常潴有黄绿色脓性或血性渗出物。有的管壁可见因黏膜肥厚而形成的纵行皱襞。周围肺组织常发生程度不等的萎陷、纤维化和肺气肿（图 10-5）。

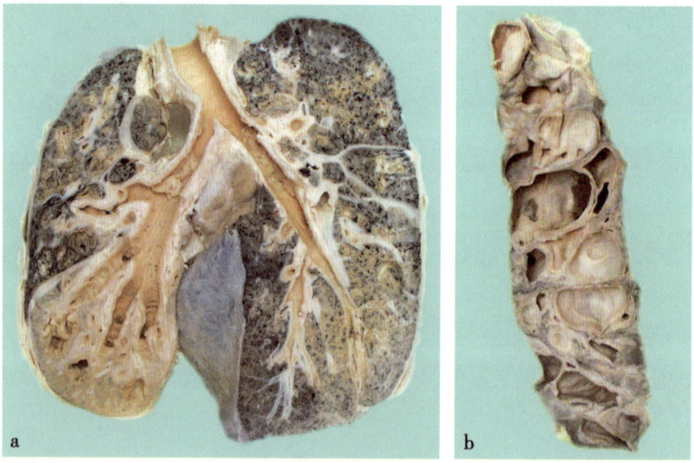

图 10-5　支气管扩张症
a. 支气管筒状扩张：肺切面支气管呈筒状扩张并见肺内感染和纤维化；b. 支气管囊状扩张：支气管囊状扩张使肺呈蜂窝状。

10-8　慢性肺源性心脏病（chronic cor pulmonale）

两肺呈肺气肿改变。心脏体积增大，右心室壁肥厚，心腔扩张，心尖部钝圆（主要由右心室肥大导致）。扩张的右心室使心脏横径增大，室上嵴、乳头肌、肉柱明显增粗（图 10-6）。

10-9　硅肺（silicosis）

肺内结缔组织弥漫性增生，部分形成大小不等的结节，较大结节中心有坏死。

10-10　肺癌（lung cancer）

此标本为周围型肺癌，靠近胸膜的肺周边部见圆形、灰白色的肿块（图 10-7）。

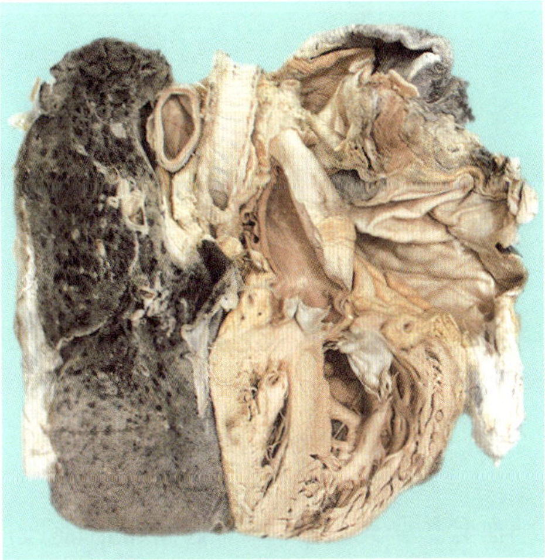

图 10-6　慢性肺源性心脏病

肺呈气肿状态，右心室明显肥大，心尖钝圆。

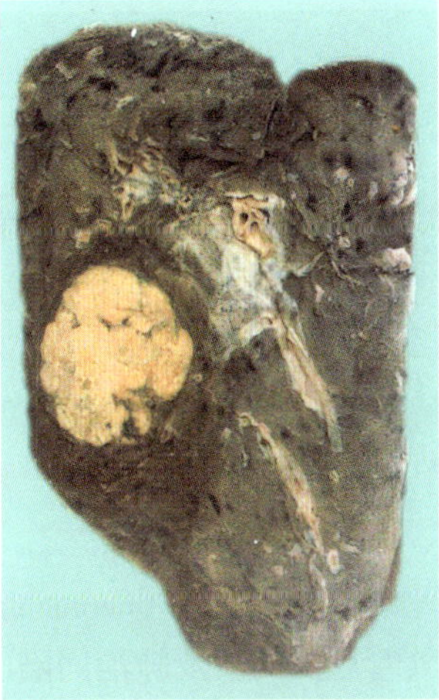

图 10-7　肺癌

肺周边胸膜下可见孤立的圆形、灰白色肿块。

显微镜切片

10-11　大叶性肺炎（灰色肝样变期）（lobar pneumonia，gray hepatization）

肺组织完全实变，肺泡壁结构完整，部分肺泡壁毛细血管轻度充血、扩张，肺泡腔内充满渗出物。渗出物以中性粒细胞及纤维蛋白为主，并可见少量红细胞及巨噬细胞（图 10-8）。

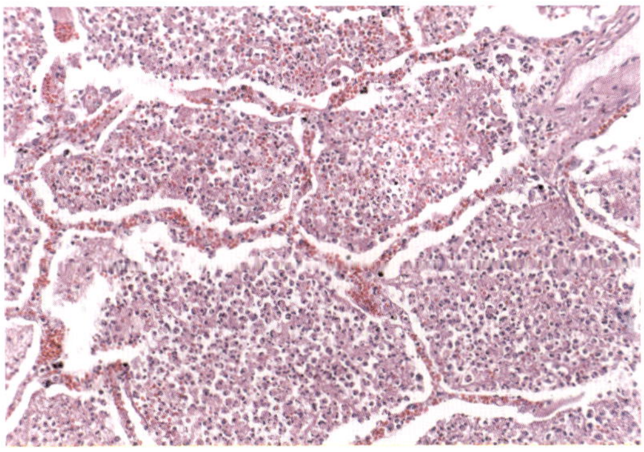

图 10-8　大叶性肺炎

肺泡腔内充满大量中性粒细胞及纤维蛋白，肺泡壁结构完整。

10-12　小叶性肺炎（lobular pneumonia）

肺组织内可见多个散在病灶，病灶中可见一个化脓的细支气管，管壁充血，中性粒细胞浸润；病灶中细支气管和肺泡壁有破坏，其腔内充满大量中性粒细胞、坏死脱落的上皮细胞及少量红细胞。病灶周围肺泡壁毛细血管充血，肺泡腔内可见浆液和中性粒细胞渗出（图 10-9）。

10-13　间质性肺炎（interstitial pneumonia）

肺泡间隔明显增宽，细支气管管壁及小叶间隔增厚，增厚的肺泡间隔及细支气管周围组织可见毛细血管扩张充血，有多量淋巴细胞、单核细胞浸润；肺泡腔变小，腔内无渗出物，细支气管管腔也无明显渗出改变，可见部分Ⅱ型肺泡上皮细胞增生（图 10-10）。

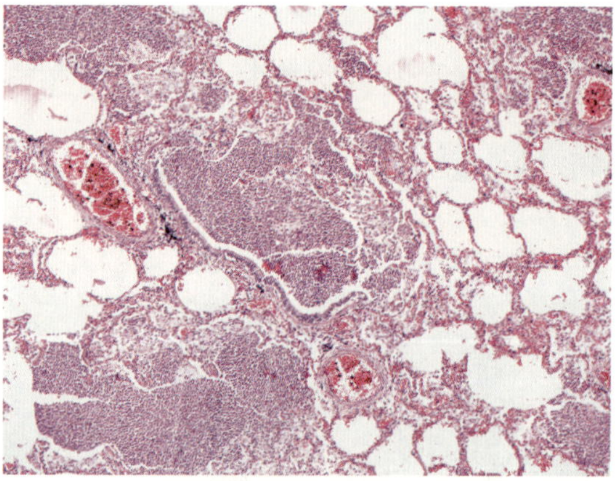

图 10-9　小叶性肺炎
肺组织内可见多个散在病灶，病灶中可见化脓的细支气管，腔内充满脓性渗出物。

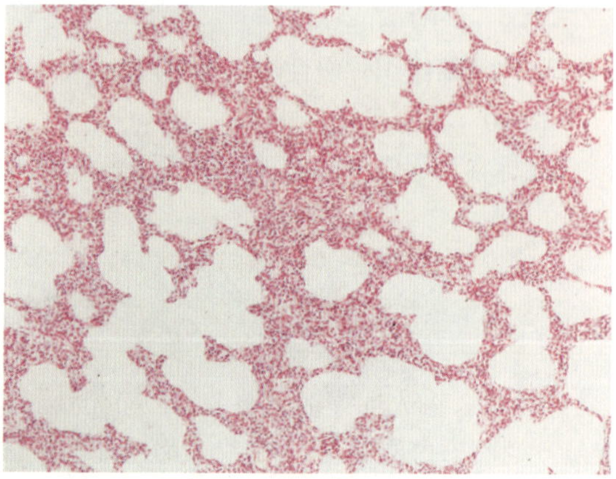

图 10-10　间质性肺炎
肺泡间隔增宽，肺泡腔变小，腔内无渗出物。

10-14　病毒性肺炎（viral pneumonia）

小、细支气管周围间质及肺泡间隔内毛细血管扩张充血，单核细胞、淋巴细胞浸润；小、细支气管管腔及部分肺泡腔内可见渗出的淋巴细胞、单核细胞、浆液、纤维蛋白等；病灶中心小、细支气管黏膜和肺泡上皮以及腔内渗出物均有部分发生坏死，呈均质粉染细颗粒状；在增生的肺泡上皮或支气管上皮内，可见核内包涵体，呈圆形，均质，周围常有一清晰透明晕（图 10-11）。

10-15　慢性支气管炎（chronic bronchitis）

黏膜层部分上皮细胞坏死脱落，可见鳞状上皮化生；黏膜下层腺体增生肥大，浆液腺发生黏液腺化生；管壁平滑肌断裂、萎缩，喘息型者可增生、肥大；软骨可变性、萎缩或骨化；管壁各层血管扩张充血，淋巴细胞、浆细胞浸润（图 10-12）。

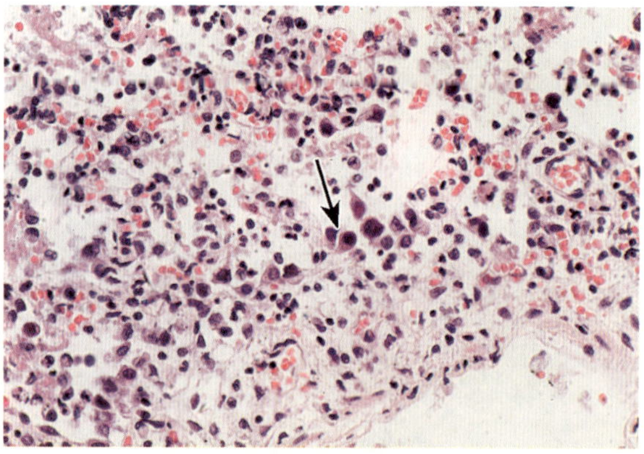

图 10-11　病毒性肺炎
增生的肺泡上皮内可见病毒包涵体（如箭头所示）。

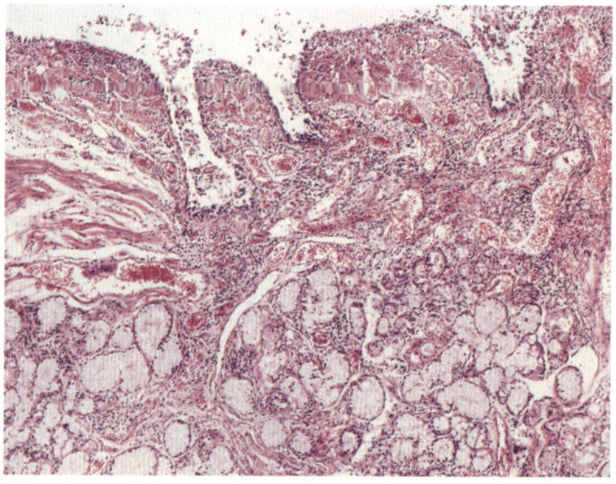

图 10-12　慢性支气管炎
支气管黏膜上皮脱失，黏膜下层腺体增生肥大，浆液腺发生黏液腺化生。

10-16　硅肺(silicosis)

肺内可见多个结节性病灶,硅结节由呈同心圆状排列的胶原纤维组成,并发生玻璃样变,中心有坏死,呈粉染颗粒状无结构物,周围为增生的纤维组织;肺间质弥漫纤维化,肺泡壁增厚,血管、支气管周围纤维结缔组织增生;病变周围肺组织可见呼吸性细支气管、肺泡囊、肺泡扩张,呈代偿性肺气肿改变。

10-17　鼻咽癌(nasopharyngeal carcinoma)

标本为泡状核细胞癌,其癌细胞呈片状或不规则巢状分布。癌细胞胞质丰富,境界不清,常呈合体状聚集成堆。细胞核大,圆形或卵圆形,呈空泡状,染色质少,有 1~2 个大而明显的核仁,核分裂象少见。

10-18　小细胞肺癌(small cell lung carcinoma)

肿瘤细胞密集成巢,与间质界限清楚。癌细胞呈圆形或卵圆形,也可呈梭形或燕麦形,体积小,大小不等,胞质少,染色质颗粒粗大,核浓染似裸核,呈圆形、椭圆形或短梭形,大小不等,可见核分裂象。癌组织内可见凝固性坏死。癌周围肺组织水肿,肺泡腔内有渗出物(图 10-13)。

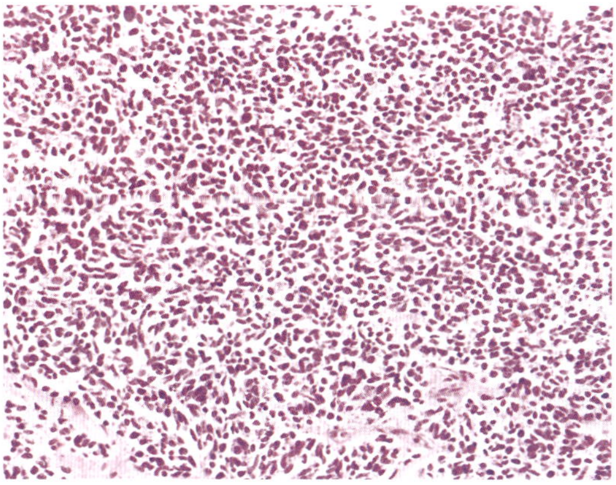

图 10-13　小细胞肺癌

癌细胞体积小,呈圆形、卵圆形、梭形或燕麦形,胞质少似裸核。

思考题

1. 患者男性,20 岁。几天前回家路上恰遇暴雨,躲避不及全身淋透,回家后出现高热 39.8℃,伴寒战、胸痛,咳嗽、咳铁锈色痰。查体:左肺下叶叩诊浊音,听诊可闻及支气管呼吸音。X 线检查见左肺下叶大片致密阴影。其可能患何种疾病? 简述该疾病的病变特点及临床病理联系。

2. 患者男性,70 岁,因股骨颈骨折卧床数月。最近常咳嗽,并咳黄色黏液脓性痰。查体:双肺下叶可闻及湿啰音。X 线片示双肺下叶不规则小片状模糊阴影。该患者可能患有何种疾病? 简述该疾病的镜下特点。

3. 患者男性,50 岁,吸烟近 30 年。3 年前每当气候转凉即开始咳嗽,咳白色黏痰,每年持续 3 个月左右,直至天气转暖后好转。近 1 年来咳嗽发作频繁,但干咳少痰。该患者可能患有哪种疾病? 简述该病的病理变化。

4. 患者男性,50 岁。曾在陶瓷厂工作近 30 年,因慢性肺源性心脏病致呼吸衰竭、心力衰竭死亡。尸检时双肺重量及体积均有增加,双肺中、下肺叶近肺门处有多个散在灰白结节,结节圆形、直径 2~5mm、质硬;双肺结节病变未超过全肺 1/3。该患者可能患有哪几种疾病? 分别简述这几种疾病的病理变化。

5. 患者男性,40 岁。有吸烟史。2 个月前出现咳嗽、痰中带血,X 线检查发现左肺门处有一直径 2cm、近圆形、不规则、密度增高阴影;近日复查见肿物阴影的直径增大至 3.5cm。纤维支气管镜取材,镜检发现癌细胞。试判断其可能为肺癌的哪种大体类型并简述其镜下的病变特点。

(李艳茹)

第十一章　消化系统疾病

11章

理论纲要

掌握　慢性萎缩性胃炎的病变特点，消化性溃疡病的病理变化及并发症；阑尾炎的病理变化；病毒性肝炎的基本病理变化及各型肝炎的病变特点，肝硬化的病理变化及临床病理联系；胃癌的病理变化。

熟悉　特殊类型胃炎；肝癌的分型及病理变化。

了解　胆囊炎、胆石症的病理变化，消化系统疾病的病因及发病机制；食管癌、大肠癌及胰腺癌的分型和病理变化。

一、慢性胃炎

慢性胃炎（chronic gastritis）是胃黏膜的慢性非特异性炎症，其病因和发病机制目前尚未完全明了。一般是由幽门螺杆菌（*H. pylori*）感染、长期慢性刺激、十二指肠液反流对胃黏膜屏障的破坏和自身免疫性损伤等原因引起。根据病理变化的不同，慢性胃炎可分为非萎缩性胃炎（慢性浅表性胃炎）和慢性萎缩性胃炎两类。二者的区别见表 11-1。慢性萎缩性胃炎又分为 A、B 两型，其区别见表 11-2。

表 11-1　非萎缩性胃炎和慢性萎缩性胃炎的异同点

特点	非萎缩性胃炎	慢性萎缩性胃炎
部位	胃窦部	胃体、胃底、胃窦部
范围	多灶性或弥漫性	多灶性或弥漫性
肉眼观察	胃黏膜充血、水肿，伴有点状出血和糜烂	胃黏膜变薄，皱襞变浅，可见黏膜下血管
镜下	胃黏膜浅层病变，黏膜充血、水肿，固有层内淋巴细胞、浆细胞等慢性炎症细胞浸润，腺体保持完整	胃黏膜变薄，腺体变小、数目减少，固有层内有多量的淋巴细胞、浆细胞浸润，肠上皮化生，纤维组织增生

表 11-2　慢性萎缩性胃炎 A 型与 B 型的鉴别

鉴别点	A 型	B 型
病因与发病机制	自身免疫	幽门螺杆菌感染
病变部位	胃体部或胃底部	胃窦部
抗壁细胞和内因子抗体	阳性	阴性
血清胃泌素水平	高	低
胃内 G 细胞的增生	有	无
血清中自身抗体	阳性（>90%）	阴性

续表

鉴别点	A型	B型
胃酸分泌	明显降低	中度降低或正常
血清维生素 B_{12} 水平	降低	正常
恶性贫血	常有	无
伴发消化性溃疡	无	高

二、消化性溃疡病

消化性溃疡病(peptic ulcer disease)是以胃或十二指肠黏膜形成慢性溃疡为特征的一种常见病。十二指肠溃疡较胃溃疡多见,其发生常与幽门螺杆菌感染、胃液的消化作用、黏膜抗消化能力降低、神经和内分泌功能失调及遗传因素等有关。

胃溃疡多位于胃小弯侧,愈近幽门愈多见,尤多见于胃窦部,少见于胃底及大弯侧。肉眼观,溃疡常为一个,呈圆形或椭圆形,直径多在2cm以内,溃疡边缘整齐,状如刀切,底部平坦、较深,溃疡周围的胃黏膜皱襞呈放射状。

镜下,溃疡底部由内向外分四层,即炎性渗出物层、坏死组织层、肉芽组织层和陈旧瘢痕组织层。胃溃疡的并发症有出血、穿孔、幽门狭窄和癌变。

十二指肠溃疡常发生在球部前壁或后壁,溃疡浅且小,基本病变与胃溃疡相似,不易癌变。

三、阑尾炎

阑尾炎(appendicitis)临床上主要表现为转移性右下腹疼痛、呕吐伴有体温升高及末梢血中性粒细胞升高。分为急性和慢性两类。其发病的主要因素是细菌感染和阑尾腔阻塞。各型阑尾炎的病理变化见表11-3。

表11-3　各型阑尾炎的病理变化

类型		大体	镜下
急性	单纯性	阑尾轻度肿胀、浆膜面充血、失去正常光泽	黏膜上皮可见一个或多个缺损,并有中性粒细胞浸润和纤维蛋白渗出。黏膜下各层有炎性水肿
	蜂窝织炎性	阑尾显著肿胀,浆膜高度充血,表面覆以脓性渗出物	可见炎性病变呈扇面形由表浅层向深层扩延,直达肌层及浆膜层。阑尾壁各层皆为大量中性粒细胞弥漫浸润,并有炎性水肿及纤维蛋白渗出
	坏疽性	阑尾呈暗红色或黑色,常导致穿孔,引起弥漫性腹膜炎或阑尾周围脓肿	阑尾壁各层可见组织发生坏死
慢性		主要是急性炎症治愈后所遗留的状态,管腔狭窄或闭锁,外观上常呈屈曲状态	阑尾壁不同程度纤维化及慢性炎症细胞浸润

四、病毒性肝炎

病毒性肝炎是指由一组肝炎病毒引起的以肝细胞变性、坏死为主要病变的常见传染病。目前已证实引起病毒性肝炎的肝炎病毒有甲型(HAV)、乙型(HBV)、丙型(HCV)、丁型(HDV)及戊型

（HEV）五种，目前认为庚型（HGV）能在单核细胞中复制，是否为肝炎病毒尚有争议（表 11-4）。

表 11-4　各型肝炎病毒及其所致的相应肝炎的特点

肝炎病毒型	病毒性质	潜伏期/周	传染途径	转成慢性肝炎的概率	发生重症肝炎的概率
HAV	单链 RNA	2~6	粪-口	罕见	0.1%~0.4%
HBV	DNA	4~26	密切接触 输血、静脉注射	5%~10%	<1%
HCV	单链 RNA	2~26	同上	>70%	极少
HDV	缺陷型 RNA	4~7	同上	共同感染<5%，重叠感染 80%	共同感染 3%~4%
HEV	单链 RNA	2~8	粪-口	少见（可见于免疫抑制患者）	合并妊娠者 20%
HGV	单链 RNA	不详	输血、静脉注射	罕见	不详

注：共同感染是指 HDV 与 HBV 同时感染；重叠感染是指在慢性 HBV 感染的基础上重叠感染 HDV。

（一）基本病理变化

1. 肝细胞变性坏死

（1）肝细胞变性：包括细胞水肿（胞质疏松化和气球样变）、嗜酸性变和脂肪变性（微泡型脂肪变和大泡型脂肪变）。

（2）肝细胞坏死与凋亡：包括凋亡和溶解性坏死。溶解性坏死又可表现为：①点状坏死：为单个至数个肝细胞的坏死。②碎片状坏死：为肝小叶周边部界板肝细胞的灶性坏死和崩解。③桥接坏死：为中央静脉与门管区之间，或两个门管区之间，或两个中央静脉之间出现的互相连接的坏死带。④亚大块及大块坏死：肝细胞坏死在肝实质 1/2~2/3 之间为亚大块坏死；肝细胞坏死大于肝实质 2/3 为大块坏死。

2. 其他变化　包括炎症细胞浸润、再生（肝细胞再生、间质反应性增生、小胆管增生）及纤维化。

（二）临床病理类型

1. 急性（普通型）肝炎　肉眼观，肝脏肿大，质较软，表面光滑。镜下见肝细胞胞质疏松淡染和气球样变，体积增大，排列紊乱拥挤，肝窦受压而变窄，肝细胞内可见淤胆现象。肝细胞坏死轻微，肝小叶中可见点状坏死与嗜酸性小体。肝小叶内与门管区可见炎症细胞浸润。

2. 慢性（普通型）肝炎　慢性肝炎的病变是一个连续动态的过程，轻、重病变之间可相互转化。轻者，肝小叶结构保存完整，小叶内肝细胞坏死轻微；门管区少量慢性炎症细胞浸润，少量纤维组织增生。重者，门管区出现持续的碎片状坏死和桥接坏死；门管区周围纤维间隔或桥接纤维化形成。随着病变的进展，晚期转变为肝硬化。此外，肝细胞和毛细胆管有不同程度的淤胆，细小胆管增生、库普弗细胞肥大增生也较明显。

3. 急性重型肝炎　肉眼观，肝体积明显缩小，被膜皱缩，质地柔软，切面呈黄色或红褐色，部分区域呈红黄相间的斑纹状。镜下见肝细胞坏死广泛而严重（大块坏死），肝细胞索解离，肝细胞溶解。肝窦明显扩张、充血甚至出血，库普弗细胞增生肥大。肝小叶内及门管区可见以淋巴细胞和单核细胞为主的炎症细胞浸润，残留的肝细胞无明显再生现象。

4. 亚急性重型肝炎　肉眼观，肝体积缩小，表面被膜皱缩不平，质地软硬程度不一，部分区域呈大小不一的结节状。切面见坏死区呈红褐色或土黄色，再生的结节因胆汁淤积而呈黄绿色。镜下见肝细胞的亚大块坏死，再生肝细胞排列形成不规则的结节状。肝小叶内可见明显的炎症细胞浸润，小叶周边部有细小胆管增生。

五、酒精性肝病

酒精性肝病是慢性酒精中毒的主要表现之一，其病理改变常表现为脂肪肝、酒精性肝炎和酒精性肝硬化。酒精性肝炎镜下常出现三种病变：肝细胞脂肪变性、Mallory 小体形成和点灶状肝细胞坏死伴有中性粒细胞浸润。酒精性肝硬化是由脂肪肝和酒精性肝炎进展而来，为酒精性肝病的最终病变。肝脏表面和切面可见弥漫性分布的小结节，属于小结节型肝硬化，传统上也称为门脉性肝硬化。

六、肝硬化

肝硬化是以肝细胞弥漫性变性、坏死，肝内纤维组织增生和肝细胞结节状再生为基本病理特征的慢性进行性病变。

（一）病因及发病机制

病毒性肝炎
慢性酒精中毒
胆汁淤积
药物及化学毒物
营养及代谢障碍
} 肝细胞弥漫性损伤→胶原纤维增生→假小叶形成→血液循环改建→肝功能障碍→肝硬化

（二）分型及病理变化

肝硬化的分类方法尚不统一，按病因分类，可分为病毒性肝炎性、酒精性、胆汁性、代谢性、药物及化学毒物性、淤血性和寄生虫性肝硬化等。以前也有人将其分为门脉性、坏死后性和胆汁性肝硬化。按大体形态学特点，可分为小结节型肝硬化、大结节型肝硬化及混合结节型肝硬化。

1. 小结节型肝硬化（micronodular cirrhosis）

（1）肉眼观：早期肝体积可正常或稍增大，重量增加，质地正常或稍硬。晚期肝体积缩小，重量减轻，硬度增加。表面和切面呈弥漫全肝的小结节。结节周围有灰白色纤维间隔包绕。

（2）镜下：①正常肝小叶结构破坏，被假小叶所取代。②假小叶内的肝细胞排列紊乱，可有变性、坏死及再生的肝细胞。小叶内中央静脉常缺如、偏位或两个以上。也可见再生的肝细胞结节。③包绕假小叶的纤维间隔宽窄比较一致。④纤维间隔内可见小胆管增生及炎症细胞浸润。

2. 大结节型肝硬化（macronodular cirrhosis）　是由病毒性肝炎、药物及化学物质中毒等原因引起的肝细胞大片坏死，在此基础上形成的肝硬化。肝脏体积缩小、变硬，结节大小悬殊，切面纤维结缔组织间隔宽，且厚薄不均。假小叶形态大小不一，假小叶内的肝细胞有不同程度的变性、坏死，纤维间隔较宽，其内有多量炎症细胞浸润及小胆管增生。

3. 混合结节型肝硬化（mixed nodular cirrhosis）　粗、细结节的含量大致相等，为上述两型的混合型。

（三）临床病理联系

1. 门静脉高压症　其形成原因有肝内广泛的结缔组织增生、假小叶压迫小叶下静脉、肝内肝动脉小分支与门静脉小分支的异常吻合。主要临床表现有：①慢性淤血性脾大；②腹腔积液，其原因包括门静脉流体静压升高、低蛋白血症、肝脏对醛固酮及抗利尿激素灭活功能下降等;③侧支循环形成,导致食管下段静脉丛、直肠静脉丛及脐周浅静脉网扩张;④胃肠淤血、水肿。

2. 肝功能障碍　包括蛋白质合成障碍、出血倾向、胆色素代谢障碍、对激素的灭活作用减弱和肝性脑病(曾称为肝昏迷)。

七、胆囊炎与胆石症

(一) 胆囊炎

胆囊炎多由大肠埃希菌或葡萄球菌等引起,且多有胆汁淤滞作为发病的基础。可分为急性胆囊炎和慢性胆囊炎。

1. 急性胆囊炎　黏膜充血水肿,上皮细胞变性、坏死脱落,管壁内不同程度的中性粒细胞浸润。初期常伴有卡他性炎,病变继续发展可形成蜂窝织炎性胆囊炎。严重者可发生坏疽性胆囊炎,穿孔后引起胆汁性腹膜炎。

2. 慢性胆囊炎　多由急性炎症反复发作迁延所致。胆囊黏膜多发生萎缩,各层组织中均有淋巴细胞、单核细胞浸润和明显纤维化。

(二) 胆石症

胆石症是指胆汁的某些成分(胆色素、胆固醇和钙等)在各种因素作用下析出、凝集而形成结石,可发生于胆管和胆囊内。其发生与胆汁理化性状的改变、胆汁淤滞及感染有关。胆石可分为色素性胆石、胆固醇性胆石和混合性胆石。

八、消化系统常见肿瘤

(一) 食管癌

食管癌的发生与饮食习惯、慢性炎症、环境及遗传因素有关。

1. 早期癌　临床无明显症状。病变局限,多为原位癌或黏膜内癌,未侵犯肌层,无论是否存在淋巴结转移。肉眼观,癌变处黏膜轻度糜烂或表面呈颗粒状、微小的乳头状。镜下绝大部分为鳞状细胞癌。

2. 中晚期癌　患者多出现吞咽困难等典型临床症状。根据肉眼形态特点可分为髓质型、蕈伞型、溃疡型和缩窄型。镜下主要为鳞状细胞癌,腺癌次之。食管癌可经直接蔓延、淋巴道及血道扩散至其他器官或组织。

(二) 胃癌

胃癌的发生可能与环境、生活饮食习惯、食物中的致癌物质、幽门螺杆菌感染及慢性胃疾病等因素有关。

1. 早期胃癌　癌组织浸润仅限于黏膜层或黏膜下层,无论有无淋巴结转移。直径≤0.5cm者称为微小癌。直径为0.6~1.0cm者称小胃癌。早期胃癌大体分为隆起型、表浅型和凹陷型。镜下以管状腺癌多见,其次为乳头状腺癌,最少见者为未分化癌。

2. 中晚期胃癌(进展期胃癌)　指癌组织浸润超过黏膜下层的胃癌。大体上可分为息肉型或蕈伞型、溃疡型(应与胃溃疡相鉴别,见表11-5)和浸润型(弥漫浸润时形成革囊胃)。镜下组织类型主要为腺癌(管状腺癌、乳头状腺癌、黏液腺癌、低黏附性癌和混合性癌),少数为腺鳞癌、鳞状细胞癌和未分化癌等。

表 11-5　胃良、恶性溃疡的大体形态鉴别表

鉴别点	良性溃疡(胃溃疡)	恶性溃疡(溃疡型胃癌)
形状	圆形或椭圆形	不规则形,皿状或火山口状
大小	溃疡直径一般<2cm	溃疡直径常>2cm
深度	较深	较浅
边缘	整齐,不隆起	不整齐,隆起
底部	较平坦	凹凸不平,有坏死,出血明显
周围黏膜	黏膜皱襞向溃疡集中	黏膜皱襞中断,呈结节状肥厚

胃癌可经直接蔓延、淋巴道转移、血行转移及种植性转移扩散到其他组织或器官。

(三) 大肠癌

大肠癌是由饮食习惯、遗传因素及某些伴有肠黏膜增生的慢性肠疾病引起的。大体形态可分为隆起型、溃疡型和浸润型。大肠肿瘤组织只有侵犯黏膜肌层到达黏膜下层才称为癌,只要不超过黏膜肌层,均称为上皮内瘤变。组织学类型有:腺癌、非特殊型、黏液腺癌、印戒细胞癌、锯齿状腺癌、髓样癌、腺瘤样腺癌、微乳头状腺癌、未分化癌和腺鳞癌等多种类型。临床主要以腺癌、非特殊型多见。

(四) 原发性肝癌

根据组织学来源和特点,原发性肝癌分为三型:肝细胞癌、肝内胆管癌和混合型肝细胞癌-胆管癌。

1. 肝细胞癌　其发生与病毒性肝炎、肝硬化、酒精、真菌及其毒素有关。

依据肉眼形态,可分为单结节型、多结节型、弥漫型及巨块型。

(1) 单结节型:是指单个界限较清的癌结节,多呈球形,切面均匀一致,包膜可有或无。米兰(Milan)标准定义单发肿瘤直径≤5cm,或多发病灶数量≤3 个且其中最大径≤3cm 的肝癌为小肝癌。

(2) 多结节型:最常见,癌结节散在,常伴有肝硬化。

(3) 弥漫型:癌组织弥散于肝内,结节不明显。

(4) 巨块型:肿瘤体积巨大,多数直径 >10cm,瘤体周围常有卫星状癌结节。

镜下,分化高者癌细胞类似肝细胞,分泌胆汁,癌细胞排列成巢状,血管多,间质少。分化低者异型性明显,癌细胞大小不一,形态各异。

2. 肝内胆管癌　癌细胞呈腺管状排列,可分泌黏液,间质较多。

3. 混合型肝细胞癌-胆管癌　具有肝细胞癌和肝内胆管癌两种成分。

肿瘤可经肝内直接蔓延,淋巴道、血行及种植性转移而播散到其他组织和器官。

(五) 胰腺癌

胰腺癌可发生于胰腺的头、体、尾部或累及整个胰腺,胰头部最常见。肉眼观,肿块大小不等,形状不一。镜下常见组织学类型有导管腺癌、囊腺癌、黏液癌及实性癌。胰腺癌可经直接蔓延、淋巴道及血行扩散转移到其他组织和器官。

实习目的

1. 观察消化性溃疡病、慢性萎缩性胃炎及阑尾炎的病理变化,辨识胃溃疡的形态特点,比较急

性阑尾炎与慢性阑尾炎的病变特点。

2. 观察肝炎和肝硬化的病理变化，区分急性普通型肝炎、急性和亚急性重型肝炎、小结节型肝硬化的形态特点，理解病变与临床表现之间的联系，注意比较各型肝炎及各型肝硬化的异同。

3. 观察并学会辨认胆囊炎及消化系统肿瘤的病理变化。

实习内容及观察要点

大体标本

11-1　消化性溃疡病（peptic ulcer disease）

胃小弯处有一圆形溃疡，边缘整齐，周围黏膜皱襞向溃疡处集中。此标本为慢性胃溃疡（图11-1）。

11-2　急性化脓性阑尾炎（acute suppurative appendicitis）

阑尾肿胀，浆膜面充血，可见脓性渗出物。切面见阑尾壁因炎症渗出而显著增厚。黏膜面坏死、化脓，有溃疡形成。因阑尾腔内充满脓液，故阑尾呈挺直状。

11-3　急性坏疽性阑尾炎（acute gangrenous appendicitis）

阑尾明显肿胀，有出血坏死，坏死部分呈灰绿色或红黑色。

11-4　慢性阑尾炎（chronic appendicitis）

由于瘢痕形成、狭窄或闭锁，管腔外观上常呈屈曲状态。

11-5　阑尾黏液囊肿（appendiceal mucocele）

阑尾明显增粗变大，内腔扩张，管壁变薄，充满大量黏液，表面血管扩张充血。

11-6　急性重型肝炎（急性黄色肝萎缩）（acute severe hepatitis）

肝脏体积明显缩小，部分呈暗红色，为出血、坏死部分。质软，被膜有皱褶，边缘锐利（图11-2）。

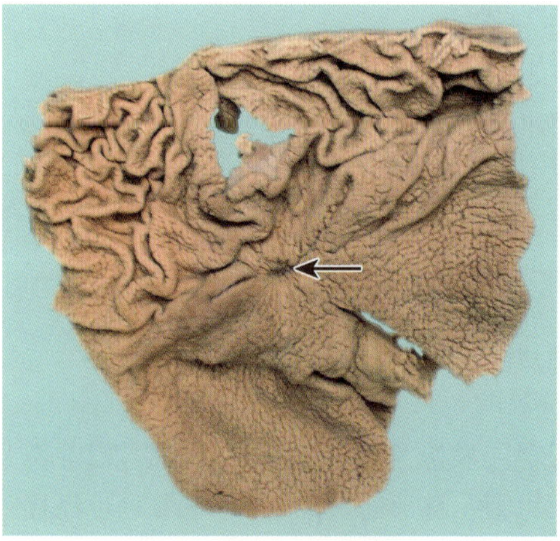

图11-1　慢性胃溃疡

胃小弯处有一圆形溃疡，边缘整齐，周围黏膜皱襞向溃疡处集中。箭头所指处为溃疡病灶。

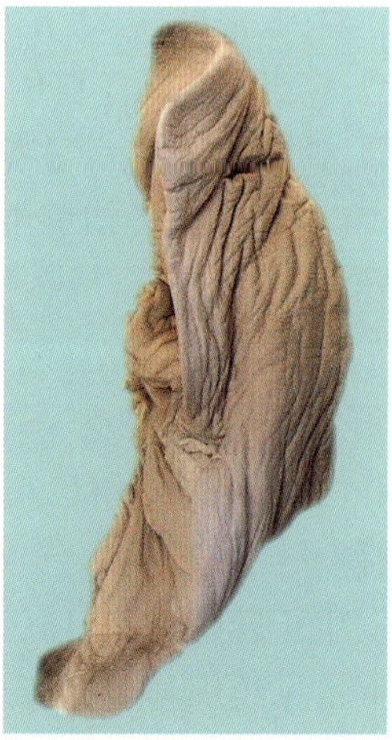

图11-2　急性重型肝炎

肝脏体积缩小，重量较轻，被膜有皱褶，边缘变锐。

11-7　亚急性重型肝炎(亚急性黄色肝萎缩)(subacute severe hepatitis)

肝脏体积明显缩小,表面可见多个黄白色突出的小结节。切面颜色不一,绿色部分为残留肝组织淤胆;黄白色结节为新生肝组织,其余带灰白色的部分有结缔组织增生。

11-8　小结节型肝硬化(micronodular cirrhosis)

肝脏体积缩小,重量减轻,质地变硬,颜色灰褐,表面不平,呈结节状。切面可见大小不等、灰黄色、圆形或不规则形结节,结节之间有多量增生的灰褐色纤维结缔组织(图 11-3)。

11-9　胆汁性肝硬化(biliary cirrhosis)

肝脏体积轻度缩小,表面有细小结节,呈深绿色。

11-10　大结节型肝硬化(macronodular cirrhosis)

肝脏表面有大小不等的结节,切面见结节之间有增生的结缔组织,呈灰白色,宽窄不一。

11-11　息肉型胃癌(polypoid type of gastric carcinoma)

肿瘤位于胃后壁近小弯部,呈巨大结节状突入胃腔,表面凹凸不平,组织松脆粗糙,常有坏死及出血,周围黏膜亦因肿瘤组织浸润而粗糙僵硬(图 11-4)。

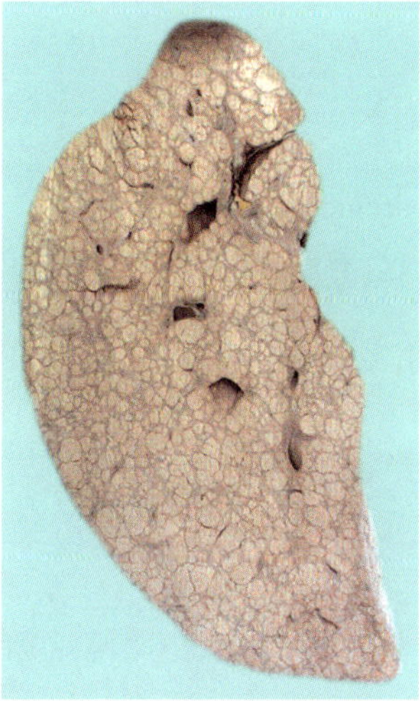

图 11-3　小结节型肝硬化

肝脏体积缩小,切面可见大小不等、灰黄色、圆形或不规则形结节,结节之间为纤维结缔组织间隔。

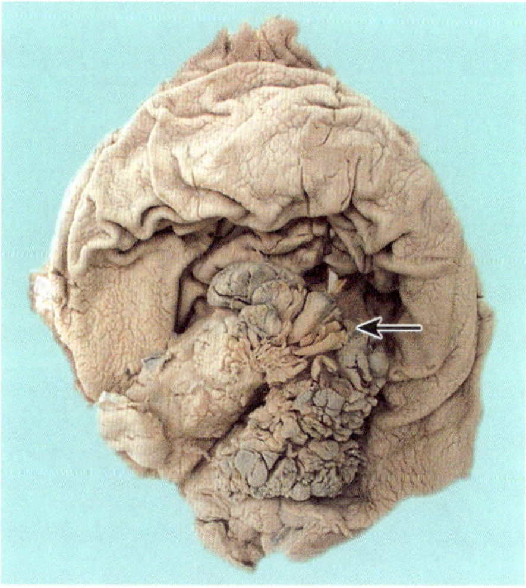

图 11-4　息肉型胃癌

肿瘤呈巨大结节状突入胃腔(箭头所示),表面凹凸不平,组织松脆粗糙。

11-12　溃疡型胃癌(ulcerative type of gastric carcinoma)

肿瘤位于胃小弯部,该部高度增厚,中心部有巨大溃疡形成,溃疡边缘隆起,黏膜粗糙僵硬(图 11-5)。

11-13　浸润型胃癌(infiltrating type of gastric carcinoma)

癌组织沿胃壁呈弥漫性浸润,部分黏膜皱襞消失。由于同时伴有大量纤维组织增生,故胃壁增厚、僵硬,胃腔缩小,犹如革囊,故又名革囊胃(图 11-6)。

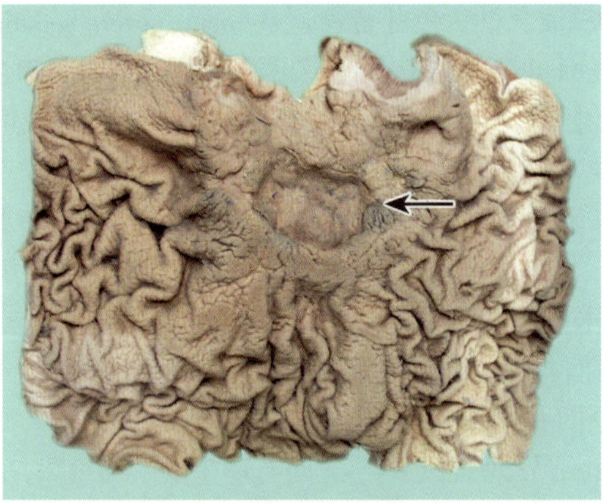

图 11-5　溃疡型胃癌
胃小弯部有巨大溃疡型肿物(箭头所示),溃疡边缘隆起,黏膜粗糙。

11-14　食管癌(carcinoma of esophagus)

食管黏膜面有癌组织生长,表面粗糙不平,并有溃疡形成。溃疡的边缘常呈隆起状态,切面可见灰白色肿瘤组织向黏膜下浸润。

11-15　巨块型肝癌(unifocal large mass type of primary carcinoma of liver)

肝脏有巨大的瘤块,色灰白,质脆、较粗糙,切面明显隆起,有明显坏死。残留的正常肝组织甚少,两者境界清楚(图 11-7)。

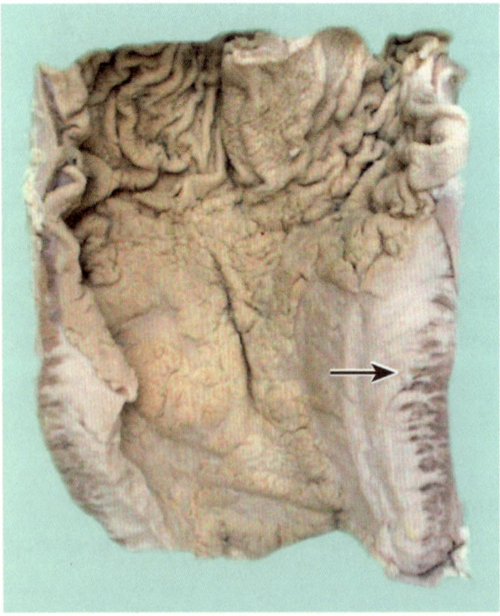

图 11-6　浸润型胃癌
癌组织沿胃壁呈弥漫性浸润(箭头所示),局部黏膜皱襞消失,胃壁增厚、僵硬。

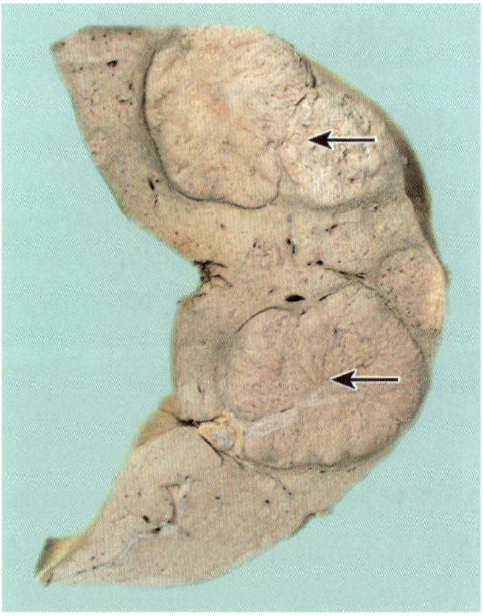

图 11-7　巨块型肝癌
肝脏有巨大的瘤块(箭头所示),色灰白,境界清楚。

11-16　多结节型肝癌（multifocal type with numerous nodules of primary carcinoma of liver）

是在肝硬化的基础上发生的癌变。癌结节较大，数量多，散在分布，圆形或椭圆形、大小不等。癌组织灰白，有的相互融合，形成更大的结节。

11-17　胰腺癌（carcinoma of pancreas）

胰头部有灰白色结节，质地较硬，中心部有坏死，与周围组织境界尚清晰。有的标本浸润严重，境界不清。

11-18　结肠癌（carcinoma of colon）

观察隆起型、溃疡型和浸润型结肠癌。

11-19　急性胆囊炎（acute cholecystitis）

胆囊扩张，黏膜面有纤维蛋白或脓性渗出物附着，胆囊壁因炎性水肿及渗出而增厚。

11-20　慢性胆囊炎（chronic cholecystitis）

胆囊黏膜粗糙，胆囊壁增厚，腔内可见胆结石（图 11-8）。

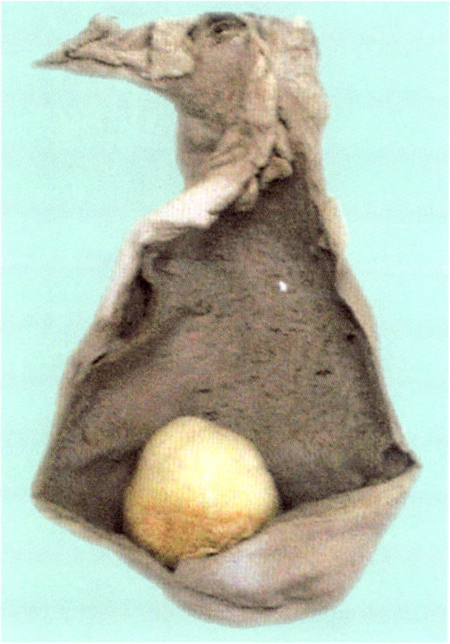

图 11-8　慢性胆囊炎

胆囊黏膜粗糙，腔内有一类圆形结石。

显微镜切片

11-21　慢性萎缩性胃炎（chronic atrophic gastritis）

黏膜皱襞平坦，胃腺体明显减少，黏膜上皮和腺上皮可见肠上皮化生，上皮内有多量的杯状细胞，部分腺体呈囊性扩张。固有层内有大量淋巴细胞、浆细胞、嗜酸性粒细胞等慢性炎症细胞浸润，淋巴滤泡肿大，黏膜肌层肥厚（图 11-9）。

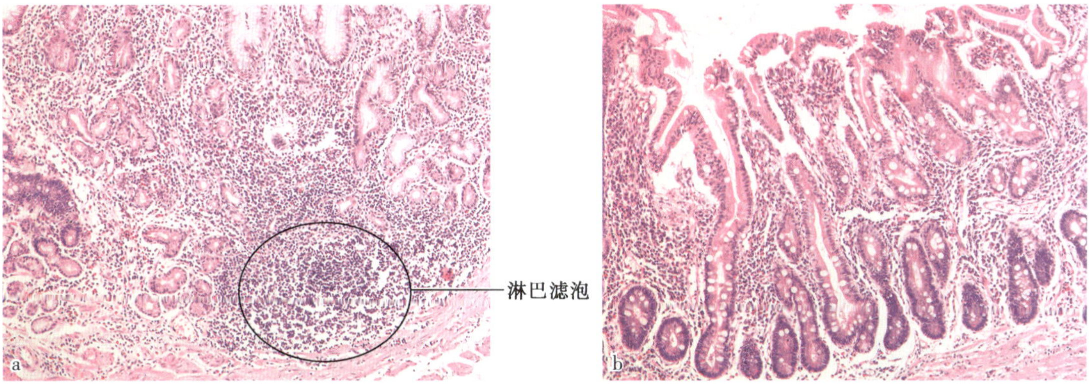

图 11-9　慢性萎缩性胃炎

a. 黏膜全层炎症细胞浸润伴有淋巴滤泡形成；b. 胃黏膜固有层腺体萎缩，伴肠上皮化生。

11-22　慢性胃溃疡（chronic gastric ulcer）

溃疡部黏膜及黏膜下组织缺损，肌层亦有破坏。溃疡底部呈典型的四层结构：表面为渗出层，由纤维蛋白及中性粒细胞等组成；其下有坏死组织；再下则为肉芽组织及瘢痕组织。溃疡周边黏膜增厚，腺体增生（图 11-10）。

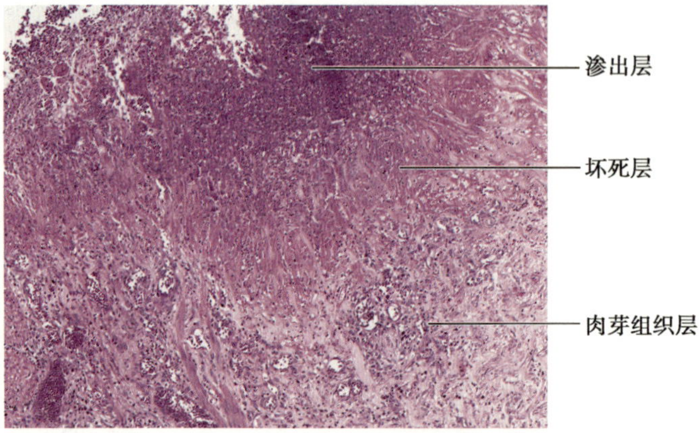

图 11-10　慢性胃溃疡

溃疡底部可见渗出层、坏死层、肉芽组织层依次排列。

11-23　急性阑尾炎（acute appendicitis）

阑尾黏膜坏死脱落，阑尾壁各层中性粒细胞弥漫浸润，并有炎性水肿及纤维蛋白渗出。阑尾浆膜可见纤维蛋白渗出和中性粒细胞浸润（图 11-11）。

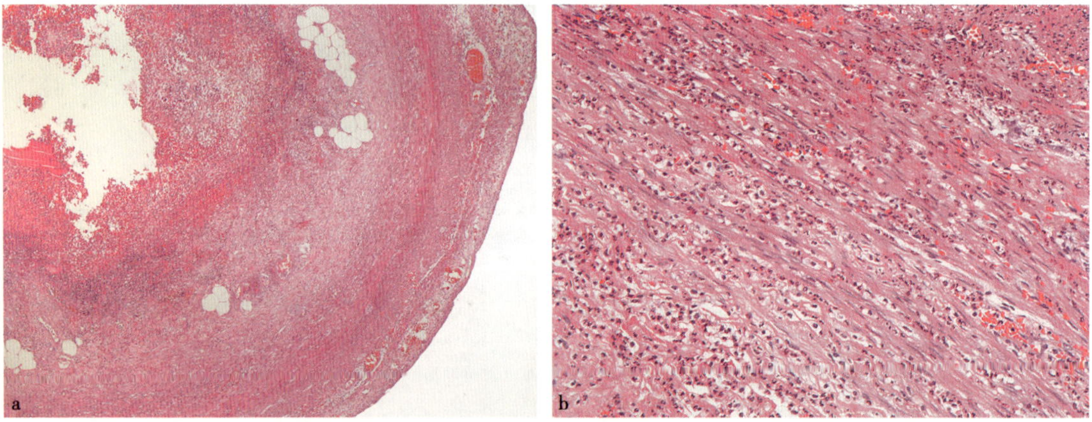

图 11-11　急性阑尾炎

a. 低倍，炎症病变呈扇形累及阑尾全层；b. 肌层中大量中性粒细胞浸润。

11-24　慢性阑尾炎（chronic appendicitis）

黏膜层淋巴滤泡减少，黏膜下层及肌层内可见弥漫的纤维组织及脂肪组织增生，无明显的炎症反应（图 11-12）。

11-25　小结节型肝硬化（micronodular cirrhosis）

肝脏的正常结构被破坏，可见假小叶形成。假小叶内肝细胞索排列不规则，中央静脉缺如或偏位，或中心部分为门管区。部分肝细胞发生脂肪变性，部分肝细胞呈再生状态（再生状态的肝细胞核大、染色质多、胞质淡，或呈双核现象）。假小叶之间增生的结缔组织内有较多的淋巴细胞浸润。小胆管轻度增生，部分毛细胆管、肝细胞及库普弗细胞内可见胆汁淤滞现象（图 11-13）。

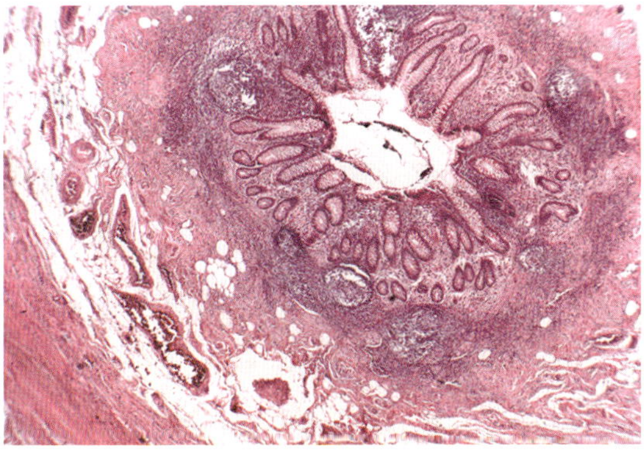

图 11-12　慢性阑尾炎

黏膜层淋巴滤泡减少，黏膜下层及肌层可见纤维组织及脂肪组织增生。

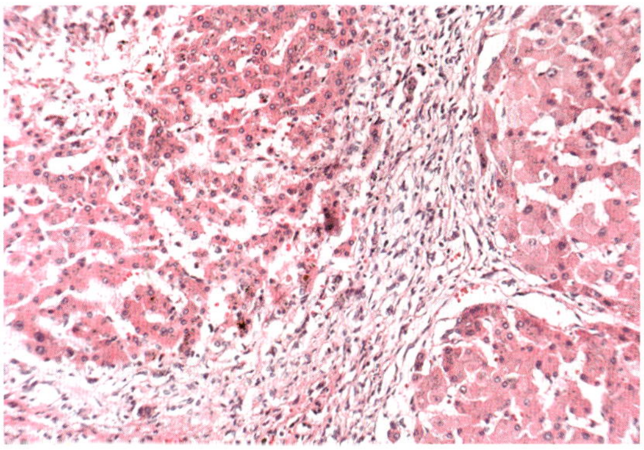

图 11-13　小结节型肝硬化

纤维组织增生，将肝小叶分割成数块，形成假小叶。

11-26　胆汁性肝硬化（biliary cirrhosis）

假小叶不典型、不完整，小叶内的肝细胞、库普弗细胞、毛细胆管内均有胆汁淤积，有的可形成胆汁湖。肝细胞肿大变性，胞质疏松呈网状。门管区及假小叶周围纤维组织增生，伴有炎症细胞浸润及细、小胆管增生，新生胆管可见淤胆（图 11-14）。

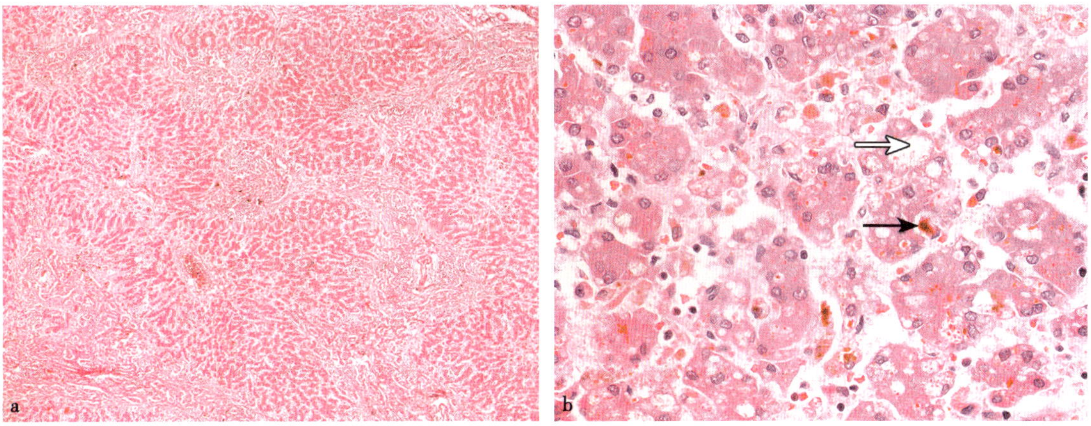

图 11-14　胆汁性肝硬化

a. 低倍，假小叶形成不完全；b. 肝细胞羽毛状变性、坏死（白箭头所示），胆栓形成（黑箭头所示）。

11-27　急性（普通型）肝炎（acute hepatitis）

肝细胞弥漫性水样变，胞质透明，严重者呈气球样变。少量肝细胞体积缩小，胞质红染、胞核浓缩，甚至坏死（嗜酸性小体）。可见点状坏死，在坏死处及门管区内有炎症细胞浸润，并可见再生的肝细胞（图 11-15）。

11-28　急性重型肝炎（acute severe hepatitis）

肝细胞坏死严重而广泛，仅小叶周边残留少量变性肝细胞，肝窦明显扩张、充血、出血，库普弗细胞增生肥大并吞噬色素，门管区及小叶内可见大量炎症细胞浸润，肝细胞无再生现象（图 11-16）。

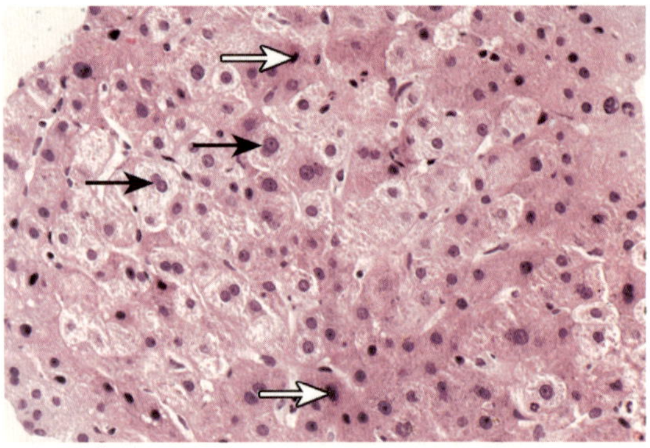

图 11-15　急性(普通型)肝炎

肝细胞疏松化和气球样变(黑箭头所示),部分肝细胞嗜酸性变(白箭头所示)。

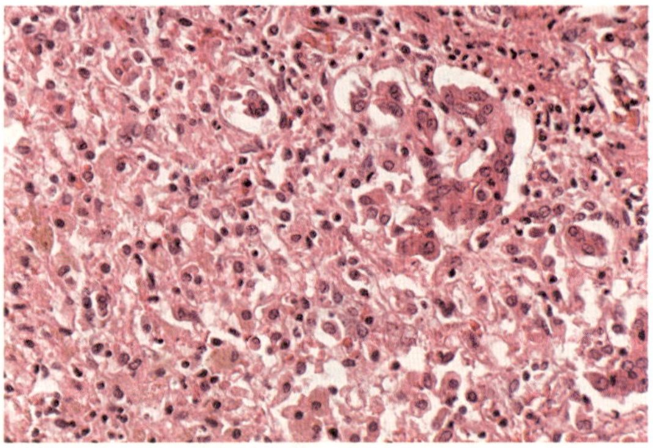

图 11-16　急性重型肝炎

肝细胞大片坏死,仅少量肝细胞残存,库普弗细胞增生肥大。

11-29　亚急性重型肝炎(subacute severe hepatitis)

肝细胞亚大块坏死,可见散在肝细胞结节状再生,肝细胞索排列紊乱。肝小叶内外可见炎症细胞浸润,小叶周边部有细、小胆管增生。

11-30　急性胆囊炎(acute cholecystitis)

胆囊壁充血水肿,白细胞浸润,黏膜上皮有破坏。

11-31　胃黏液癌(gastric mucinous carcinoma)

癌组织浸润胃壁各层,并突破浆膜层。癌组织中黏液含量较多,形成大小不等的黏液湖,其中漂浮着肿瘤细胞。肿瘤细胞中黏液含量较多,将细胞核挤向一侧,形成印戒细胞(图 11-17)。

11-32　食管癌(carcinoma of esophagus)

癌组织浸润肌层,癌巢中可见明显的角化珠。间质可见炎症细胞浸润。

11-33　肝细胞癌(hepatocellular carcinoma)

癌组织呈梁巢状、假腺管型和团片型等生长模式,可混合存在。细胞排列紊乱,缺乏正常肝板结构。肿瘤细胞异型性明显。血管多(似肝血窦),间质少。

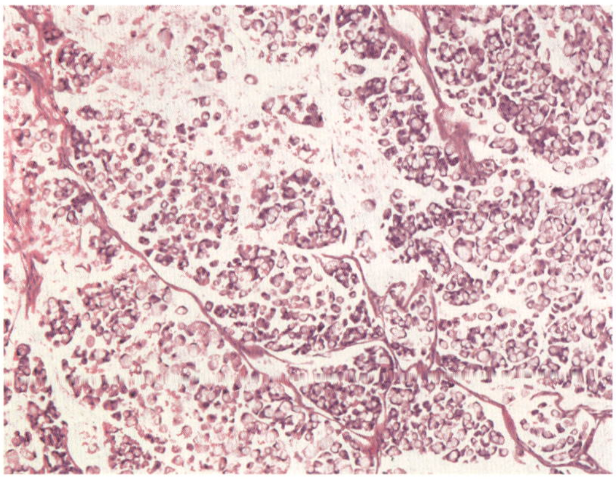

图 11-17　胃黏液癌

黏液湖中漂浮着大量癌细胞(印戒细胞)。

思考题

1. 简述急性(普通型)肝炎、急性重型肝炎及亚急性重型肝炎的病变特征。

2. 外科手术中如何鉴别慢性胃溃疡和溃疡型胃癌?

3. 患者男性,30 岁。半年来经常出现上腹部疼痛,空腹时比进食后更重,不太剧烈。昨日饮酒后腹痛突然加剧,难以忍受。体格检查:急性痛苦面容,全腹壁肌紧张、板样强直,明显压痛、反跳痛,以上腹显著。患者最可能患的是什么疾病?有何病理改变?

4. 患者男性,50 岁。多年来每天饮白酒 250g 以上。近 1 年来自觉疲乏无力,食欲缺乏,有时便中带有鲜血。1 天前参加聚会，过量饮酒后，突然呕血约 600ml，急诊入院。查体：大量腹腔积液。谷丙转氨酶和谷草转氨酶均明显高于正常值，胆红素水平升高。该患者最可能的诊断是什么？简述其病理改变及可能的并发症。

（陈丽红）

第十二章 淋巴造血系统疾病

理论纲要

掌握 淋巴组织肿瘤和髓系肿瘤的概念；霍奇金淋巴瘤和非霍奇金淋巴瘤的病变特点。

熟悉 淋巴结良性病变的类别及病变特点；淋巴组织肿瘤的鉴别诊断要点；各种类型白血病的临床病理特点。

了解 淋巴组织肿瘤的分类；白血病和类白血病反应的区别。

一、淋巴结的良性病变

淋巴结受到体内外各种刺激后可发生淋巴细胞、组织细胞和树突状细胞增生，导致淋巴结肿大。根据病因、病理形态学及临床表现可将其病变分为三类：一是反应性淋巴结炎；二是特异性淋巴结炎；三是原因不明的淋巴组织增生性疾病。

（一）反应性淋巴结炎

反应性淋巴结炎由微生物感染及炎症刺激所致，分为急性和慢性非特异性淋巴结炎。后者常引起淋巴结反应性增生（reactive hyperplasia of lymph node），根据病因不同，淋巴结可表现为淋巴滤泡增生、副皮质区增生和窦组织细胞增生等不同的形态学改变。

（二）特异性淋巴结炎

特异性淋巴结炎由特殊的病原微生物引起，具有特殊的病理形态学改变及临床特征。常见的有：①淋巴结真菌感染；②汉赛巴通体属立克次体感染引起的自限性淋巴结炎（猫抓病）；③由嗜B淋巴细胞的EB病毒感染引起的传染性单核细胞增多症；④不明原因的组织细胞性坏死性淋巴结炎。

二、淋巴组织肿瘤

淋巴组织肿瘤指来源于淋巴细胞及其前体细胞的恶性肿瘤，包括淋巴瘤、淋巴细胞白血病、毛细胞白血病和浆细胞肿瘤等。淋巴组织肿瘤的发病率在国内外呈上升趋势。淋巴瘤原发于淋巴结或结外淋巴组织，是较常见的恶性肿瘤。按病理组织学不同，可分为两大类：霍奇金淋巴瘤和非霍奇金淋巴瘤。

（一）霍奇金淋巴瘤

1. 一般特点　霍奇金淋巴瘤（Hodgkin lymphoma，HL）原发于淋巴结，好发于颈部淋巴结。病变从一个或一组淋巴结开始，然后由近及远地扩散至相邻的淋巴结。有独特的瘤巨细胞，称为里-施细胞（Reed-Sternberg cell），又称R-S细胞。瘤组织成分多样，伴有各种炎症细胞浸润和不同程度的纤维化。

2. 病理变化

（1）肉眼所见：病变的淋巴结肿大，早期无粘连。随着病变进展，相邻的肿大淋巴结彼此粘连、融合成大肿块，不活动，伴随纤维化增加，肿块变硬呈结节状。切面呈鱼肉状。

（2）镜下所见

1）肿瘤细胞：典型的R-S细胞是一种直径为15~45μm的双核或多核的瘤巨细胞。瘤细胞胞质丰富，核呈圆形或椭圆形，双核或多核，核膜厚而清晰，核仁呈嗜酸性、中位，周围有空晕。双核R-S细胞（诊断性R-S细胞）的两个核面对面排列，形成所谓的"镜影细胞"。除此之外，还有单个核的R-S细胞（霍奇金细胞）和变异的R-S细胞（陷窝细胞、"爆米花"细胞、木乃伊细胞）。陷窝细胞体积大，胞质丰富而空亮，染色质稀疏；"爆米花"细胞核皱折，多叶状，核仁小；木乃伊细胞核固缩浓染，胞质嗜酸，细胞核皱折，多叶状，核仁小等。

2）多种炎症细胞混合浸润，如淋巴细胞、浆细胞、中性粒细胞、嗜酸性粒细胞和组织细胞等。

3）间质增生，纤维化。

3. 组织学分型

（1）结节性淋巴细胞为主型霍奇金淋巴瘤（nodular lymphocyte predominant Hodgkin lymphoma，NLPHL）：病变淋巴结呈模糊不清的结节状，背景结构是由滤泡树突状细胞构成的球形大网，其中充满小B淋巴细胞、组织细胞和"爆米花"细胞。免疫表型为CD20、CD79a阳性，是一种B细胞淋巴瘤。

（2）经典型霍奇金淋巴瘤（classical Hodgkin lymphoma，CHL）

1）结节硬化型（nodular sclerosis，NS）：多见于年轻女性，预后较好。病变特点为大量胶原纤维增生，将淋巴结分隔成结节状，结节内可见较多的陷窝细胞、少量的典型R-S细胞，背景炎症细胞中易见中性粒细胞及嗜酸性粒细胞，纵隔侵犯为重要危险因素。

2）混合细胞型（mixed cellularity，MC）：较常见，男性年长者多见。病变特点为肿瘤组织内可见大量的典型R-S细胞分布于淋巴细胞、嗜酸性粒细胞、组织细胞、浆细胞以及成纤维细胞组成的复杂背景中。

3）富于淋巴细胞型（lymphocyte-rich，LR）：肿瘤背景中有大量反应性的小淋巴细胞和组织细胞，可见典型的R-S细胞。

4）淋巴细胞减少型（lymphocyte depletion，LD）：最少见，此型淋巴细胞数量减少，而R-S细胞和变异的多形性R-S细胞较多。弥漫纤维化者R-S细胞很少，多发生于HIV阳性者。预后不好。

4. 病理诊断　典型的R-S细胞对此病具有诊断价值。CD15、CD30和PAX5是常用于CHL的诊断和鉴别诊断的抗原标志。

（二）非霍奇金淋巴瘤

非霍奇金淋巴瘤（non-Hodgkin lymphoma，NHL）占所有淋巴瘤的80%~90%，以B细胞性淋巴瘤多见。2/3原发于淋巴结，1/3原发于淋巴结外器官或组织。在某种情况下，淋巴瘤和淋巴细胞白血病共存。在WHO分类中，根据肿瘤细胞的起源和属性，分为三大类，常见的具有代表性的NHL见表12-1。病理诊断时必须进行组织学分型和肿瘤细胞的免疫表型检测。

三、髓系肿瘤

髓系肿瘤是骨髓内具有多向分化潜能的造血干细胞向髓细胞方向克隆性增生形成的粒细胞、单核细胞、红细胞和巨核细胞系的肿瘤。由于干细胞位于骨髓，故髓系肿瘤多表现为白血病。白血病的特征为骨髓内异常的增生白细胞取代正常骨髓组织，并进入外周血和浸润肝、脾、淋巴结等全身各组织和器官。髓系肿瘤分为九大类，临床常见者如下。

表 12-1　NHL 分类及特点

特点	前体 B 细胞和 T 细胞肿瘤(急性淋巴母细胞白血病/淋巴瘤，ALL)	成熟(外周)B 细胞肿瘤						成熟(外周)T 细胞和 NK 细胞肿瘤			
		慢性淋巴细胞性白血病/小淋巴细胞淋巴瘤(CLL/SLL)	滤泡性淋巴瘤(FL)	弥漫性大 B 细胞淋巴瘤(DLBCL)	Burkitt 淋巴瘤(BL)	结外边缘区黏膜相关淋巴组织淋巴瘤(MALT 淋巴瘤)	浆细胞肿瘤及其相关疾病(以浆细胞骨髓瘤为例)	外周 T 细胞淋巴瘤,非特殊类型(PTCL-NOS)	淋巴结滤泡辅助 T 细胞淋巴瘤(nTFHL)	NK/T 细胞淋巴瘤	蕈样肉芽肿病(MF)和 Sézary 综合征
来源	前体 B 细胞和 T 细胞(不成熟的淋巴母细胞)	成熟 B 细胞	滤泡中心 B 细胞	滤泡内 B 免疫母细胞，中心母细胞	滤泡生发中心细胞或生发中心后 B 细胞	滤泡边缘区 B 细胞	分化末端的 B 细胞(浆细胞)	胸腺后成熟 T 淋巴细胞	滤泡辅助 T 淋巴细胞	多数为 NK 细胞，但一些病例显示细胞毒性 T 细胞表型	成熟 T 细胞
形态特点	弥漫性 前体 B 细胞肿瘤广泛累及骨髓和外周血 前体 T 细胞肿瘤主要累及纵隔,但也常有白血病征象 肿瘤性淋巴母细胞	弥漫性 累及骨髓、外周血,白细胞显著增多 成熟小淋巴细胞 存在增殖中心(“假滤泡”)	滤泡样(结节状) 由中心细胞和中心母细胞组成 中心母细胞数量增多,恶性程度增加	弥漫性 形态单一、体积较大的异型淋巴细胞 染色质块状，可见单个或多个核仁	弥漫性 中等大小、形态单一的淋巴细胞 “满天星”图像 核分裂象较多	边缘区 淋巴滤泡套区外侧 小到中等大小的 B 细胞，细胞核形态不规则 常见浆细胞分化 淋巴上皮病变或滤泡内植入	片状浸润病灶 全身骨骼系统的多发性溶骨性病变 分化不成熟的浆细胞大量增生 肿瘤性浆细胞	副皮质区或弥漫浸润 有较多的高内皮血管及瘤细胞侵袭血管现象 背景中存在不等量的反应性细胞成分 细胞核扭曲或呈多分叶状	灶性分布 副皮质区明显扩大,多形性细胞浸润 分支状的高内皮小静脉和滤泡树突状细胞显著增生	在凝固性坏死和混合炎症细胞浸润的背景上，肿瘤性淋巴细胞散在或弥漫分布 可浸润血管壁内	真皮浅层及血管周围存在瘤细胞及多种炎症细胞浸润 Pautrier 微脓肿 Sézary 细胞

续表

特点	前体B细胞和T细胞肿瘤（急性淋巴母细胞白血病/淋巴瘤，ALL）	成熟（外周）B细胞肿瘤						成熟（外周）T细胞和NK细胞肿瘤			
		慢性淋巴细胞性白血病/小淋巴细胞淋巴瘤（CLL/SLL）	滤泡性淋巴瘤（FL）	弥漫性大B细胞淋巴瘤（DLBCL）	Burkitt淋巴瘤（BL）	结外边缘区黏膜相关淋巴组织淋巴瘤（MALT淋巴瘤）	浆细胞肿瘤及其相关疾病（以浆细胞骨髓瘤为例）	外周T细胞淋巴瘤，非特殊类型（PTCL-NOS）	淋巴结滤泡辅助T细胞淋巴瘤（nTFHL）	NK/T细胞淋巴瘤	蕈样肉芽肿病（MF）和Sézary综合征
免疫表型	淋巴母细胞标志：TdT（末端脱氧核苷酸转移酶）阳性、CD34⁺ CD10⁺、CD1a⁺ B或T细胞抗原	B细胞标志：CD19⁺、CD20⁺ CD5⁺、CD23⁺	B细胞标志：CD19⁺、CD20⁺和单克隆性表面Ig CD10⁺、Bcl-6⁺ Bcl-2⁺	B细胞标志：CD19⁺、CD20⁺、CD79a⁺ c-Myc⁺、Bcl-2⁺提示预后差	B细胞标志：CD19⁺、CD20⁺、CD79a⁺ 滤泡生发中心细胞标志：CD10⁺、Bcl-6⁺ IgM⁺ Ki-67⁺	B细胞标志：CD20⁺、CD79a⁺ IgM⁺、IgA⁺	浆细胞标志：CD138⁺、CD38⁺等 IgG、IgA等克隆性胞质免疫球蛋白	T细胞分化标志：CD2⁺、CD3⁺、CD4⁺等	滤泡辅助T淋巴细胞标志：CD4⁺、CD10⁺、Bcl-6⁺、PD-1⁺、CXCL13⁺ 表达大多数T细胞抗原	NK细胞标志：CD56⁺ T细胞标志：CD2⁺、CD3ε⁺ TIA-1⁺，颗粒酶B⁺，穿孔素阳性等	T细胞分化标志：CD2⁺、CD3⁺、CD4⁺
细胞遗传学	异常核型、染色体易位和重排	12号染色体三倍体、11q缺失、17q缺失、13q缺失 *TP53*、*NOTCH1/2*、*SF3B1*、*BIRC3*、*ATM*基因突变	t（14;18）染色体易位 *BCL2*高表达 *KMT2D*、*CREBBP*、*EZH2*和*MLL2*等基因突变	*MYC*基因易位 *BCL2*基因易位 *MLL2*、*EZH2*、*MEF2*等表观遗传调控相关基因突变，或*CD79B*、*MYD88*、*CARD11*、*TNFAIP3*等B细胞受体途径基因突变	*CMYC*基因易位 t（8;14）（q24;q32） *CMYC*、*ID3*及*TCF3*基因高频突变	t（11;18）（q21;q21）染色体易位 *TNFAIP3*基因突变	染色体13单体、13q14缺失和14q32转位 免疫球蛋白重链基因位点及部分癌基因位点易位 Ras/MAPK及NF-κB的重要驱动基因重现性变异	T细胞受体（TCR）基因的克隆性重排 *TP63*基因易位 *CDKN2A*、*PTEN*、*TP53*等基因突变	T细胞受体（TCR）基因的重排 3、5号染色体三倍体型和附加的X染色体	T细胞受体（TCR）基因的胚系构型或克隆性重排 EB病毒DNA的克隆性整合	T细胞受体（TCR）基因的单克隆性重排

续表

特点	前体B细胞和T细胞肿瘤（急性淋巴母细胞白血病/淋巴瘤，ALL）	成熟（外周）B细胞肿瘤						成熟（外周）T细胞和NK细胞肿瘤			
		慢性淋巴细胞性白血病/小淋巴细胞淋巴瘤（CLL/SLL）	滤泡性淋巴瘤（FL）	弥漫性大B细胞淋巴瘤（DLBCL）	Burkitt淋巴瘤（BL）	结外边缘区黏膜相关淋巴组织淋巴瘤（MALT淋巴瘤）	浆细胞肿瘤及其相关疾病（以浆细胞骨髓瘤为例）	外周T细胞淋巴瘤，非特殊类型（PTCL-NOS）	淋巴结滤泡辅助T细胞淋巴瘤（nTFHL）	NK/T细胞淋巴瘤	蕈样肉芽肿病（MF）和Sézary综合征
临床特点	多见于15岁以下青少年及儿童 白血病表现贫血、粒细胞和血小板减少、出血和继发感染等，常有淋巴结肿大和脾大 高度侵袭性 病情进展迅速 对化疗很敏感 强力化疗后95%患者可完全缓解 遗传学异常影响预后	多见于50岁以上老年人，男性多于女性 一般无自觉症状或其表现缺乏特异性 全身淋巴结肿大和肝脾大 可出现低丙种球蛋白血症和自身免疫异常 惰性 病情进展缓慢 预后与临床分期相关，平均生存期为4~6年 11q和17q缺失者，提示预后不良 极少数CLL患者可转化为幼淋巴细胞性白血病或弥漫性大B细胞淋巴瘤	多见于中老年人 局部或全身淋巴结无痛性肿大 常见脾大，患者发热和乏力等 惰性 病情进展缓慢 预后较好 部分患者会转化或进展为弥漫性大B细胞淋巴瘤	多见于老年男性，平均年龄60岁，也可见于儿童及青年 单个或多个淋巴结迅速长大，或结外部位出现迅速增大的肿块 侵袭性 病情进展迅速 预后较差 对化疗敏感 加强联合化疗后多数患者可完全缓解或达临床痊愈	多见于儿童和青年人 常始发于淋巴结外器官及组织：颌骨（地方性）、回盲部（散发性）、淋巴结和骨髓（免疫缺陷相关性） 高度侵袭性 对短期、大剂量化疗反应好 多数儿童及年轻患者可治愈，年长者预后较差	多见于成人 常发生于胃肠道 常伴有慢性炎症、自身免疫病等基础疾病 局限性惰性缓慢扩散 初始病因根除后，肿瘤可消退 预后良好 部分可转化为弥漫性大B细胞淋巴瘤	多见于中、老年人 肿瘤性浆细胞的器官浸润、具有异常理化特性的免疫球蛋白的产生、正常体液免疫受到抑制 惰性 预后差别大 继发感染和肾衰竭 烷化剂治疗后多数患者症状缓解	多见于老年男性 全身淋巴结肿大，同时或仅有结外病变 侵袭性 对治疗反应差 复发常见，患者预后不良	多见于中年和老年人 发热、皮疹及全身淋巴结肿大 侵袭性 中位生存期少于3年 常有感染性并发症而难以采用较强的化疗方案	多见于40岁左右，男女之比为4∶1 EB病毒相关淋巴瘤 多累及结外部位，鼻腔是典型的最好发部位，少数表现为淋巴结病变 顽固性鼻塞、鼻出血、分泌物增加和鼻面部肿胀等 侵袭性强 预后与临床分期相关 骨髓中出现EBV^{+}瘤细胞提示预后不良	多见于40~60岁，男女之比约为2∶1 病程缓慢 皮肤病变早期表现为湿疹样病损，皮肤瘙痒，表面有不规则的红色或棕色斑疹（红斑期）；病程经过多年，逐渐缓慢发展，皮肤增厚变硬呈斑块状（斑块期）；形成棕色瘤样结节（瘤块期）后可累及淋巴结和内脏器官，出现红皮病、淋巴结肿大等 病变局限于皮肤者预后较好，扩散至血液和内脏者预后很差

(一) 急性髓系白血病

急性髓系白血病(acute myeloid leukemia,AML)是原始髓系细胞的克隆性增生。以不成熟髓细胞(原始、幼稚细胞)在骨髓内聚集,以及骨髓造血抑制为特征。

1. 病理变化　骨髓内肿瘤细胞弥漫性增生;外周血白细胞增高;器官浸润时肿瘤细胞主要在淋巴结的副皮质区及窦内、脾脏红髓以及肝窦内浸润。可形成髓系肉瘤,髓系肉瘤是髓系原始细胞在骨髓以外的器官或组织内聚集增生而形成的肿块,又称绿色瘤或粒细胞肉瘤。

2. 临床表现　AML 多见于年轻人,表现为原因不明的皮肤和黏膜出血,贫血、乏力,肝脾大,骨痛等症状。AML 治疗以化疗为主,骨髓移植可能根治白血病。

(二) 骨髓增殖性肿瘤

骨髓增殖性肿瘤(myelo-proliferative neoplasm,MPN)以骨髓中一系或一系以上髓系(如粒系、红系和巨核细胞系)发生增殖为特征。

慢性髓系白血病(chronic myeloid leukemia,CML)*BCR::ABL1* 阳性,是最常见的一种骨髓增殖性肿瘤。

1. 病理变化　骨髓有核细胞增生明显活跃,以分叶核和杆状核粒细胞为主,原始细胞很少。外周血中白细胞增高显著,脾脏肿大明显,即巨脾,肝脏和淋巴结肿大较轻微。

2. 细胞遗传学　费城染色体(Ph 染色体)和 *BCR::ABL1* 融合基因的形成为其遗传学特征。

3. 临床表现　CML 多见于中老年人,临床主要表现为贫血和脾大。CML 如不积极治疗,可转化为 AML 和 ALL,预后差。

附:类白血病反应

类白血病反应通常是由于严重感染、某些恶性肿瘤、药物中毒、大量出血和溶血反应等刺激造血组织而产生的异常反应,表现为外周血中白细胞数量明显增多,并有幼稚细胞出现。类白血病反应有以下特点可协助鉴别:①引起类白血病反应的原因去除,血象恢复正常;②一般无明显贫血和血小板减少;③粒细胞有严重中毒性改变;④中性粒细胞的碱性磷酸酶活性和糖原含量皆明显增高;⑤无 Ph 染色体及 *BCR::ABL1* 融合基因。

实习目的

1. 描述霍奇金淋巴瘤的病理学诊断要点,比较各种类型霍奇金淋巴瘤的组织学特点。
2. 描述非霍奇金淋巴瘤的基本组织学类型和各型的免疫学标志。
3. 比较急性白血病和慢性白血病的病理变化。

实习内容及观察要点

大体标本

12-1　霍奇金淋巴瘤(Hodgkin lymphoma)

为切除的淋巴结。淋巴结肿大,互相融合,表面呈结节状,切面灰白色,均匀质细。

12-2　非霍奇金淋巴瘤(non-Hodgkin lymphoma)

为切除的小肠。肿瘤起源于小肠的淋巴组织。肿瘤组织沿肠壁浸润,致使受侵犯的肠壁显著增厚;肿瘤组织向肠腔和浆膜面呈浸润性生长,致肠腔变窄,甚至阻塞。切面肿瘤组织呈灰白色、均匀细腻(图 12-1)。

12-3 非霍奇金淋巴瘤之淋巴结(lymph node of non-Hodgkin lymphoma)

与霍奇金淋巴瘤相似,淋巴结肿大,互相融合,切面灰白色,均匀细腻。

12-4 急性髓系白血病(acute myeloid leukemia)

为白血病的骨髓。长骨的脂肪性骨髓被肿瘤组织所取代,骨髓组织疏松,呈黑色,骨皮质因肿瘤组织的侵袭而变薄(图 12-2)。

12-5 慢性髓系白血病之脾(spleen of chronic myeloid leukemia)

脾脏明显增大,重量增加,脾切面灰白色,可见脾梗死灶(图 12-3)。

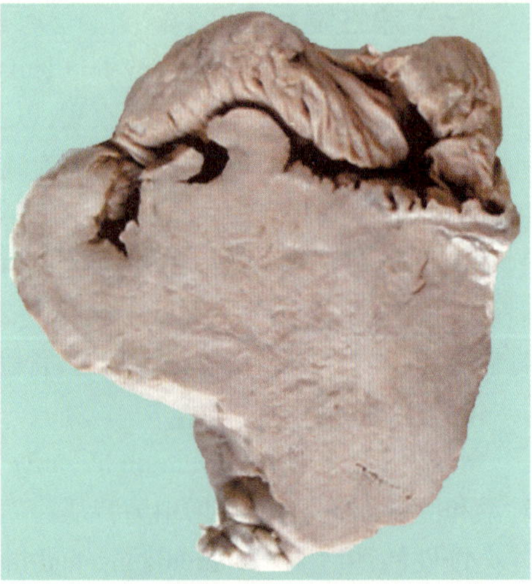

图 12-1 非霍奇金淋巴瘤

肿瘤起源于小肠的淋巴组织。肿瘤组织向肠腔和浆膜面呈浸润性生长,肠壁显著增厚,肠腔狭窄。切面肿瘤组织呈灰白色、均匀细腻。

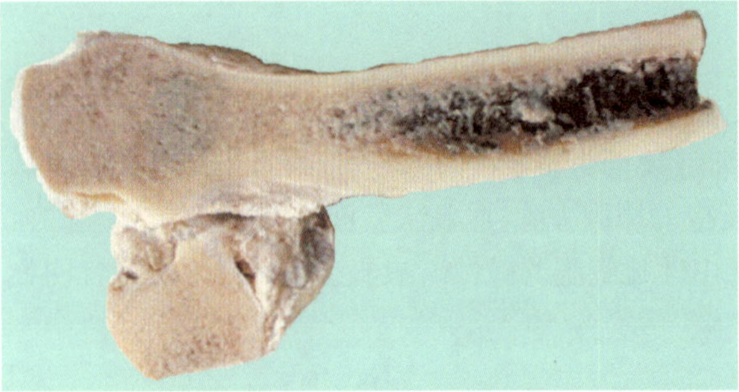

图 12-2 白血病的骨髓

长骨的脂肪性骨髓被肿瘤组织所取代,骨髓组织疏松,呈黑色,骨皮质因肿瘤组织的侵袭而变薄。

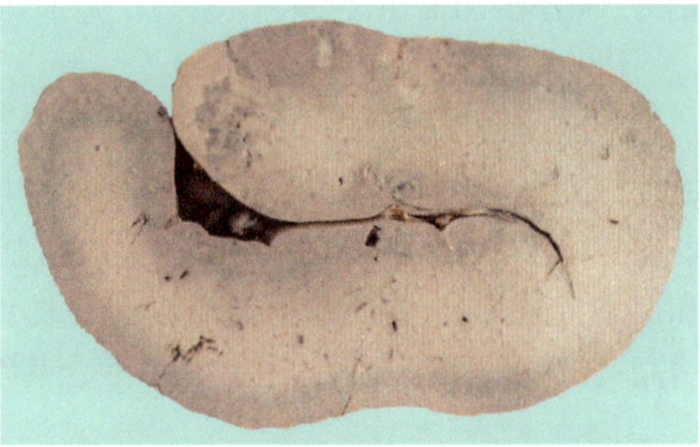

图 12-3 慢性髓系白血病之脾

脾脏明显增大,重量增加,脾切面灰白色。

显微镜切片

12-6 霍奇金淋巴瘤(Hodgkin lymphoma)

肿瘤组织内可见较多的体积较大的典型 R-S 细胞,可为单核、双核或多核。诊断性 R-S 细胞为双核面对面排列,彼此对称,胞质丰富,嗜酸性。间质可见各种炎症细胞浸润(图 12-4)。

12-7 非霍奇金淋巴瘤(non-Hodgkin lymphoma)——小淋巴细胞淋巴瘤

原有的淋巴结结构已被完全破坏,可见相对单一形态的小淋巴细胞弥漫性浸润。

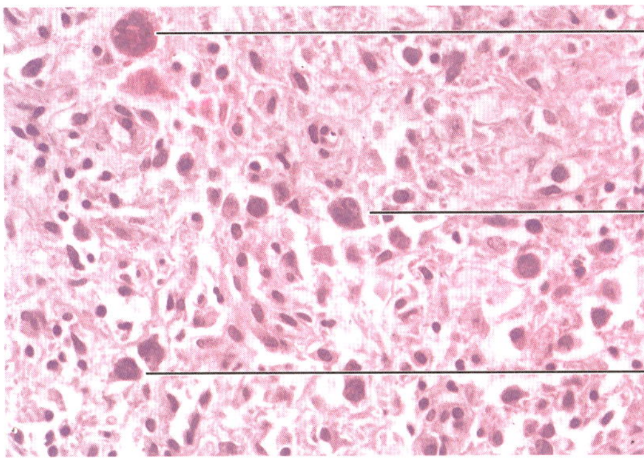

图 12-4　霍奇金淋巴瘤

肿瘤组织内可见较多的 R-S 细胞，胞体较大，单核、双核或多核。典型 R-S 细胞为双核对称，胞质丰富，嗜酸性。间质可见各种炎症细胞浸润。

示　教

12-8　急性髓系白血病之肝脏（liver of acute myeloid leukemia）

12-9　急性髓系白血病（血涂片）（acute myeloid leukemia）

思考题

1. 患者女性，34 岁。因颈部淋巴结肿大就医。根据所学到的知识，考虑可能由哪些疾病引起？简述各种疾病的诊断要点。

2. 患者男性，21 岁。大腿内侧皮下肿物，大小为 2.5cm，切除后病理诊断为非霍奇金淋巴瘤。怎样鉴别非霍奇金淋巴瘤的各种类型？有何特点？

3. 患者，30 岁。几日前拔牙后高热不退。血液检查发现血中白细胞数量明显增高，并见幼稚细胞出现，红细胞及血小板数量无明显变化。经过积极的抗感染治疗后，患者体温下降，外周血中白细胞数量也下降，并逐渐恢复正常。该患者血液检查结果异常的最可能原因是什么？需与哪一种疾病鉴别？如何鉴别？

（王漱阳）

第十三章　泌尿系统疾病

理论纲要

掌握　急性弥漫性增生性肾小球肾炎、急进性肾小球肾炎、慢性肾小球肾炎、肾盂肾炎的病变及临床病理联系。

熟悉　肾小球肾炎的病因及发病机制；膜性肾小球病、微小病变性肾小球病、局灶性节段性肾小球硬化、IgA 肾病的病理改变；肾肿瘤、膀胱肿瘤的病因及发病机制、病变和临床病理联系。

了解　膜增生性肾小球肾炎、系膜增生性肾小球肾炎的病变特点及主要临床表现。

一、肾小球疾病

肾小球疾病可分为原发性肾小球疾病、继发性肾小球疾病和遗传性疾病。原发性肾小球疾病是原发于肾脏的独立性疾病，其病因和发病机制尚未完全阐明，但大部分原发性肾小球肾炎是由免疫机制引起的(图 13-1)。其基本病变主要累及肾小球，肾小管和间质可随肾小球病变表现出相应的继发改变(表 13-1)。

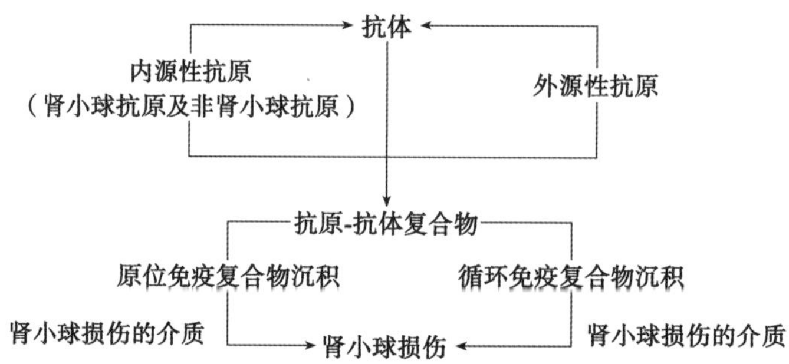

图 13-1　免疫反应引起肾炎的发病机制

表 13-1　肾小球肾炎的基本病理变化

基本病理变化	肾小球	肾小管和间质
细胞增多	肾小球细胞数量增多(系膜细胞、内皮细胞和壁层上皮细胞) 肾小球内炎症细胞浸润(中性粒细胞、巨噬细胞及淋巴细胞)	肾小管上皮细胞变性，管腔内出现管型。肾小管萎缩、消失或扩张。间质充血水肿
基膜增厚	基膜本身增厚或由免疫复合物沉积引起[沉积于基膜内、内皮细胞与基膜之间(又称内皮下)、脏层上皮细胞与基膜之间(又称上皮细胞下)]	炎症细胞浸润或纤维化
炎性渗出	中性粒细胞等炎症细胞浸润和纤维蛋白渗出	

续表

基本病理变化	肾小球	肾小管和间质
坏死	毛细血管壁纤维蛋白样坏死	
玻璃样变	肾小球玻璃样变，即光镜下 HE 染色表现为均质的嗜酸性物质堆积	
硬化	光镜下表现为均质红染无结构的小球，是指肾小球内固有细胞减少甚至消失，毛细血管袢塌陷，管腔闭塞，胶原纤维增加	

根据病变肾小球的数量和比例，肾炎可分为：①弥漫性肾炎：病变累及全部或 50% 以上肾小球；②局灶性肾炎：病变累及少部分肾小球（50% 以下）。根据病变肾小球受累毛细血管袢的范围，肾炎可分为：①球性病变：累及肾小球内全部或大部分毛细血管袢；②节段性病变：累及肾小球内的部分毛细血管袢（不超过肾小球切面的 50%）。

肾小球肾炎的临床表现与病理类型关系密切，但并非完全对应，常见肾小球肾炎的临床表现及病理类型特点见表 13-2。

肾小球肾炎主要临床表现有尿量的改变（少尿、无尿、多尿或夜尿）、尿液性状的改变（血尿、蛋白尿和管型尿）、水肿及高血压。各型原发性肾小球肾炎的临床病理联系总结见图 13-2。

二、肾小管间质性肾炎

肾小管间质性肾炎是一组累及肾小管和肾间质的炎症性疾病。在此主要讨论肾盂肾炎。肾盂肾炎分为急性和慢性两种类型，是肾盂、肾间质和肾小管的炎性疾病，通常由细菌感染引起。肾盂肾炎的病因、感染途径和发病机制见图 13-3，临床以上行性感染最为常见。肾盂肾炎的病理变化及临床表现见表 13-3。

三、肾和膀胱常见肿瘤

（一）肾细胞癌

肾细胞癌又称肾癌，是肾脏最常见的恶性肿瘤，起源于肾小管上皮细胞，属于肾腺癌。组织学类型有透明细胞肾细胞癌、乳头状肾细胞癌、嫌色细胞肾细胞癌。肿瘤多见于肾脏上、下两极（尤以上极多见），表现为单个圆形肿物，切面淡黄色或灰白色，有假包膜形成。临床上主要表现为腰痛、肾区包块和无痛性血尿。可出现多种副肿瘤综合征。

（二）肾母细胞瘤

肾母细胞瘤又称 Wilms 瘤，起源于后肾胚基组织，为儿童期肾脏最常见的恶性肿瘤。临床主要表现为腹部包块。肿瘤多为单个实性肿物，体积较大，边界清楚，可有假包膜形成。瘤体质软，切面鱼肉状，灰白或灰红色。光镜下可见胚基幼稚细胞、上皮样细胞（可形成幼稚的肾小球或肾小管样结构）、间叶细胞。

（三）尿路上皮肿瘤

尿路上皮肿瘤可发生于肾盂、输尿管、膀胱和尿道，膀胱最为常见。其病理特点如下。

1. 乳头状瘤

（1）尿路上皮乳头状瘤：肿瘤呈乳头状，细胞分化好。

（2）低度恶性潜能尿路上皮乳头状瘤：与乳头状瘤相似，但上皮增厚，乳头粗大或细胞核增大。

表 13-2 常见肾小球肾炎的临床表现及病理类型特点

临床类型	临床表现	常见病理类型	病理特点			发病机制
			光镜	电镜	免疫荧光	
急性肾炎综合征	起病急，明显的血尿、轻至中度蛋白尿，常有水肿和高血压	急性弥漫性增生性肾小球肾炎	系膜细胞和内皮细胞弥漫性增生，可伴中性粒细胞和巨噬细胞浸润	脏层上皮细胞下驼峰状电子致密物沉积	肾小球内有颗粒状 IgG、IgM 和 C3 沉积	肾小球内免疫复合物沉积，主要由感染引起
急进性肾炎综合征	起病急，进展快。水肿、血尿和蛋白尿后，迅速发展为少尿或无尿，伴氮质血症并发生急性肾衰竭	急进性肾小球肾炎	肾小球球囊内有新月体形成。新月体主要由增生的壁层上皮细胞、增生和渗出的单核巨噬细胞构成	Ⅰ型无沉积物 Ⅱ型致密沉积物 Ⅲ型无沉积物	IgG 和 C3 沿肾小球毛细血管壁呈线状沉积 IgG 和 C3 沿肾小球毛细血管壁呈颗粒状沉积 阴性或极弱	抗基膜型 免疫复合物型 免疫反应缺乏型
肾病综合征	大量蛋白尿 明显水肿 高脂血症、脂尿 低白蛋白血症	微小病变性肾小球病	肾小球正常 肾小管脂质沉积	无沉积物 脏层上皮细胞足突消失	阴性	不清，可能与肾小球阴离子丧失、足细胞损伤有关
		局灶性节段性肾小球硬化	局灶性节段性肾小球玻璃样变和硬化	无沉积物 弥漫性脏层上皮细胞足突消失及部分上皮细胞剥脱	局灶性 IgM 和 C3 沉积	不清，可能与循环性通透性增高因子作用有关；足细胞损伤
		膜性肾小球病	弥漫性基膜增厚，形成钉状、梳齿状或虫蚀状改变，系膜无增生	脏层上皮细胞下大量电子沉积物，基膜增厚	IgG 和 C3 沿基膜呈弥漫性颗粒状沉积	自身抗体与肾小球上皮细胞膜抗原原位反应
		膜增生性肾小球肾炎	系膜细胞增生、插入，基膜增厚、双轨状	Ⅰ型系膜区和内皮细胞下电子致密物沉积物 Ⅱ型基膜致密层呈带状沉积	Ⅰ型内皮细胞下 IgG 和 C3、C1q 和 C4 沉积 Ⅱ型基膜内 C3 颗粒状荧光	循环免疫复合物，并有补体激活 补体旁路途径异常激活，血清 C3 水平明显降低
		系膜增生性肾小球肾炎	系膜细胞增生，系膜基质增多，基膜无变化	部分系膜区有沉积物	系膜区 IgG（IgM）和 C3 沉积	免疫复合物沉积

续表

临床类型	临床表现	常见病理类型	病理特点			发病机制
			光镜	电镜	免疫荧光	
无症状血尿或蛋白尿	持续性或反复发作性肉眼或镜下血尿，或轻度蛋白尿	IgA 肾病	组织学改变差异大，可关局灶性节段性或弥漫性系膜增宽	系膜区沉积物	系膜区 IgA 沉积，可有 C3、IgG 和 IgM	免疫复合物，免疫调节异常
慢性肾炎综合征	多尿、夜尿、低比重尿，高血压，贫血，氮质血症和尿毒症	慢性肾小球肾炎	大量肾小球玻璃样变和硬化，所属肾小管萎缩、消失；部分肾小球体积增大，所属肾小管扩张，腔内可出现各种管型	与原发的肾炎类型有关	与原发的肾炎类型有关	因原发病变类型而异

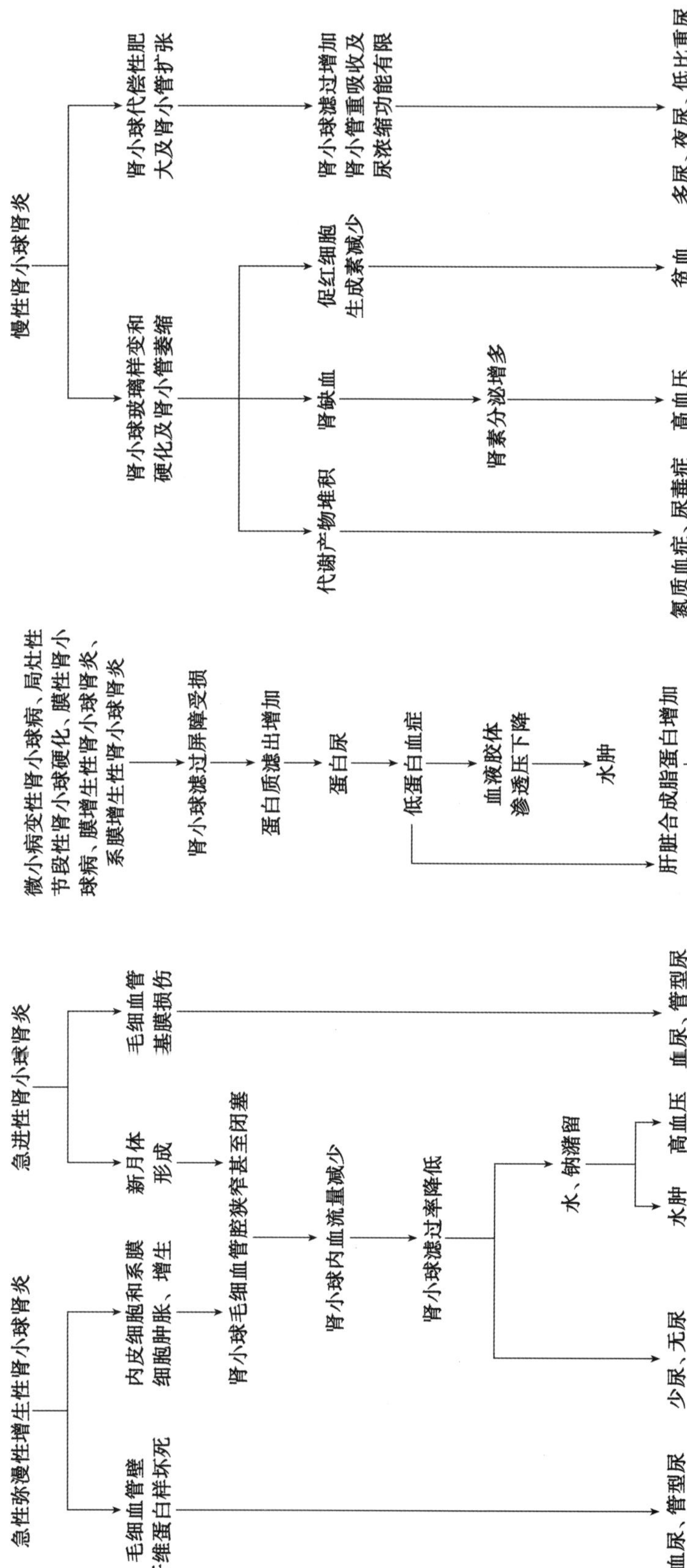

图 13-2　肾小球肾炎的主要临床病理联系

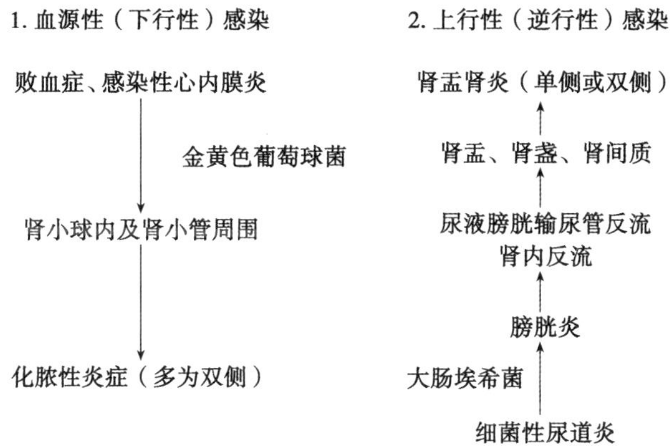

图 13-3　肾盂肾炎的发病机制

表 13-3　急性肾盂肾炎与慢性肾盂肾炎的病理变化及临床表现

特点	急性肾盂肾炎	慢性肾盂肾炎
大体观察	肾脏体积增大，表面充血，有散在稍隆起的黄白色小脓肿，周围见紫红色充血带；切面肾髓质内有黄色条纹并向皮质延伸；肾盂黏膜充血水肿、表面有脓性渗出物；肾盂积脓	累及一侧或双侧，肾脏体积缩小，出现不规则瘢痕，如病变是双侧，则两侧改变不对称。切面皮髓质界限不清，肾乳头萎缩，肾盏和肾盂变形，肾盂黏膜粗糙
光镜特点	灶性间质性化脓性炎及脓肿形成，肾小管腔内中性粒细胞积聚和肾小管坏死。肾盂黏膜充血、水肿及大量中性粒细胞浸润	局灶性淋巴细胞、浆细胞浸润和间质纤维化。部分肾小管萎缩、消失，部分肾小管扩张，扩张的肾小管内有胶样管型。早期肾小球球囊周围纤维化，后期部分肾小球发生玻璃样变和硬化，非病变部位的肾小球可见代偿性改变
临床表现	发热、寒战，白细胞增多，腰部酸痛和肾区叩痛，膀胱和尿道的刺激症状。可见脓尿、蛋白尿、管型尿和菌尿，白细胞管型有诊断意义	间歇性无症状性菌尿或急性肾盂肾炎症状的间隔性发作。出现多尿、夜尿。肾盂造影检查显示肾脏不对称性缩小，伴有局灶性粗大瘢痕和肾盏变形
并发症	可发生肾乳头坏死、肾盂积脓和肾周围脓肿等并发症	代谢性酸中毒，高血压、氮质血症和尿毒症

2. 乳头状癌

（1）低级别尿路上皮乳头状癌：组织结构和细胞排列较规则，极性正常，但有明显的小灶状核异型性，术后易复发。

（2）高级别尿路上皮乳头状癌：细胞排列极性紊乱。细胞异型性明显，核分裂象多，浸润性生长，易转移。

实习目的

1. 观察各类型肾小球肾炎的大体及显微镜切片，明确急性弥漫性增生性肾小球肾炎、急进性肾小球肾炎、慢性肾小球肾炎的病变特点，理解各型肾小球肾炎的病变与临床表现的关系。

2. 观察急、慢性肾盂肾炎的病变特征，并与肾小球肾炎进行比较。

3. 观察微小病变性肾小球病、膜性肾小球病、膜增生性肾小球肾炎和 IgA 肾病的病变特点。
4. 观察肾细胞癌、肾母细胞瘤、尿路上皮癌的病变特点，理解其临床表现。

实习内容及观察要点

大体标本

13-1 急性弥漫性增生性肾小球肾炎（acute diffuse proliferative glomerulonephritis）

肾脏肿大、充血，被膜紧张，称大红肾。肾脏表面及切面可见散在粟粒大小的出血点，故又称蚤咬肾。切面见皮质增厚。

13-2 急进性肾小球肾炎（rapidly progressive glomerulonephritis，RPGN）

急进性肾小球肾炎又称新月体性肾小球肾炎（crescentic glomerulonephritis，CrGN）。双肾体积增大，颜色苍白，表面可有点状出血，切面皮质增厚。

13-3 慢性肾小球肾炎（chronic glomerulonephritis）

双肾体积缩小，质硬，表面呈弥漫性细颗粒状，颗粒大小较一致，故称颗粒性固缩肾；切面皮质变薄，皮髓质界限不清，肾盂周围脂肪组织增多（图 13-4）。

13-4 急性肾盂肾炎（acute pyelonephritis）

肾脏肿大，表面有脓肿形成，脓肿周围充血，呈灰褐色。切面充血部多呈楔形，其中有呈圆形或条纹状的化脓灶。肾盂黏膜充血，表面有脓性渗出物。

13-5 慢性肾盂肾炎（chronic pyelonephritis）

肾脏体积缩小，重量减轻，表面有多个不规则的凹陷性瘢痕。切面皮髓质界限不清，肾乳头萎缩，肾盂、肾盏变形，肾盂黏膜粗糙（图 13-5）。

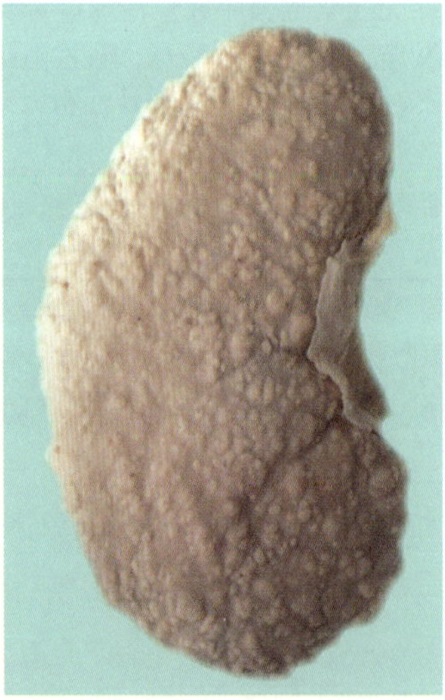

图 13-4 慢性肾小球肾炎

肾脏体积缩小，质硬，表面呈弥漫性细颗粒状。

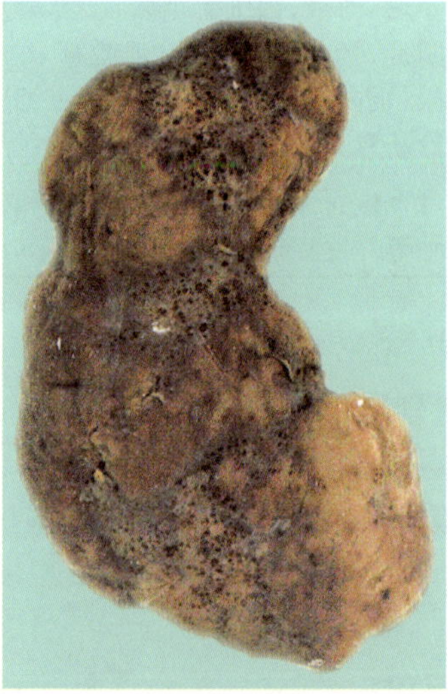

图 13-5 慢性肾盂肾炎

肾脏体积缩小，重量减轻，表面有多个不规则的凹陷性瘢痕，切面皮髓质界限不清。

13-6　肾细胞癌（renal cell carcinoma）

肿瘤位于肾的下极，球形、体积较大。切面可见肿瘤与邻近组织界限清楚，呈淡黄色、灰白色或多彩样，常有假包膜形成。有的肿瘤界限不清，侵入并破坏肾实质（图 13-6）。

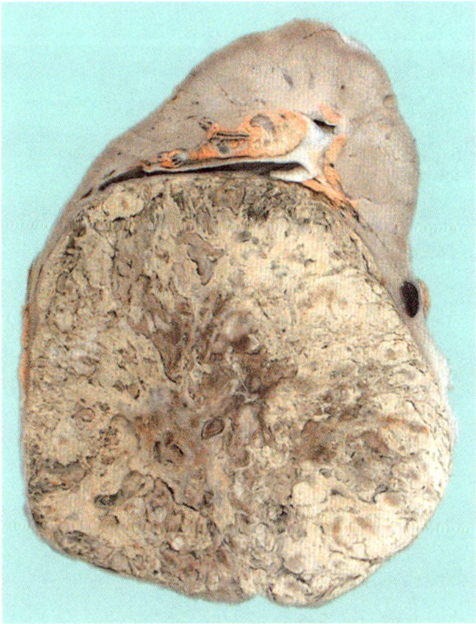

图 13-6　肾细胞癌
肿瘤位于肾的下极，球形、体积较大，
与邻近组织界限清楚，切面呈多彩样。

13-7　膀胱乳头状癌（papillary carcinoma of bladder）

在膀胱三角区及其附近可见多个乳头状肿块，似菜花状，基底宽、无蒂。

13-8　肾母细胞瘤（nephroblastoma）

肿瘤体积大，边界清楚，质软。切面呈鱼肉状，可见出血及坏死。

显微镜切片

13-9　急性弥漫性增生性肾小球肾炎（acute diffuse proliferative glomerulonephritis）

弥漫性肾小球体积增大，毛细血管袢内内皮细胞及系膜细胞肿胀、增生（内皮细胞与系膜细胞在形态上不易区分），并可有少量中性粒细胞浸润，肾小球内细胞数目明显增多，由此使肾小球体积显著增大。血管袢内的毛细血管充血。肾小球囊腔内有少量粉染的浆液渗出。近曲小管上皮细胞水肿，并有玻璃样变性。部分远曲小管内可见透明管型及红细胞。间质血管充血，可见少量淋巴细胞等炎症细胞浸润（图 13-7）。

13-10　新月体性肾小球肾炎（crescentic glomerulonephritis）

弥漫性肾小球球囊壁层上皮细胞明显增生伴不同程度炎症细胞浸润形成新月体，可表现为细胞性或纤维性新月体。有的新月体与毛细血管袢粘连，少数病变较陈旧者，肾小球纤维化。肾小管上皮细胞变性，部分管腔内有透明管型。部分肾小管萎缩，另一部分则呈扩张状态。间质内有轻度的纤维组织增生及少数淋巴细胞浸润（图 13-8）。

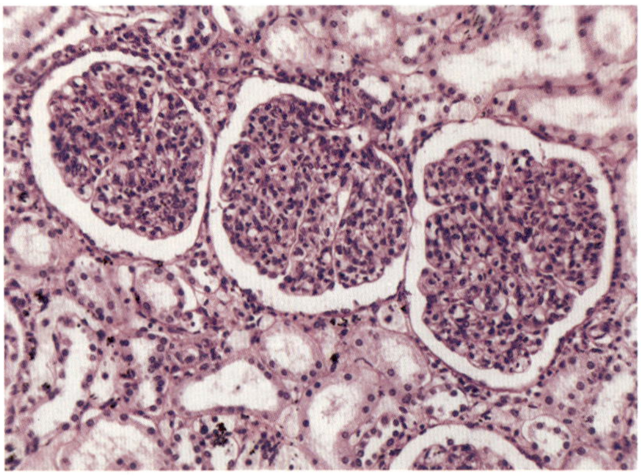

图 13-7　急性弥漫性增生性肾小球肾炎（PAS 染色）
增大的肾小球内细胞数量增多。

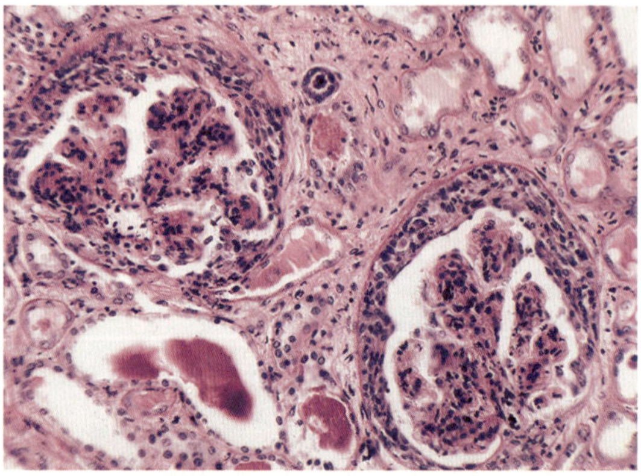

图 13-8　新月体性肾小球肾炎（PAS 染色）
肾小球球囊壁层上皮细胞增生形成新月体或环形体。

13-11　微小病变性肾小球病（minimal change glomerulopathy）

光镜下肾小球无明显变化，近曲小管上皮细胞内出现大量脂滴（图 13-9）。

13-12　膜性肾小球病（membranous glomerulopathy）

光镜下肾小球基膜弥漫性增厚（图 13-10）。

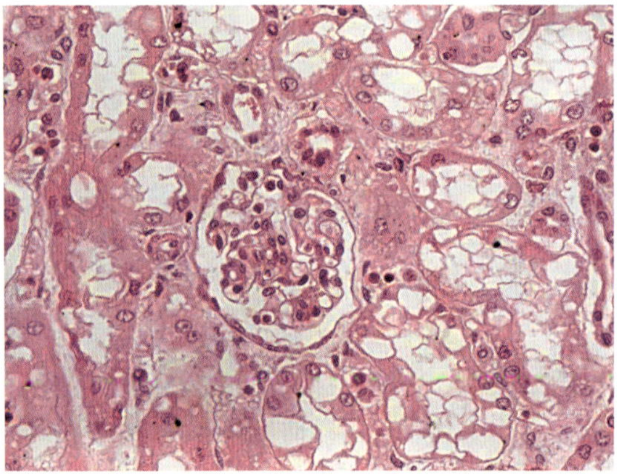

图 13-9　微小病变性肾小球病
近曲小管上皮细胞内出现脂滴和空泡变性。

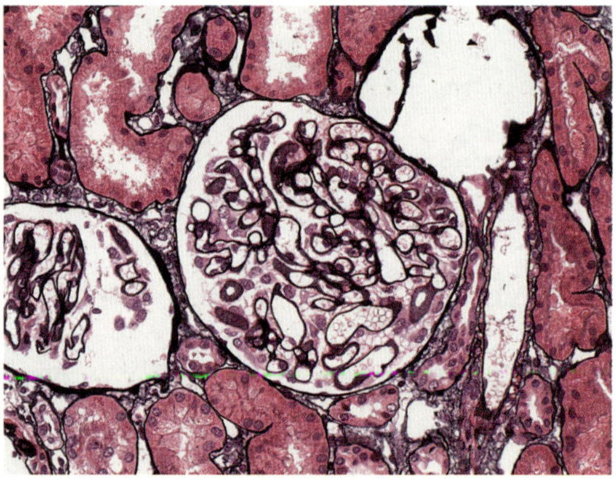

图 13-10　膜性肾小球病（PASM+Masson 染色）
肾小球基底膜弥漫性增厚。

13-13　膜增生性肾小球肾炎（membranoproliferative glomerulonephritis）

系膜细胞增生，基质增多，使系膜区变宽，毛细血管壁增厚，管腔狭窄，毛细血管袢呈分叶状（图 13-11）。PAS 染色显示基膜呈双轨状。

13-14　慢性肾小球肾炎（chronic glomerulonephritis）

大部分肾小球纤维化、玻璃样变，所属肾小管萎缩、消失；而另一部分肾小球则增大，所属肾小管扩张。纤维组织收缩使纤维化、玻璃样变的肾小球相互靠近集中。部分肾小管上皮细胞呈玻璃样变，部分肾小管管腔内有透明管型。间质多量淋巴细胞浸润及纤维组织增生。部分小动脉内膜纤维性增厚。入球小动脉玻璃样变（图 13-12）。

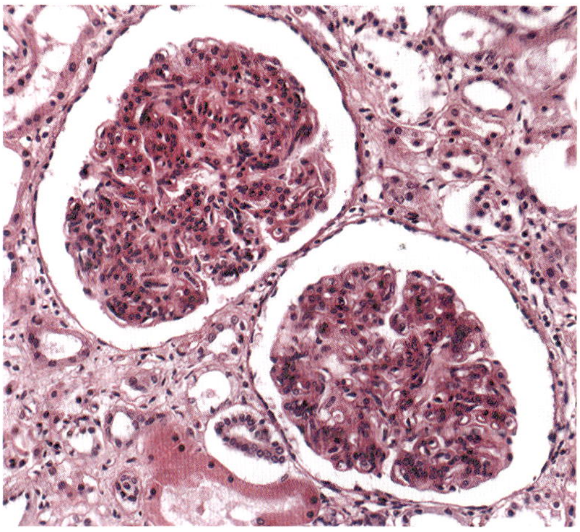

图 13-11　膜增生性肾小球肾炎
肾小球内细胞增生、系膜基质增多。

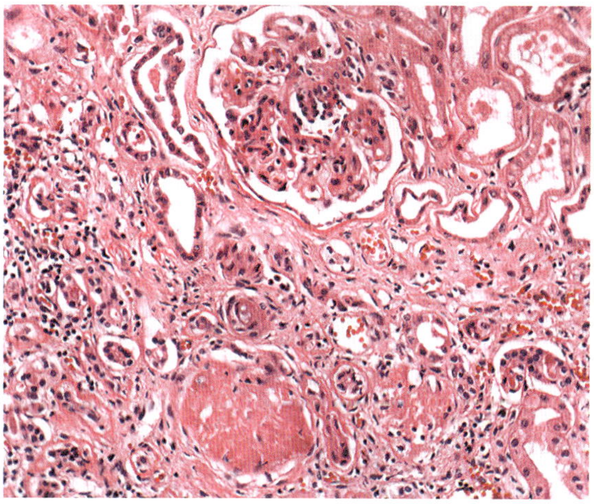

图 13-12　慢性肾小球肾炎
部分肾小球纤维化、玻璃样变，肾小管萎缩、消失。部分肾小球肥大，所属肾小管扩张。间质纤维组织增生，淋巴细胞浸润。

13-15　急性肾盂肾炎（acute pyelonephritis）

肾间质水肿并有大量中性粒细胞浸润，可见脓肿形成。肾小管内充满中性粒细胞，形成中性粒细胞管型（图 13-13）。

13-16　慢性肾盂肾炎（chronic pyelonephritis）

肾内见有局限性的炎症病灶，略呈楔形，表面凹陷。灶内部分肾小球纤维化、玻璃样变，肾小管萎缩、消失。部分肾小管扩张，腔内可见胶样管型，似甲状腺滤泡结构。间质纤维组织增生，有多量淋巴细胞浸润（图 13-14）。

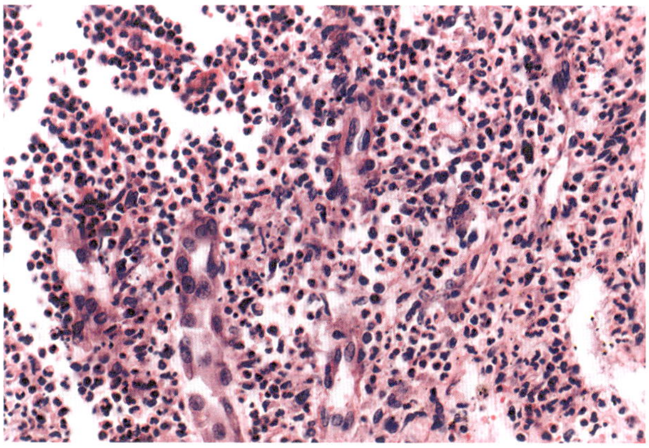

图 13-13　急性肾盂肾炎
肾间质内大量中性粒细胞浸润。

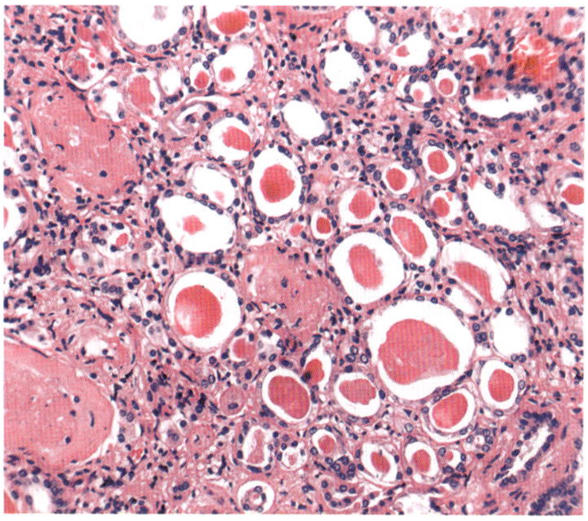

图 13-14　慢性肾盂肾炎
肾小球纤维化、玻璃样变，肾小管萎缩、消失。部分肾小管扩张，腔内可见胶样管型。间质有多量淋巴细胞浸润。

13-17 透明细胞肾细胞癌(clear cell renal cell carcinoma)

细胞呈巢状排列。多数癌细胞大而透明,核小而深染;少数癌细胞胞质为伊红色细颗粒状。间质稀少,为富含毛细血管的少量疏松结缔组织(图 13-15)。

13-18 膀胱上皮乳头状瘤(epithelial papilloma of the bladder)

膀胱壁表面有乳头状肿瘤形成,乳头表面的瘤细胞形态似移行上皮,但细胞层次增多,瘤细胞异型性较小,可见少量核分裂象。乳头中轴为纤维结缔组织。间质可见慢性炎症细胞浸润(图 13-16)。

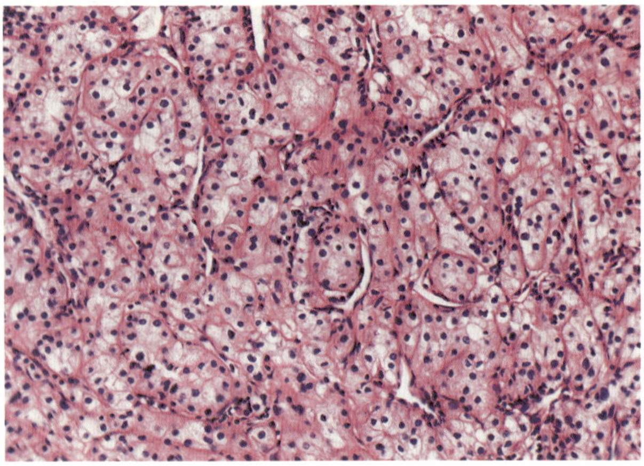

图 13-15 透明细胞肾细胞癌

癌细胞大而透明,核小而深染,间质稀少。

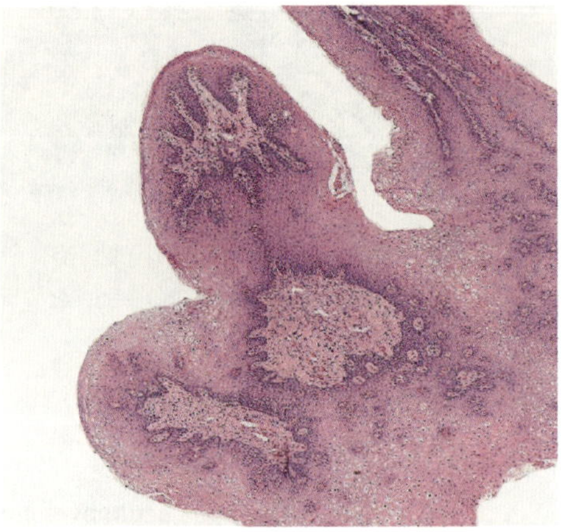

图 13-16 膀胱上皮乳头状瘤

肿瘤组织向表面呈乳头状生长,肿瘤实质细胞与移行上皮相似。间质为纤维组织、血管及炎症细胞。

思考题

患者男性,63 岁。3 个月前无明显诱因出现尿中泡沫增多,无水肿、血尿、尿路刺激征等。1 个月前出现双下肢凹陷性水肿,伴乏力,自觉尿量减少。10 天前水肿加重,伴明显尿量减少(约 0.6L/d)和活动后胸闷、气短。腹胀,但无恶心、呕吐、腹痛、腹泻。

一般检查

T:36.8℃;P:71 次/分;R:16 次/分;Bp:159/100mmHg。身高 165cm,体重 72kg(干体重 60kg),眼睑水肿,双下肢重度凹陷性水肿。

辅助检查

尿常规:蛋白+++,潜血 ±;24 小时尿蛋白定量:9.6g;尿渗透压:483mOsm/(kg·H_2O);血生化:Alb 21.1g/L,Tc 7.4mmol/L,TG 1.77mmol/L,LDL 4.97mmol/L。

肾活检

光镜:共 2 条肾皮质组织,11 个肾小球,肾小球毛细血管壁弥漫性增厚;Masson+镀银染色显示肾小球基膜轻度弥漫均匀增厚、僵硬,上皮下免疫复合物沉积,免疫复合物之间形成钉突状凸起;约 5% 的肾小管萎缩,部分肾小管上皮细胞出现玻璃样变性,相应肾间质纤维化伴淋巴细胞、单核细胞浸润;可见 2 个小叶间动脉硬化,未见弓状动脉,小动脉未见明显病变。

免疫荧光:肾小球 IgG+++,沿毛细血管壁呈颗粒状;IgA-,IgM-;C3++,沿毛细血管壁呈颗粒状;C1q-,FRA-。

电镜:上皮下电子致密物沉积,致密物之间基底膜样物质形成钉突状凸起。

该患者的临床和病理诊断分别是什么?需要和哪些疾病进行鉴别?如何解释其主要临床表现?

（刘淑霞）

第十四章　生殖系统和乳腺疾病

理论纲要

掌握　子宫颈鳞状上皮内病变（子宫颈上皮内瘤变）的概念；子宫颈癌的病理特点、扩散途径和临床病理联系；妊娠滋养细胞疾病的形态特点和临床病理联系；乳腺癌的常见组织学类型及病变特点。

熟悉　慢性子宫颈炎、子宫内膜腺癌和子宫平滑肌瘤的病变特点。

了解　卵巢肿瘤的种类和形态特点。

女性生殖系统疾病主要分为四大类，即炎症、肿瘤、内分泌紊乱及妊娠相关的疾病。女性生殖系统肿瘤和乳腺肿瘤是本章的学习重点。

一、子宫颈疾病

（一）慢性子宫颈炎

慢性子宫颈炎为育龄期女性最常见的妇科疾病。病变表现为子宫颈腺囊肿（纳博特囊肿）、子宫颈息肉和子宫颈糜烂（真性糜烂和假性糜烂）。临床上主要表现为白带增多。

（二）子宫颈鳞状上皮内病变和子宫颈癌

1. 子宫颈鳞状上皮内病变（squamous intraepithelial lesion，SIL）　是指子宫颈上皮被不同程度异型性的细胞所取代，出现挖空细胞或鳞状上皮细胞异型增生，表现为细胞大小形态不一，核增大深染，核质比例增大，核分裂象增多，细胞极性紊乱。子宫颈的SIL也称为子宫颈上皮内瘤变（cervical intraepithelial neoplasia，CIN），依据病变程度不同分为三级：①Ⅰ级：鳞状上皮上2/3层细胞成熟，但下1/3层异型显著，可见核分裂象；②Ⅱ级：鳞状上皮上1/3层细胞较成熟，下2/3层上皮细胞有明显细胞异型和核分裂象；③Ⅲ级：异型增生细胞超过上皮下2/3或全层细胞核异型明显，上皮各层均可见核分裂象及病理性核分裂象，包括重度不典型增生及原位癌。异型细胞可由表面沿基膜通过子宫颈腺口蔓延至子宫颈腺体内，取代部分或全部腺上皮，但仍未突破腺体的基膜，称为CIN Ⅲ累及腺体。

CIN Ⅰ级相当于低级别鳞状上皮内病变（LSIL），CIN Ⅱ级和Ⅲ级相当于高级别鳞状上皮内病变（HSIL）。

2. 子宫颈浸润癌　是最常见的女性生殖系统恶性肿瘤之一。病理上，子宫颈浸润癌的大体类型有糜烂型、外生菜花型、内生浸润型和溃疡型。子宫颈癌的始发部位多位于子宫颈鳞状上皮和柱状上皮交界处，组织学类型以鳞状细胞癌居多，最常见和最重要的转移途径是淋巴道转移。临床上最常见的症状为白带增多和阴道出血。

二、子宫体疾病

(一) 子宫内膜异位症

子宫内膜异位症是指子宫内膜腺体和间质出现于子宫内膜以外的部位,80% 发生于卵巢(称巧克力囊肿)。如子宫内膜腺体及间质异位于子宫肌层中(距子宫内膜基底层 2mm 以上),称作子宫腺肌病。镜下在子宫肌层内见到正常的子宫内膜腺体、子宫内膜间质及含铁血黄素等。

(二) 子宫内膜增生症

子宫内膜增生症是由内源性或外源性雌激素增高引起的子宫内膜腺体或间质增生,临床主要表现为功能性子宫出血。基于细胞形态和腺体结构增生和分化程度的不同,分为增生不伴不典型性和子宫内膜不典型增生两型。增生不伴不典型性腺体数量增加,可呈背靠背图像,腺体上皮无异型性,腺体与子宫内膜间质的比例大于 1 : 1。子宫内膜不典型增生腺上皮排列拥挤,细胞具有异型性,细胞极性紊乱。

(三) 子宫肿瘤

1. 子宫内膜腺癌(endometrial adenocarcinoma) 是来源于子宫内膜上皮细胞的恶性肿瘤,多见于绝经期和绝经期后妇女,绝大多数子宫内膜腺癌与子宫内膜增生和雌激素长期持续作用有关。临床表现为阴道不规则流血。病理上,肉眼观分为弥漫型和局限型,镜下观主要分为高、中、低分化的子宫内膜样腺癌。以高分化腺癌居多。

2. 子宫平滑肌肿瘤 子宫平滑肌瘤是女性生殖系统最常见的肿瘤。多发生于子宫肌层,也可位于黏膜下或浆膜下,单发或多发,分界清楚,无包膜,切面呈编织状或旋涡状。瘤细胞类似于正常子宫平滑肌细胞。当肿瘤组织出现坏死,边界不清,细胞显著异型,核分裂象增多时,应诊断为平滑肌肉瘤。

三、妊娠滋养细胞疾病

妊娠滋养细胞疾病包括一组不同的病变,其共同特征为滋养层细胞异常增生,患者血清和尿液中人绒毛膜促性腺激素(hCG)含量明显高于正常妊娠。

(一) 葡萄胎

葡萄胎(hydatidiform mole)又称水泡状胎块,分为完全性、部分性和侵袭性葡萄胎,可发生于育龄期的任何年龄。肉眼观,完全性和部分性葡萄胎病变局限于宫腔内,可见子宫腔内充满透明或半透明的薄壁水泡状物,有蒂相连,形似葡萄。侵袭性葡萄胎可见水泡状绒毛侵入子宫肌层。镜下可见绒毛间质高度水肿、绒毛间质内血管消失及滋养层细胞增生。侵袭性葡萄胎的滋养层细胞的增生程度和异型性比良性葡萄胎显著,有无绒毛结构是其与绒毛膜癌的主要区别。临床上表现为子宫体积超出相应月份正常妊娠子宫体积,听不到胎心,血清和尿 hCG 水平增高,子宫不规则流血。

(二) 绒毛膜癌

绒毛膜癌(choriocarcinoma)简称绒癌,是源自妊娠绒毛滋养层上皮的高度侵袭性恶性肿瘤,多数与妊娠有关。癌结节单个或多个,质软,暗红或紫蓝色;癌组织由细胞滋养层细胞和中间型滋养细胞组成。肿瘤自身无间质血管,依靠侵袭宿主血管获取营养。癌细胞不形成绒毛和水泡状结构。临床表现为阴道持续不规则流血,血或尿中 hCG 持续升高,并易血行转移。

(三) 胎盘部位滋养细胞肿瘤

胎盘部位滋养细胞肿瘤是源自着床部位的中间型滋养细胞的恶性肿瘤,罕见。肉眼观,肿瘤位于胎盘种植部位，呈结节状，棕褐色至浅黄色。肿瘤可侵入子宫肌层，与周围组织界限不清。近一半肿瘤出现局灶性出血和坏死。镜下，胎盘部位滋养细胞肿瘤主要由胎盘中间型滋养细胞组成。瘤细胞通常浸润到肌层。常出现肿瘤细胞取代血管壁的特征性血管浸润。临床表现多为良性，25%~30% 的病例可复发或转移。

四、卵巢肿瘤

卵巢肿瘤依照其组织发生分为上皮性肿瘤、生殖细胞肿瘤和性索间质肿瘤。

卵巢上皮性肿瘤是最常见的卵巢肿瘤，占所有卵巢肿瘤的 60%~70%，分为良性、交界性和恶性。依据上皮的类型可分为浆液性、黏液性和子宫内膜样等。

（一）浆液性肿瘤

浆液性囊性肿瘤是卵巢上皮性肿瘤中最常见的类型。典型的浆液性囊腺瘤由单个或多个纤维分隔、含清亮液体的囊腔组成。交界性浆液性肿瘤可见较多的乳头；大量实性组织和乳头在肿瘤中出现时应疑为癌。良性瘤囊腔内被覆单层立方或矮柱状上皮，具有纤毛；交界瘤上皮细胞层次增多，乳头增多，细胞异型；浆液性癌有明显的癌细胞破坏性间质浸润。

（二）黏液性肿瘤

黏液性肿瘤较浆液性肿瘤少见，占所有卵巢肿瘤的 25%。黏液性肿瘤表面光滑，由多个大小不一、充满黏液的囊腔组成。良性黏液性囊腺瘤的囊腔被覆单层高柱状上皮，核在基底部，胞质充满黏液，无纤毛；交界性瘤上皮呈较多的乳头结构，细胞层次增多；黏液性癌上皮细胞明显异型，形成复杂的腺体和乳头结构，有间质明显破坏性浸润。

五、乳腺疾病

（一）乳腺增生性病变

1. 乳腺导管增生　分为普通型导管增生和非典型导管增生。

（1）普通型导管增生：在导管内增生性病变中最常见，是以增生细胞呈流水样分布为特征的良性导管增生。

（2）非典型导管增生：是介于良、恶性之间的一种病变，属于导管内病变，以分布均匀、单一形态的上皮细胞增生为特征，病变范围相当小，演变为浸润性癌的风险约为普通人群的 5 倍。

2. 硬化性腺病　用于描述一组增生性乳腺病变，特征为乳腺小腺管增生伴随间质增生，小叶腺泡受压而扭曲变形。

（二）乳腺纤维腺瘤

纤维腺瘤是乳腺最常见的良性肿瘤，多见于 20~35 岁女性。肉眼观，为单个或多个，单侧或双侧发生的圆形或卵圆形、界限清楚的结节。肿瘤主要由增生的纤维间质和腺体组成。

（三）乳腺癌

乳腺癌是来自乳腺终末导管小叶单位的上皮性恶性肿瘤。居女性恶性肿瘤第一位。好发于乳腺的外上象限。临床上早期症状不明显，仅有无痛性乳房内肿块。乳腺癌组织形态十分复杂，类型较多，大致可分为非浸润性癌和浸润性癌两大类。

- 乳腺癌
  - 非浸润性癌
    - 导管原位癌（15%~30%）
      - 高级别
      - 中级别
      - 低级别
    - 小叶原位癌
  - 浸润性癌
    - 浸润性癌，非特殊型（70%）
    - 浸润性小叶癌（5%~10%）
    - 特殊类型浸润性癌：髓样癌、小管癌、黏液癌等

实习目的

1. 观察子宫颈癌的大体与切片标本，列举其肉眼类型并阐释其组织学特点。

2. 观察葡萄胎与绒毛膜癌的标本，归纳妊娠滋养细胞疾病的病变特点，区分葡萄胎（完全性和部分性）、侵袭性葡萄胎及绒毛膜癌的异同。

3. 观察乳腺癌的标本，列举乳腺癌的组织学类型，描述其病变特点。

4. 观察慢性子宫颈炎、子宫内膜腺癌和子宫平滑肌瘤的标本，描述慢性子宫颈炎及子宫体疾病的病变特点。

5. 观察卵巢上皮性肿瘤的标本，描述卵巢肿瘤的病变特点。

实习内容及观察要点

大体标本

14-1　子宫颈癌（外生菜花型）（cervical carcinoma）

肿块呈菜花状，突起于子宫颈表面，灰白色，质脆（图 14-1）。

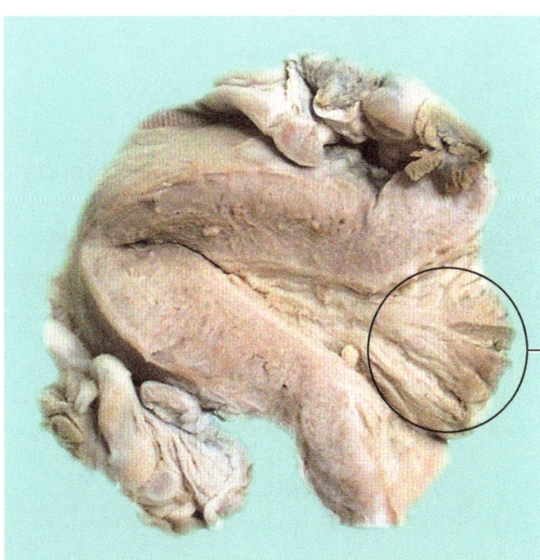

图 14-1　子宫颈癌

子宫颈部见一菜花状肿物突出于子宫颈外口。

14-2　子宫内膜腺癌(endometrial adenocarcinoma)

子宫体积增大，肿物呈息肉和菜花状突向宫腔，表面伴有出血、坏死，肿物向子宫壁内浸润性生长，界限不清(图 14-2)。

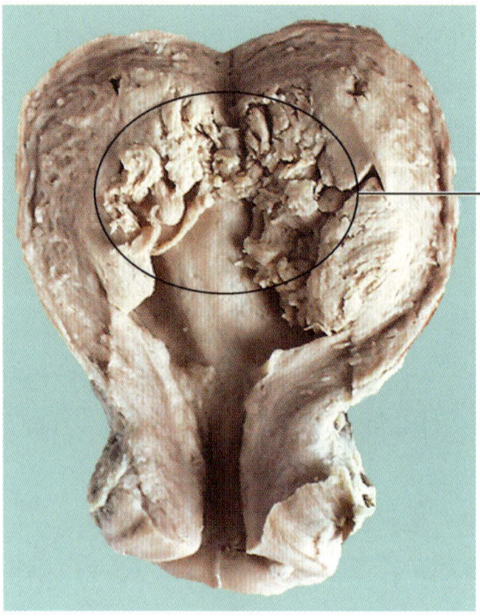

图 14-2　子宫内膜癌(局限型)

肿物累及子宫底及侧壁、子宫角和前壁，呈不规则菜花状突向宫腔。

14-3　子宫平滑肌瘤(leiomyoma of the uterus)

在子宫肌层、黏膜下和浆膜下，可见圆形结节，单发或多发，大小不一，质硬。切面可见灰白、编织状条纹，界限清楚(图 14-3)。

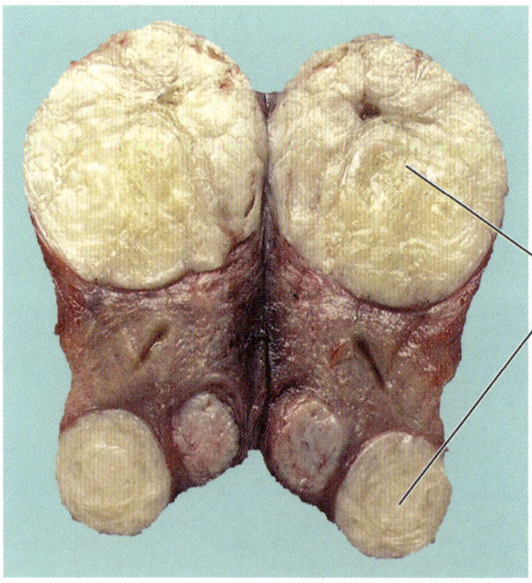

图 14-3　子宫平滑肌瘤

子宫肌壁内有多个肌瘤结节，境界清楚，切面灰白。

14-4　完全性葡萄胎(complete hydatidiform mole)

绒毛全部呈半透明水泡状，内含清亮液体，有蒂相连，状似葡萄，水泡大小不一，直径 0.1~1.0cm。

14-5　绒毛膜癌（choriocarcinoma）

子宫体积不规则增大，表面常有紫红色结节；切面可见宫腔内有血凝块状结节，并浸润子宫壁（图 14-4）。

14-6　卵巢黏液性囊腺瘤（ovarian mucinous cystadenoma）

参见第六章实习内容及观察要点 6-4。

14-7　卵巢浆液性乳头状囊腺瘤（serous papillary cystadenoma of the ovary）

肿瘤呈圆形或卵圆形，囊内为清亮浆液，囊壁可见大量乳头形成。

14-8　乳腺纤维腺瘤（breast fibroadenoma）

参见第六章实习内容及观察要点 6-3。

14-9　乳腺癌（carcinoma of the breast）

癌组织向外侵袭生长，突出于乳腺皮肤表面，形成菜花状肿物，表面有溃疡形成，呈火山口状。切面上，肿块大，呈灰白色，质硬，分界不清，周围可见卫星结节。癌组织浸润至皮肤淋巴道而阻塞淋巴管，致皮肤水肿，乳房皮肤呈橘皮样外观（图 14-5）。

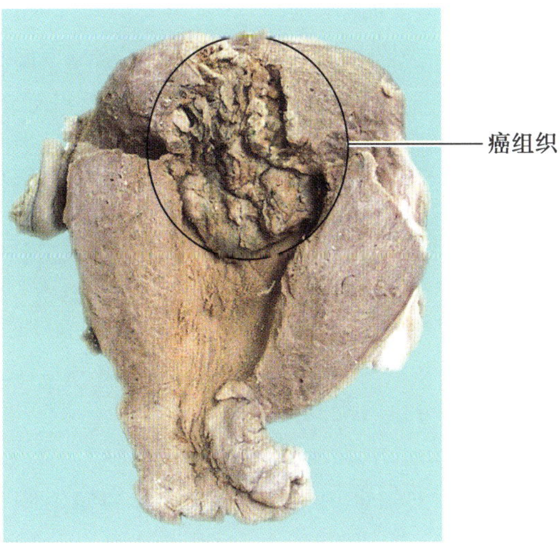

图 14-4　绒毛膜癌

近子宫底部有灰褐色肿物生长，侵入子宫肌壁内。

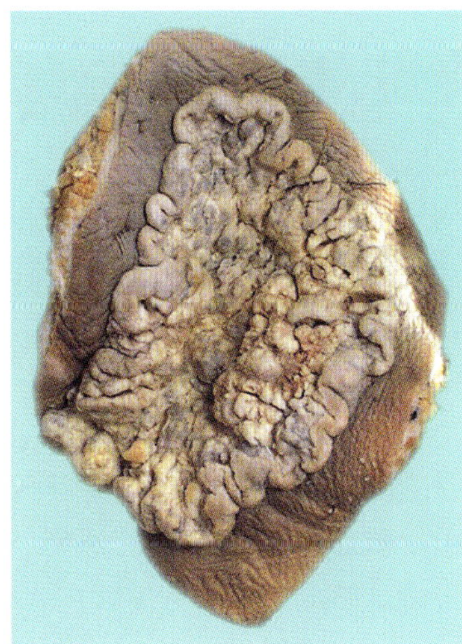

图 14-5　乳腺癌

癌组织向外侵袭生长，突出于乳腺皮肤表面，形成火山口状溃疡。

显微镜切片

14-10　慢性子宫颈炎（chronic cervicitis）

子宫颈黏膜下血管扩张充血、水肿，有大量淋巴细胞、浆细胞和单核细胞浸润，甚至形成淋巴滤泡样结构；被覆上皮细胞脱落、增生或鳞状上皮化生。

14-11　子宫颈浸润性鳞状细胞癌（invasive squamous cell carcinoma of cervix）

癌组织突破基底膜向间质内浸润而形成癌巢，癌巢内可见同心层状排列的粉红色角化珠，间质内大量淋巴细胞浸润。

14-12　子宫平滑肌瘤（leiomyoma of the uterus）

瘤细胞与正常子宫平滑肌细胞相似，梭形，呈束状或漩涡状排列，胞质红染，核呈长杆状，核分裂象少见。肿瘤组织与周围正常组织界限清楚。

14-13　葡萄胎（hydatidiform mole）

绒毛水肿而增大，绒毛间质内血管减少或消失，滋养层细胞增生（图 14-6）。

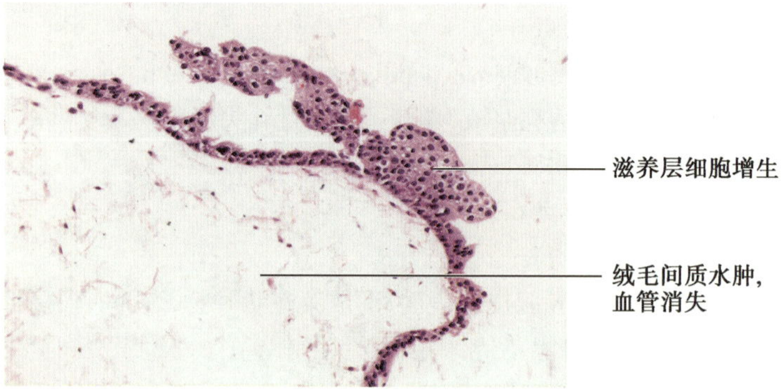

图 14-6　葡萄胎

绒毛间质水肿，血管消失，滋养层细胞增生。

14-14　绒毛膜癌（choriocarcinoma）

肿瘤组织由似细胞滋养层和似合体滋养层的两种肿瘤细胞组成，异型性明显，未见绒毛和水泡状结构，癌细胞已浸润至子宫壁肌层。似细胞滋养层的肿瘤细胞呈圆形、多边形，细胞界限清楚，胞质淡染，核圆形、空泡状；似合体滋养层的肿瘤细胞呈合体状，胞质丰富、红染，核浓缩、形状不规则。

14-15　卵巢浆液性囊腺瘤（serous cystadenoma of ovary）

良性瘤囊腔被覆立方或矮柱状上皮，具有纤毛，胞质红染；交界性瘤上皮层次增加，乳头增多，细胞异型；恶性上皮层次明显增多，异型性明显，向卵巢间质内浸润。

14-16　乳腺浸润性癌，非特殊型（invasive carcinoma of the breast）

癌组织多局限于扩张的导管内，形成筛状结构，中央多个钙化灶，部分导管内癌组织中心坏死，导管基底膜完整。部分区域癌细胞已突破基底膜浸润周围间质，形成片状或条状的癌巢。癌细胞较大，细胞核大、呈圆形（图 14-7）。

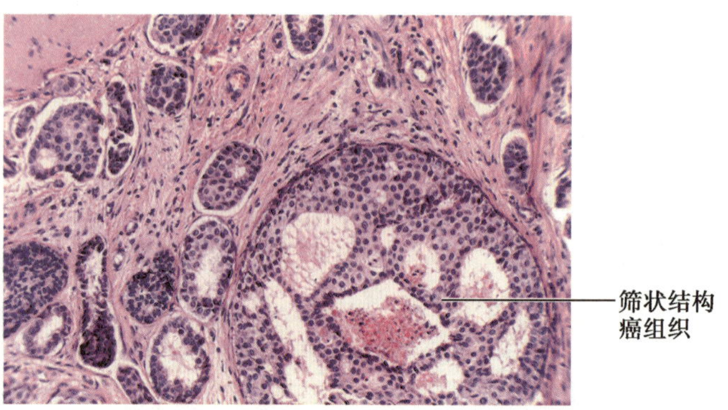

图 14-7　乳腺浸润性癌，非特殊型

部分区域为导管原位癌，癌细胞形成筛状结构，部分癌细胞形成条索状癌巢浸润周围间质。

思考题

1. 患者女性，50 岁，G_5P_3。近 3 个月出现阴道不规律流血。妇科检查发现子宫颈肥厚，取局部组织经病理检查诊断为鳞状细胞癌，行子宫颈癌根治术。手术切除子宫，病理检查肉眼可见子宫颈肥厚，表面呈粗糙颗粒状，显微镜检查可见癌巢内细胞有明显角化现象，部分癌细胞穿破基底膜达 2cm，部分癌细胞浸润于肌层。该患者确切的病理诊断是什么？可能有哪些扩散途径？

2. 患者女性，40 岁。20 年前曾患葡萄胎。因呕血和便血死于失血性休克。尸检见胃和肠壁有多发性出血结节，肺、肝及脑内也见多发的出血坏死的肿块。患者体内多发性出血坏死病灶可能是由哪一种疾病引起的？其形态学特点如何？

3. 患者女性，35 岁。洗澡时在左乳房乳头下区域触及一硬块，约鸡蛋黄大小，活动性不好。手术切除后做病理检查，肉眼见肿块边界不甚清楚，切开挤压时有点状黄色膏状物溢出。请问此肿块在镜下的组织学特点如何？病理诊断是什么？

（刘静华）

第十五章 内分泌系统疾病

理论纲要

掌握 弥漫性毒性、非毒性甲状腺肿的病变特点；甲状腺肿瘤的类型和病变特点。

熟悉 弥漫性毒性、非毒性甲状腺肿的病因及发病机制。

了解 甲状腺炎的病变特点；糖尿病的类型及特点。

内分泌系统包括内分泌腺、内分泌组织和弥散于各器官、系统或组织内的内分泌细胞。内分泌系统与神经系统共同调节机体组织、细胞的生长发育和代谢，维持体内平衡或稳定。

内分泌系统的器官、组织或细胞发生的增生、肿瘤、炎症、血液循环障碍、遗传性疾病及其他病变均可引起内分泌系统的器官、组织或细胞的激素分泌异常增多或减少，导致功能的亢进或减退，使相应的靶器官或组织增生、肥大或萎缩。

一、甲状腺疾病

甲状腺肿（goiter）是指由于增生和胶质储存伴甲状腺激素异常的分泌而产生的甲状腺肿大。根据有无甲状腺功能亢进，可将其分为弥漫性非毒性甲状腺肿和弥漫性毒性甲状腺肿两类。

（一）弥漫性非毒性甲状腺肿

弥漫性非毒性甲状腺肿（diffuse nontoxic goiter）亦称单纯性甲状腺肿，常由于缺碘使甲状腺素分泌不足，促甲状腺激素分泌增多，甲状腺滤泡上皮增生，滤泡内胶质堆积而使甲状腺肿大。本病常呈地域性分布，又称地方性甲状腺肿，也可为散发性。其发生与缺碘、致甲状腺肿因子、高碘（碘摄食过高，影响酪氨酸氧化，碘的有机化过程受阻，甲状腺呈代偿性肿大）及遗传与免疫因素有关。临床表现主要为甲状腺肿大，一般无症状，部分患者后期可出现吞咽和呼吸困难，少数患者可伴有甲状腺功能亢进或减退等症状。根据病变的发生发展及特点，可分为三个时期（表 15-1）。

表 15-1 弥漫性非毒性甲状腺肿的病变特点

分期	大体观察	镜下观察
增生期 （弥漫性增生性甲状腺肿）	双侧甲状腺弥漫性对称性中度增大，表面光滑	滤泡上皮增生呈立方或低柱状，伴小滤泡形成，胶质较少，间质充血
胶质贮积期 （弥漫性胶性甲状腺肿）	甲状腺弥漫性对称性显著增大，切面呈淡褐色或棕褐色，半透明胶冻状	滤泡大小不等，大部分上皮细胞扁平，滤泡腔高度扩大，腔内充满大量胶质，但仍可见小滤泡的部分上皮增生，乳头形成
结节期 （结节性甲状腺肿）	甲状腺不对称结节状增大，结节大小不等，常无完整包膜，切面常见出血、坏死、囊性变、钙化及瘢痕形成	部分滤泡上皮呈柱状或乳头样增生，有小滤泡形成。间质纤维组织增生，间隔包绕形成大小不一的结节状病灶

(二) 弥漫性毒性甲状腺肿

弥漫性毒性甲状腺肿(diffuse toxic goiter, Graves disease, GD)是一种以体内存在促甲状腺激素受体抗体为特征的多系统自身免疫病,是甲状腺功能亢进症(简称甲亢)的主要病因。由于约有1/3患者有眼球突出,故又称突眼性甲状腺肿。临床表现主要为甲状腺肿大,基础代谢率和神经兴奋性升高,如心悸、多汗、烦热、脉搏快、手震颤、多食、消瘦、乏力和突眼等;血 T_3、T_4 高,吸碘率高。本病多见于女性,以20~40岁最多见。病变特点如下。

1. 甲状腺

(1)大体观察:甲状腺呈弥漫性对称性增大,表面光滑,血管充血,切面灰红呈分叶状,质实如肌肉,胶质少。

(2)镜下观察:①滤泡上皮增生呈高柱状,可呈乳头样增生,并有小滤泡形成;②滤泡腔内胶质稀薄,周边胶质有许多大小不一的上皮细胞的吸收空泡;③间质血管丰富、充血,淋巴组织增生。

(3)免疫荧光:滤泡基底膜上有IgG沉着。

(4)碘治疗后改变:甲状腺缩小、质变实。光镜下上皮细胞变矮,增生减轻,胶质增多、变浓,吸收空泡少。间质血管减少,淋巴细胞减少。

2. 其他组织 眼球突出,心脏肥大,淋巴组织增生。

(三) 甲状腺功能减退

甲状腺功能减退(hypothyroidism)即甲状腺功能低下,是甲状腺素合成和释放减少或缺乏而出现的综合征。幼儿期发病称为克汀病或呆小病,少年及成人组织间质内出现大量的类黏液(氨基多糖)积聚,表现为黏液水肿。

(四) 甲状腺炎

根据病程及临床病理特点的不同,可将甲状腺炎分为急性、亚急性和慢性三种。急性甲状腺炎多是由细菌感染引起的化脓性炎症,较少见。亚急性和慢性甲状腺炎病变特点见表15-2。

表15-2 甲状腺炎的主要类型及其病变特点

甲状腺炎的主要类型		病因	大体改变	镜下特点
亚急性甲状腺炎(肉芽肿性甲状腺炎)		病毒感染	甲状腺呈不均匀结节状增大,质实,橡皮样。切面呈灰白或淡黄色,可见坏死或瘢痕,常与周围组织有粘连	灶状分布,部分滤泡被破坏,胶质外溢,引起类似结核结节的肉芽肿形成,但无干酪样坏死。多量中性粒细胞及不等量的嗜酸性粒细胞等浸润,并形成微小脓肿
慢性甲状腺炎	慢性淋巴细胞性甲状腺炎(桥本甲状腺炎)	自身免疫病	甲状腺弥漫性对称性肿大,质韧,被膜轻度增厚,与周围组织无粘连,切面呈分叶状	甲状腺实质广泛破坏、萎缩,大量淋巴细胞浸润、淋巴滤泡形成,纤维组织增生
	纤维性甲状腺炎(Riedel甲状腺肿或慢性木样甲状腺炎)	不明,罕见	甲状腺中度肿大,病变呈结节状,质硬似木样,与周围组织明显粘连	甲状腺滤泡萎缩,大量纤维组织增生,玻璃样变,淋巴细胞浸润

纤维性甲状腺炎与慢性淋巴细胞性甲状腺炎的主要区别:①前者向周围组织蔓延、侵犯、粘连,后者仅限于甲状腺内;②前者虽有淋巴细胞浸润,但不形成淋巴滤泡;③前者有显著的纤维化及玻璃样变,质硬。

(五)甲状腺肿瘤

1. 甲状腺腺瘤(thyroid adenoma) 是甲状腺滤泡上皮发生的一种常见的良性肿瘤。肿瘤生长缓慢,可随吞咽活动上下移动。肉眼观,多为单发,圆形或类圆形,有完整包膜,常压迫周围组织。结节性甲状腺肿与甲状腺腺瘤的诊断及鉴别要点为:①前者常为多发结节,无完整包膜;后者一般单发,有完整包膜。②前者滤泡大小不一致,一般比正常的大;后者滤泡及滤泡上皮细胞大小较一致。③前者周围甲状腺组织无压迫现象,邻近的甲状腺内与结节内有相似病变;后者周围甲状腺有压迫现象,周围和邻近处甲状腺组织均正常。

2. 甲状腺癌(thyroid carcinoma) 是原发于甲状腺最常见的恶性肿瘤。其主要的组织学类型如下。

(1)乳头状癌:是原发性甲状腺癌最常见的类型,肿瘤生长缓慢,恶性程度较低,预后较好,但局部淋巴结转移较早。肿瘤一般呈球形,无包膜,切面灰白色,质地较硬。部分病例有囊形成,囊内可见乳头,又称乳头状囊腺癌。镜下见癌组织乳头分支多,乳头中心有纤维血管间质,间质内常见呈同心圆状的钙化小体,即砂粒体(psammoma bodies)。癌细胞分化程度不一,其细胞核染色质少,常呈透明毛玻璃样。

(2)滤泡癌:是甲状腺向滤泡分化形成的恶性肿瘤,常比乳头状癌恶性程度高、预后差,易血行转移。肉眼观肿瘤呈结节状,包膜不完整,境界较清楚。镜下可见不同分化程度的滤泡。

(3)髓样癌:是由滤泡旁细胞发生的恶性肿瘤,属于神经内分泌肿瘤。肿瘤单发或多发,可有假包膜。镜下见瘤细胞呈圆形、多角或梭形,瘤组织呈实体巢状或乳头状、滤泡状、旋涡状排列,肿瘤细胞分泌降钙素,间质内常有淀粉样物质沉着。电镜可见胞质内有大小较一致的神经内分泌颗粒。

(4)未分化癌:生长快,早期即有浸润和转移,恶性程度高,预后差。肿块较大,无包膜,广泛浸润、破坏,切面灰白,常有出血、坏死。镜下见癌细胞大小形态不一,异型性明显,组织学上可分为小细胞型、梭形细胞型、巨细胞型和混合细胞型。

二、糖尿病

糖尿病(diabetes mellitus)是一种因体内胰岛素绝对或相对不足,靶细胞对胰岛素敏感性降低,或胰岛素本身存在结构上的缺陷而引起的以碳水化合物、脂肪和蛋白质代谢紊乱为特征的慢性疾病。其主要特点是高血糖、糖尿。临床上表现为多饮、多食、多尿和体重减少(即“三多一少”),可使一些组织或器官发生形态结构改变和功能障碍,并发酮症酸中毒、肢体坏疽、多发性神经炎、失明和肾衰竭等。本病发病率日益增高,已成为世界性的常见病。

糖尿病一般分为原发性糖尿病和继发性糖尿病两种。原发性糖尿病又分为胰岛素依赖型糖尿病(又称 1 型或幼年型糖尿病,约占糖尿病的 10%)和非胰岛素依赖型糖尿病(又称 2 型或成年型糖尿病,约占糖尿病的 90%)。1 型和 2 型糖尿病的区别见表 15-3。

表 15-3　1 型和 2 型糖尿病的区别

临床特点	1 型糖尿病	2 型糖尿病
发病年龄	青少年	成年
发作类型	起病急，病情重，发展快	起病缓慢，病情较轻，发展较慢
遗传倾向	明显	不明显
与人类白细胞抗原（HLA）的关系	有关	无关
胰岛细胞抗体	+	–
胰岛病变	早期为非特异性炎症 晚期表现为胰岛 B 细胞变性、坏死、消失，胰岛变小、数目减少和纤维化	早期病变不明显，后期胰岛 B 细胞减少，常见胰岛淀粉样变性
血胰岛素水平	明显降低	升高、正常或轻度降低

实习目的

1. 观察弥漫性非毒性甲状腺肿和弥漫性毒性甲状腺肿的病变特点。
2. 熟悉甲状腺腺瘤和甲状腺癌的类型和病变特点。

实习内容及观察要点

大体标本

15-1　弥漫性非毒性甲状腺肿（diffuse nontoxic goiter）/单纯性甲状腺肿（simple goiter）

甲状腺弥漫性对称性或不对称性肿大，重量增加，表面光滑或呈大小不等的结节状，被纤维间隔分隔。此标本处于结节期，切面呈大小不等的多发性结节，内含棕黄色半透明胶冻样物质和褐色胶质，伴有囊性变、出血、坏死和瘢痕形成，结节周围有纤维结缔组织围绕（图 15-1）。

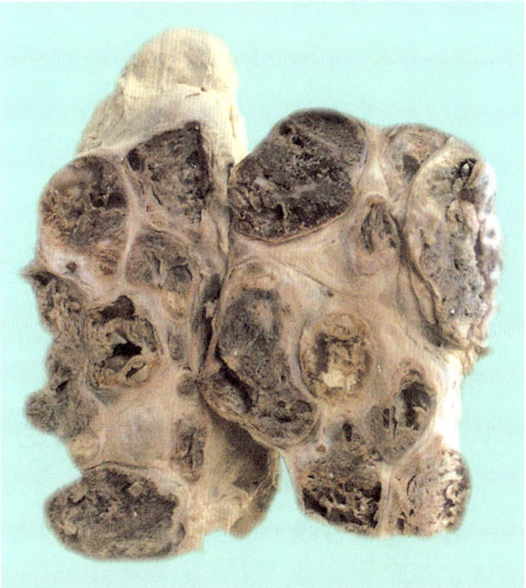

图 15-1　结节性甲状腺肿

甲状腺肿大，切面呈结节状，结节周围有纤维结缔组织围绕，结节含有褐色胶质。

15-2　弥漫性毒性甲状腺肿（diffuse toxic goiter，Graves disease，GD）

甲状腺弥漫性对称性肿大，表面光滑，质韧，切面灰红色，新鲜时呈“牛肉状”。

15-3　甲状腺腺瘤（thyroid adenoma）

腺瘤呈球形结节，表面光滑，有完整包膜。切面呈灰白色，实性，质地均匀，与周围甲状腺组织分界明显，肿瘤周围组织受压，瘤内可有出血、囊性变、纤维化或钙化。

15-4 甲状腺癌(thyroid carcinoma)

肿瘤呈灰白色,无包膜,与周围甲状腺组织境界不清,呈浸润性生长。

显微镜切片

15-5 弥漫性胶性甲状腺肿(diffuse colloid goiter)

大部分滤泡显著扩大,滤泡腔内有大量胶质贮积,滤泡上皮呈扁平状;部分增生滤泡较小(图15-2)。

15-6 弥漫性毒性甲状腺肿(diffuse toxic goiter)

滤泡上皮增生呈高柱状,有的呈乳头状增生,并有小滤泡形成,滤泡腔内胶质稀薄,滤泡周边胶质可见许多大小不一的上皮细胞的吸收空泡,间质有充血和淋巴细胞浸润(图15-3)。

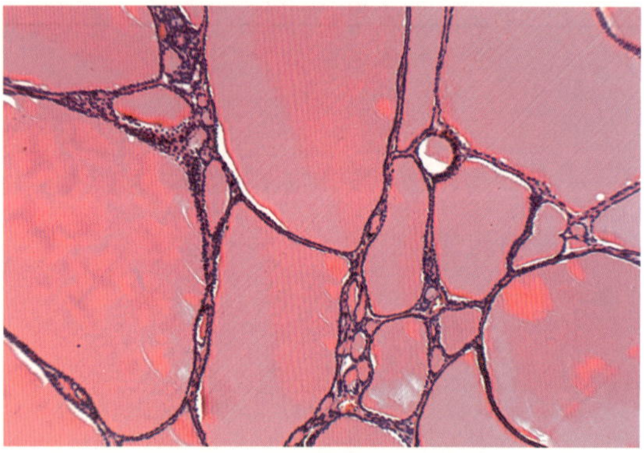

图15-2 弥漫性胶性甲状腺肿

滤泡显著扩大,滤泡腔内有大量胶质贮积,滤泡上皮呈扁平状,部分滤泡较小。

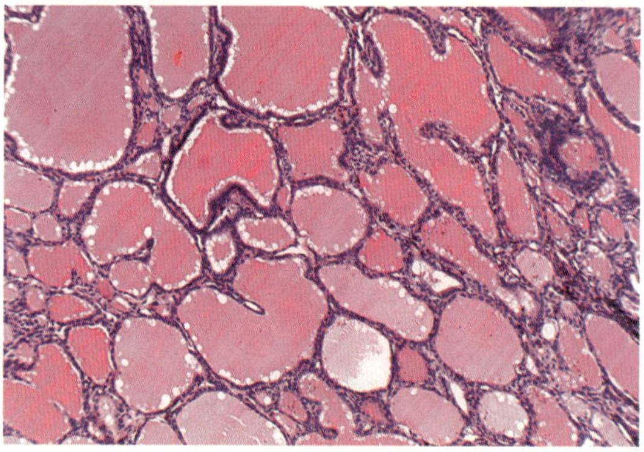

图15-3 弥漫性毒性甲状腺肿

滤泡上皮增生呈高柱状,有的呈乳头状增生,滤泡腔内胶质稀薄,滤泡周边胶质可见许多大小不一的吸收空泡。

15-7 甲状腺滤泡性腺瘤(follicular adenoma of thyroid)

低倍镜下,瘤组织与正常甲状腺组织之间有包膜将其分开,与包膜外的甲状腺组织结构不同。高倍镜下,瘤组织由许多大小较一致、排列拥挤的小滤泡构成,滤泡呈圆形,由单层小立方上皮围绕而成,内含胶质,细胞无核分裂象(图15-4)。

15-8 甲状腺乳头状癌(papillary carcinoma of thyroid)

癌组织呈分支乳头状,乳头中心有纤维血管间质,间质内可见砂粒体。乳头上皮呈立方状或柱状,单层或多层,细胞分化不一,核呈透明或毛玻璃状,无核仁,可见核沟(图15-5)。

15-9 甲状腺髓样癌(medullary carcinoma of thyroid)

肿瘤细胞为圆形或多角形,呈实性巢片状、滤泡状排列,间质内有粉红色透明变性及淀粉样物沉着。

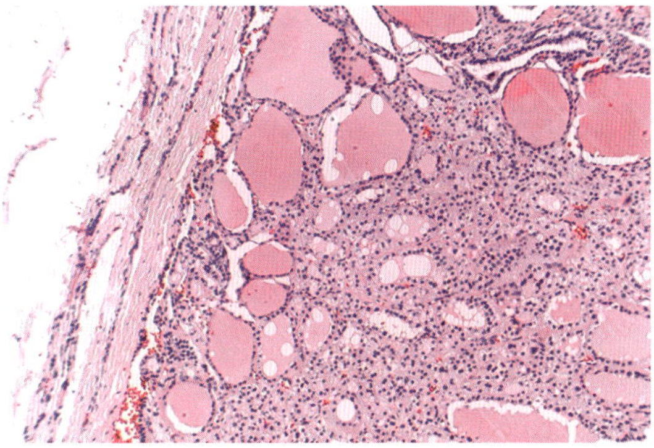

图 15-4 甲状腺腺瘤

瘤组织周围有包膜，由许多大小较一致、排列拥挤的小滤泡构成，滤泡由单层小立方上皮围绕，滤泡内含有胶质。

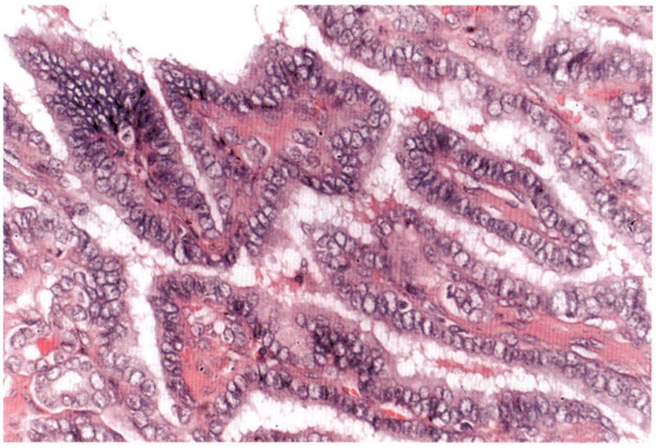

图 15-5 甲状腺乳头状癌

瘤组织呈分支乳头状，乳头中心有纤维血管间质。乳头上皮呈立方状或柱状，单层或多层，核呈透明或毛玻璃状。

思考题

1. 患者女性，28 岁。1 年前发现双眼突出，性情急躁，易怒，多汗，食欲旺盛，体重下降，双手震颤。体格检查：甲状腺轻度肿大，可闻及血管杂音，心率 100 次/分。BMR（基础代谢率）+30%（正常+10%），甲状腺放射性核素碘-131 扫描显示甲状腺弥漫性增大。该患者可能患哪种类型的甲状腺肿？弥漫性毒性甲状腺肿和弥漫性非毒性甲状腺肿的病变和临床表现有何不同？“双眼突出”改变的病理学基础是什么？

2. 患者女性，43 岁。颈部触及一包块。查体：肿块位于左颈部，边界清楚，表面光滑，质软，可随吞咽上下活动。B 超检查示：实性肿块。患者可能患哪种甲状腺疾病？如何与其他甲状腺疾病鉴别？请举例说明。

（林 晨）

第十六章　神经系统疾病

理论纲要

掌握　流行性乙型脑炎和流行性脑脊髓膜炎的病因、病理变化和临床表现。

熟悉　神经系统疾病的基本病变。

了解　阿尔茨海默病及帕金森病的病变特点及中枢神经系统疾病的常见并发症。

一、神经系统疾病的基本病变

（一）神经元及其神经纤维的基本病变

1. 神经元的基本病变

（1）神经元急性坏死：表现为核固缩，胞体缩小变形，胞质尼氏小体消失。HE 染色胞质呈深红色，因此称红色神经元。继而出现细胞核溶解消失，残留细胞轮廓或痕迹称为鬼影细胞。

（2）单纯性神经元萎缩（simple neuronal atrophy）：神经元胞体及胞核固缩、消失，无明显的尼氏小体溶解，一般不伴炎症反应。

（3）中央性尼氏小体溶解（central chromatolysis）：神经元肿胀变圆，核偏位，核仁增大，胞质中央尼氏小体崩解，进而溶解消失，或仅在细胞周围区有少量残留，胞质呈苍白均质状。

（4）包涵体形成：见于某些病毒感染和变性疾病。如帕金森病患者黑质神经元胞质中的路易小体（Lewy 小体），患狂犬病时海马和脑皮质锥体细胞胞质中的内氏小体（Negri 小体）。

（5）神经原纤维变性（neurofibrillary degeneration）：用镀银染色法在阿尔茨海默病等的皮质神经元细胞质中可显示神经原纤维变粗，并在胞核周围凝结卷曲呈缠结状，又称神经原纤维缠结。

2. 神经纤维的基本病变

（1）轴突损伤和轴突反应：轴突损伤表现为轴突肿胀和运输障碍。轴突反应又称沃勒变性（Wallerian degeneration），是中枢或周围神经轴索被离断后，轴突出现的一系列变化，包括轴索断裂，髓鞘崩解脱失，吞噬细胞增生、吞噬。

（2）脱髓鞘（demyelination）：施万细胞变性或髓鞘损伤导致髓鞘板层分离、肿胀、断裂，并崩解成脂滴，进而完全脱失称脱髓鞘。

（二）神经胶质细胞的基本病变

1. 星形胶质细胞的基本病变　①肿胀：星形胶质细胞核明显增大、染色质疏松淡染；②反应性胶质增生：星形胶质细胞增生、肥大，形成大量胶质纤维，最后成为胶质瘢痕；③淀粉样小体：HE 染色中呈圆形、向心性层状排列的嗜碱性小体；④Rosenthal 纤维：是在星形胶质细胞胞质和突起中形成的一种均质性、毛玻璃样嗜酸性小体，呈圆形、卵圆形、长条形和棒状，磷钨酸苏木素（PTAH）染色呈红色至紫红色。

2. 少突胶质细胞的基本病变　一个神经元由 5 个或 5 个以上的少突胶质细胞围绕称为卫星

现象（satellitosis）。

3. 小胶质细胞的基本病变

（1）噬神经细胞现象（neuronophagia）：是指坏死的神经元被增生的小胶质细胞或血源性巨噬细胞吞噬。

（2）小胶质细胞结节（microglial nodule）：中枢神经系统感染，尤其是病毒性脑炎时，小胶质细胞常呈弥漫性或局灶性增生，后者聚集成团，形成小胶质细胞结节。

（3）格子细胞（gitter cell）：小胶质细胞或巨噬细胞吞噬神经组织崩解产物后，胞体增大，胞质中出现大量脂质小滴，HE 染色呈空泡状，称为格子细胞或泡沫细胞，苏丹Ⅲ染色呈阳性反应。

4. 室管膜细胞的基本病变　各种致病因素均可引起局部室管膜细胞丢失，由室管膜下的星形胶质细胞增生填充缺损，出现颗粒性室管膜炎。病毒感染可引起广泛室管膜损伤。

二、中枢神经系统疾病常见并发症

（一）颅内压增高及脑疝形成

侧卧位时脑脊液压持续超过 2kPa（正常为 0.6~1.8kPa），即为颅内压增高。因颅内占位性病变和脑脊液循环障碍所致的脑水肿，颅内压升高致脑组织移位，脑室变形，脑疝形成（扣带回疝、小脑幕裂孔疝及小脑扁桃体疝）。

（二）脑水肿

脑水肿是指脑组织内液体过多贮积而引起脑体积增大的一种病理状态。常见的脑水肿类型有血管源性脑水肿、细胞毒性脑水肿。发生脑水肿时，脑体积和重量增加，脑回宽而扁平，脑沟浅而窄，脑室缩小，白质水肿明显，严重的脑水肿常伴有脑疝形成。光镜下，血管源性脑水肿内可见血管和细胞周围间隙增大，脑组织疏松；细胞毒性脑水肿的神经元、神经胶质细胞及血管内皮细胞内过多水分积聚，致细胞体积增大，胞质淡染，而细胞外和血管周围间隙不明显。

（三）脑积水

脑室系统内脑脊液含量异常增多伴脑室持续性扩张的状态称为脑积水。其发生原因为脑脊液循环通路阻塞、脑脊液产生过多或吸收障碍。肉眼观，脑室扩张，脑实质萎缩、变薄。光镜下，神经组织大部分萎缩、消失。

三、中枢神经系统感染性疾病

常见的中枢神经系统感染性疾病主要有流行性脑脊髓膜炎和流行性乙型脑炎，其病因、病变特点及临床表现见表 16-1。

表 16-1　流行性脑脊髓膜炎与流行性乙型脑炎的比较

特点	流行性脑脊髓膜炎	流行性乙型脑炎
病因	脑膜炎双球菌，借飞沫传播	乙型脑炎病毒，由蚊虫叮咬传播
病变部位	软脑膜、蛛网膜及蛛网膜下腔，以大脑额叶、顶叶面最明显	脑、脊髓实质，以大脑皮质、基底核和视丘最为严重
大体特点	脑脊髓膜血管扩张充血，蛛网膜下腔充满灰黄色脓性渗出物，覆盖于脑的沟回，导致结构模糊不清	脑回变宽，脑沟变浅。切面上，脑实质有散在粟粒或针尖大的半透明软化灶

续表

特点	流行性脑脊髓膜炎	流行性乙型脑炎
镜下改变	急性化脓性炎症 蛛网膜血管扩张充血，蛛网膜下腔增宽，其内含有大量中性粒细胞，浆液及纤维蛋白渗出，少量淋巴细胞、单核细胞浸润	①血管改变和炎症反应：血管周围间隙增宽，淋巴细胞常围绕血管呈袖套状浸润；②神经细胞变性坏死：神经细胞肿胀，尼氏小体消失，伴有神经细胞卫星现象及噬神经细胞现象；③软化灶形成：呈疏松网状；④胶质细胞增生：呈弥漫性或局灶性增生
临床表现	脑膜刺激征；颅内压增高症状；脑脊液压力增高，呈混浊脓性；可找到脑膜炎双球菌	嗜睡、昏迷，重则脑神经麻痹，脑水肿、颅内压升高

四、神经系统变性疾病

（一）阿尔茨海默病

阿尔茨海默病（Alzheimer disease，AD）是以进行性痴呆为主要临床表现的大脑变性疾病，是老年人群痴呆的最主要原因。本病的发病可能涉及β-淀粉样蛋白（Aβ）和神经微管结合蛋白 tau 的沉积、炎症反应、遗传及认知损害等其他危险因素。病变特点为脑萎缩，脑回窄，脑沟宽，病变尤以额叶、顶叶及颞叶显著。切面上，脑室呈代偿性扩张。光镜下表现为神经突起斑、神经原纤维缠结、颗粒空泡变性及平野小体（Hirano 小体）形成。这些改变可见于无特殊病变的老龄脑，仅当其数目增多达到诊断标准，具有特定分布部位，并结合临床才能作出 AD 的诊断。

（二）帕金森病

帕金森病（Parkinson disease，PD）又称原发性震颤性麻痹，是一种由纹状体黑质多巴胺能神经元损害导致的神经变性疾病，以运动功能减退为特征。多巴胺能神经元损伤致多巴胺不足，胆碱能神经功能相对亢进，引起神经功能紊乱。特征性的肉眼改变是黑质和蓝斑脱色。光镜下，该处的神经黑色素细胞丧失，残留的神经细胞中有特征性的 Lewy 小体形成。临床表现为震颤、肌强直、运动减少，姿势及步态不稳，起步及止步困难和假面具样面容等。

五、神经系统肿瘤

（一）中枢神经系统肿瘤

中枢神经系统肿瘤包括起源于脑、脊髓或脑脊膜的原发性和转移性肿瘤。常见的原发性肿瘤包括胶质瘤、髓母细胞瘤和脑膜瘤等。

1. 胶质瘤　胶质瘤（glioma）包括成人型弥漫性胶质瘤、儿童型弥漫性胶质瘤、局限性星形细胞胶质瘤和室管膜瘤。

（1）成人型弥漫性胶质瘤：通常发生于大脑半球，临床上主要表现为癫痫、头痛和受累区域的神经损害表现。肉眼观，肿瘤境界不清、灰白色。质地因瘤内胶质纤维的多少而异，可呈实性或胶冻状外观，亦可见出血、坏死和囊性变，形成大小不等的囊腔。光镜下，肿瘤呈弥漫性浸润性生长，不同分化程度的星形细胞瘤具有不同程度的细胞增生和细胞核多形性。

（2）儿童型弥漫性胶质瘤：分为儿童型弥漫性低级别胶质瘤和儿童型弥漫性高级别胶质瘤，主要见于婴幼儿和青少年，通常发生于大脑半球或中线位置。儿童型弥漫性低级别胶质瘤的细胞密度轻至中等，核轻度异型，核分裂象罕见。经手术完全切除后预后良好。儿童型弥漫性高级别胶质瘤的细胞密度高，核异型性明显，可见核分裂象、坏死和血管内皮细胞增生。即使经手术完全切除，术后辅助放化疗，预后仍然很差。

（3）局限性星形细胞胶质瘤：是指相对局限的生长模式的星形细胞胶质瘤，包括毛细胞型星形细胞瘤、具有毛样特征的高级别星形细胞瘤、多形性黄色星形细胞瘤、室管膜下巨细胞星形细胞瘤、脊索样胶质瘤、星形母细胞瘤伴 MN1 改变 6 种类型。

（4）室管膜瘤：根据解剖部位可分为幕上室管膜瘤、颅后窝室管膜瘤、脊髓室管膜瘤和室管膜下瘤。肉眼观，瘤体一般境界清楚，球形或分叶状，切面灰白色或灰红色，可见出血、囊性变和钙化。光镜下，瘤细胞形态较一致，多呈梭形或胡萝卜形，胞质丰富，核圆形或椭圆形。瘤细胞围绕空隙呈腺管状排列形成室管膜菊形团，或围绕血管排列形成假菊形团，假菊形团中的瘤细胞以突起与血管壁相连。

2. 神经元和混合性神经元-胶质肿瘤

（1）节细胞瘤和节细胞胶质瘤：为分化好、生长缓慢的神经上皮肿瘤，相当于 WHO 1 级。肉眼观，肿瘤体积小，界限清楚，质稍硬，切面灰红色。光镜下，由不规则簇状、大多极神经元和突起构成，瘤细胞分布不规则，单核、双核或多核，可见核仁和胞质内尼氏小体，瘤组织内混杂髓鞘和无髓鞘的神经纤维。

（2）中枢神经细胞瘤：是一种伴有神经元分化的肿瘤，相当于 WHO 2 级。光镜下，肿瘤组织由成片的形态一致的瘤细胞组成，细胞小，核圆形，胞质透明，血管周可见原纤维性细胞带，可见 Homer-Wright 假菊形团，瘤细胞有神经元分化的特点。

3. 髓母细胞瘤　髓母细胞瘤起源于小脑的胚胎性外颗粒层细胞或室管膜下基质细胞。小儿多见，好发部位为小脑蚓部。肉眼观，肿瘤呈灰红色，鱼肉状。光镜下，瘤细胞呈圆形、卵圆形，胞质少、胞核深染，瘤细胞环绕嗜银性神经纤维中心呈放射状排列，形成具有诊断意义的 Homer-Wright 菊形团。本瘤恶性程度高，预后差。

4. 脑膜瘤　脑膜瘤起源于蛛网膜帽状细胞（脑膜皮细胞）。好发于上矢状窦两侧，蝶骨嵴、嗅沟，小脑脑桥角以及脊髓胸段脊神经在椎间孔的出口处。大多数脑膜瘤易切除，预后良好。肉眼观，肿瘤界限清楚，包膜完整，呈球形或分叶状，局部与硬脑膜附着。切面灰白色，有沙粒感。光镜下，肿瘤细胞呈大小不等的同心圆状或旋涡状排列，其中央的血管壁常有透明变性，以致钙化形成砂粒体。

（二）外周神经肿瘤

1. 神经鞘瘤　神经鞘瘤（neurilemmoma）是起源于胚胎期神经嵴来源的神经膜细胞或施万细胞的良性肿瘤。肉眼观，肿瘤多呈圆形或分叶状，界限清楚，包膜完整，切面灰白色或灰黄色。光镜下，组织结构分为束状型（Antoni A 型）和网状型（Antoni B 型），两型可同时存在，多以其中一型为主。

2. 神经纤维瘤　神经纤维瘤（neurofibroma）多发生在皮肤或皮下，多发性神经纤维瘤又称神经纤维瘤病Ⅰ型。肉眼观，肿瘤境界清楚，无包膜，切面灰白，质实，可见旋涡状纤维。光镜下，肿瘤组织由增生的施万细胞、神经束膜样细胞和成纤维细胞构成，伴有较多网状纤维和胶质纤维及疏松的黏液样基质。

实习目的

1. 观察中枢神经系统感染性疾病及肿瘤的标本，掌握流行性脑脊髓膜炎和流行性乙型脑炎的病理变化及临床病理联系。

2. 熟悉常见神经系统肿瘤的类型及形态特征。

实习内容及观察要点

大体标本

16-1　流行性脑脊髓膜炎（epidemic cerebrospinal meningitis）

脑膜血管扩张充血，病变区蛛网膜下腔充满灰黄色脓性渗出物，覆盖于脑沟、脑回表面，以致结构模糊不清，主要累及大脑凸面矢状窦附近（图 16-1）。

16-2　流行性乙型脑炎（epidemic encephalitis B）

软脑膜充血，脑水肿，脑回变宽，脑沟变浅，切面皮质深层、基底核、视丘等部位可见散在粟粒或针尖大的半透明软化灶。

16-3　胶质瘤（glioma）

肿瘤为数厘米大小，瘤体呈灰白色，质地因瘤内胶质纤维多少而异，或硬或软或呈胶冻状外观，并可形成大小不等的囊腔，脑的原有结构因受挤压而扭曲变形。

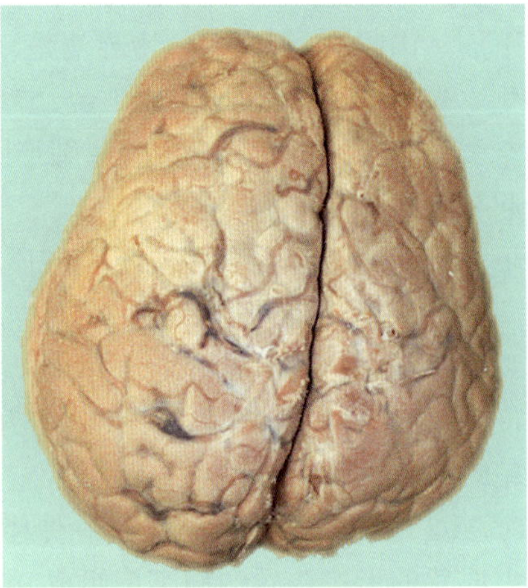

图 16-1　流行性脑脊髓膜炎

脑膜血管扩张充血，灰黄色脓性渗出物覆盖于脑沟、脑回表面。

显微镜切片

16-4　流行性脑脊髓膜炎（epidemic cerebrospinal meningitis）

蛛网膜下腔增宽，其中见大量中性粒细胞、浆液及纤维蛋白渗出和少量淋巴细胞、单核细胞浸润，蛛网膜血管扩张充血（图 16-2）。

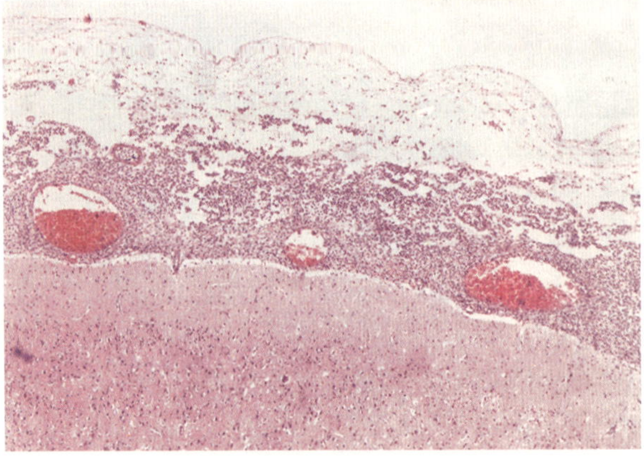

图 16-2　流行性脑脊髓膜炎

蛛网膜下腔充满大量脓性渗出物，脑膜血管扩张充血。

16-5　流行性乙型脑炎（epidemic encephalitis B）

脑实质血管扩张充血，血管周围间隙增宽，淋巴细胞围绕血管周围间隙形成淋巴细胞套。神经细胞变性坏死，表现为神经细胞肿胀，尼氏小体消失，胞质内出现空泡、核偏位等，重者神经细胞核固缩、溶解，在变性坏死的神经细胞周围，常有少突胶质细胞围绕，即神经细胞卫星现象。小胶质细胞或血源性巨噬细胞侵入神经细胞内，即噬神经细胞现象，在脑实质内可见由神经组织液化性坏死而形成的筛网状软化灶，呈染色淡、质地疏松的筛网状。脑实质内常有增生的胶质细胞，呈弥漫分布或聚集成群而形成胶质小结（图 16-3）。

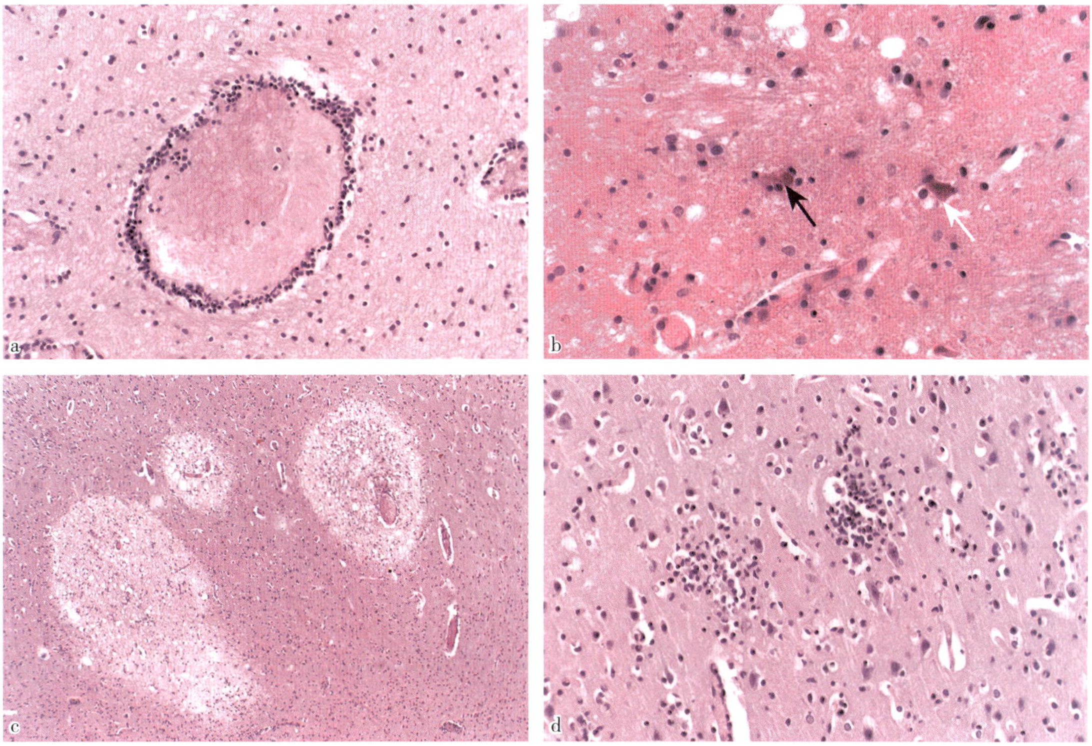

图 16-3　流行性乙型脑炎

a. 淋巴细胞呈围管性浸润；b. 噬神经细胞现象及卫星现象，黑色箭头所指处为噬神经细胞现象，白色箭头所指处为卫星现象；c. 筛网状软化灶；d. 增生的胶质细胞。

思考题

病例分析

病史摘要：患儿，男性，5 岁。因发热、呕吐 2 天，皮肤瘀斑 1 天入院。入院前 2 天开始出现发热、恶心、呕吐，呕吐呈喷射性，吐出胃内容物，在当地卫生院按感冒治疗，病情无好转，并发现皮肤出现瘀斑。

体格检查：急性病容，体温 39.5℃，脉搏 125 次/分，呼吸 29 次/分，血压 100/70mmHg。颈强直，克氏征（+），躯干及四肢皮肤瘀斑增多。

实验室检查：外周血白细胞 23.2×10^9/L；脑脊液中白细胞 3.3×10^9/L。

入院后经抗感染、对症及支持疗法，不见好转，经抢救无效而死亡。

尸检摘要：大脑顶叶、额叶软脑膜血管高度扩张、充血，病变严重区域蛛网膜下腔充满灰黄色脓性渗出物，脑沟回模糊不清。镜下，脑膜血管高度扩张充血，蛛网膜下腔增宽，内有大量中性粒细胞、少量淋巴细胞、单核细胞及纤维蛋白。脑实质轻度充血、水肿，神经细胞变性，胶质细胞增生。

讨论

1. 根据病历摘要及尸检摘要，请作出病理诊断，分析病变与临床表现之间的联系。
2. 脑脊液检查对本病的诊断有何意义？

（辛　颖）

第十七章 骨关节和软组织疾病

理论纲要

熟悉 骨代谢性疾病、骨髓炎、非化脓性关节炎的基本病理变化；常见骨和软骨良、恶性肿瘤的基本病理变化及临床病理联系。

了解 常见的软组织非肿瘤性疾病的基本病理变化及临床病理联系；部分软组织中间性或恶性肿瘤的基本病理变化。

一、骨和软骨的基本病变

（一）骨的基本病变

骨的基本病变包括骨质破坏、骨质软化、骨质疏松、骨质增生硬化、骨质坏死。

（二）软骨的基本病变

软骨的基本病变表现为软骨细胞排列不规则、增生；或者出现不同程度的细胞学不典型性和分叶结构，软骨基质常有钙化、黏液变、液化或囊性变。

二、骨的代谢性疾病

（一）儿童佝偻病和成人骨软化症

儿童佝偻病和成人骨软化症均指长骨生长板缺乏矿化作用，成骨细胞代偿性产生更多类骨质，且结构紊乱。最常见的原因是维生素 D 缺乏、维生素 D 或钙磷代谢异常。佝偻病仅发生于骨骺尚未融合的生长期儿童。病理特征表现为钙化受阻的软骨细胞在骨骺线堆积，导致骨骺线增宽；同时，未钙化的骨样组织在骨质不同部位堆积，引起骨端膨大和髓腔变窄。

成人骨软化症可发生于生长板闭合前后，继发于多种先天性和获得性代谢异常，导致血钙、磷水平明显下降，或者骨矿化和骨骺生长过程被抑制。常见骨痛和低血钙引起的肌无力，常发生骨折。

（二）骨质疏松症

骨质疏松症（osteoporosis）指由骨代谢过程中骨质再吸收过程过度增加，所致的超过正常生理范围的钙化骨骨质数量减少，并伴有相应的临床症状，血清钙、磷、碱性磷酸酶水平正常。本病累及全身性骨骼系统，以中下段椎体和股骨颈等主要承重骨骼最为严重。

三、骨髓炎

骨髓炎（osteomyelitis）是指骨和骨髓的感染性炎。最常见的是金黄色葡萄球菌和溶血性链球菌引起的化脓性炎症。临床表现为发热和局部疼痛。感染途径主要有三种：①血源性感染；②外源性感染：细菌直接从开放性创口进入骨髓；③局部蔓延：如中耳炎发展为乳突炎等。

化脓性骨髓炎的特征性病理组织学表现为：髓腔内有大量中性粒细胞、淋巴细胞、浆细胞和巨噬细胞浸润;髓腔内骨髓组织、骨小梁和骨皮质变性坏死,死骨片形成,边缘呈虫蚀状凹陷,周围可见坏死骨髓的脓肿、炎性肉芽组织增生或纤维化,骨膜下有不同程度的新骨形成。

四、非化脓性关节炎

(一) 骨关节炎

骨关节炎也称退行性关节病,是发生在老年人关节软骨和骨组织的一种退行性改变。病变好发于髋关节、膝关节和第一跖趾关节。大体检查可见病变关节有明显的关节面软骨损伤,关节面软骨可完全消失,被暴露的软骨下骨硬化又被称为骨质“象牙化”。残存的关节面软骨失去光泽,粗糙呈绒毛状。关节周围有骨赘增生,关节腔内充满黏液。镜下软骨和骨组织损伤和修复性改变并存,表现为松质骨增生硬化,关节腔内可见游离的软骨和骨碎片(“关节鼠”),炎症不明显,滑膜组织内可有散在淋巴细胞浸润和少量淋巴滤泡形成。

(二) 痛风性关节炎

痛风性关节炎是一种因嘌呤代谢障碍导致血和尿中尿酸增加,尿酸盐在关节和肾脏等脏器内沉积而引起的疾病。尿酸盐的沉积可进行性破坏关节面软骨和软骨下骨组织,并从关节内向关节外软组织进展直至皮下。大体可见关节软骨和骨组织广泛侵蚀,伴关节软骨边缘软骨膜增生和骨赘形成,关节纤维性粘连,关节面软骨呈白色地图状斑块,软骨、骨膜和关节囊壁内灰白粗颗粒样痛风石(尿酸盐结石)形成。镜下慢性期病灶 HE 染色可见特征性痛风肉芽肿,尿酸盐沉积物(痛风石)溶解,呈针形,平行或放射状排列,可伴有钙化或骨化,周围有栅栏状组织细胞和异物巨细胞围绕。在乙醇固定的未染色切片中,尿酸盐结晶在偏光显微镜下为强双折光的结晶体。

五、骨和软骨肿瘤

骨的原发性肿瘤主要包括成骨性肿瘤、软骨性肿瘤、软组织肿瘤及造血系统肿瘤等。转移性骨肿瘤则以转移性肺癌、乳腺癌、前列腺癌及消化道癌多见。

(一) 动脉瘤样骨囊肿

动脉瘤样骨囊肿是良性囊性骨肿瘤。约占原发性骨病变的 2%。其最常见于 20 岁以前的青少年。临床主要表现为疼痛,出现局部肿胀且发展迅速。部分患者发生病理性骨折。

大体观察示动脉瘤样骨囊肿有薄层骨壳,囊内有厚薄不等的纤维性间隔,形成蜂窝状或多房性囊腔,充满血液。镜下为囊壁样结构,由纤维结缔组织组成,内含成纤维细胞、破骨细胞样多核巨细胞和反应性编织骨。

(二) 骨巨细胞瘤

骨巨细胞瘤是亚洲人群比较常见的骨原发中间性肿瘤。好发于 20~45 岁,最常发生在股骨下端、胫骨上端、桡骨下端,主要累及长骨骨端,其次是脊柱。肿瘤可侵及干骺,穿透骨皮质,侵及肌间隔或关节腔。临床表现以疼痛和肿胀为主。组织学主要特征为增生的卵圆形或梭形单核肿瘤细胞伴有破骨细胞样多核巨细胞,可见纤维组织增生、黄色瘤样泡沫细胞聚集、软骨和骨化生以及陈旧性出血、动脉瘤样骨囊肿样区域。骨巨细胞瘤属于局部侵袭性和偶见转移的中间性肿瘤,少数为恶性骨巨细胞瘤。

(三) 纤维结构不良

纤维结构不良(fibrous dysplasia)是发生在髓内的纤维-骨性良性肿瘤,多见于青少年,在青春期后常停止生长。临床上分为单骨型(70%~80%)和多骨型(20%~30%)。单骨型好发于肱骨、肋骨、股骨及胫骨。多骨型常侵犯颅骨、面骨、骨盆、脊柱及肩胛骨。多骨型可见于 McCune-Albright

综合征。

病变位于髓腔内,灰白或灰红色,质地韧,可有沙砾感。镜下肿瘤由扭曲、成熟障碍骨和不充分矿化骨组成。骨小梁较纤细,排列不规则,无极性,呈 Y、X、O、C、S 等不同的字母样。这些不成熟编织骨小梁周围无成骨细胞围绕,被大量增生的成纤维细胞及纤维组织分隔。

(四) 骨软骨瘤

骨软骨瘤是最常见的良性骨肿瘤,占良性肿瘤的 35%,大多见于 11~20 岁患者的骨骼生长期。大多数患者无症状,部分可表现为出现质地坚硬的肿块或因邻近神经受压迫而造成的疼痛。发病部位以长骨干骺端常见,大体表现为厚薄不等的软骨覆盖的骨性隆起,与附着骨的髓腔相通。成年人如软骨帽厚度超过 1cm,需多取材以排除恶性软骨肉瘤。镜下可见:外层为致密纤维组织,与正常骨膜连续;中层为透明软骨帽;内层为软骨成骨形成的成熟松质骨及骨髓。

(五) 软骨肉瘤

软骨肉瘤发病率占恶性骨肿瘤的 16%,多见于中老年人。原发性软骨肉瘤起源于正常骨;继发性软骨肉瘤起源于已存在的良性骨病,如内生性软骨瘤、骨软骨瘤、纤维结构不良等,短期内可迅速增大,并出现局部疼痛或肿胀。软骨肉瘤好发于肩三角区和骨盆三角区,其次是胸肋骨和颅面部,而手足小管状骨极少发生。根据发生部位不同,软骨肉瘤分为中央型(髓腔内)及外周型(皮质旁)。大体观察,软骨肉瘤呈半透明分叶状,常伴有基质钙化、骨化和黏液变性。镜下可见软骨分化的形态特征,有骨皮质破坏、髓腔内和骨外软组织浸润等侵袭性生长,不能出现肿瘤性骨样组织(骨肉瘤)。

(六) 骨肉瘤

骨肉瘤(osteosarcoma)是肿瘤细胞产生骨质或类骨质的恶性肿瘤,占恶性骨肿瘤的 34%。普通型骨肉瘤典型发病部位是长骨干骺端,少数发生在骨表面。骨肉瘤体积常较大,占据髓腔,穿透骨皮质在周围软组织内形成肿块。切面可见垂直于骨皮质的日光放射状骨形成。普通型骨肉瘤由具有高度异型性的肿瘤细胞和骨样组织组成。肿瘤细胞具有多形性形态,伴有大量核分裂象和病理性核分裂象。骨样组织表现为花边状或金属丝状肿瘤性成骨,是该肿瘤的诊断特征。按肿瘤细胞产生基质的不同,普通型骨肉瘤可分为骨母细胞亚型、软骨母细胞亚型和成纤维细胞亚型三大基本类型。

(七) 未分化小圆细胞肉瘤

小圆细胞肉瘤是指光镜下由形态近似的原始或较原始的小圆细胞组成、组织发生和生物学行为不同的一组恶性肿瘤。第 5 版 WHO 分类中根据细胞遗传学特征将未分化小圆细胞肉瘤分为最常见的尤因肉瘤、*EWSR1*-非 *ETS* 融合的圆形细胞肉瘤、*CIC* 重排肉瘤、伴有 *BCOR* 基因改变的肉瘤。

尤因肉瘤仅次于骨肉瘤,是发生在儿童和青年中第二常见的恶性骨肿瘤,好发于长骨、骨盆和肋骨,长骨骨干最常受累。尤因肉瘤通常表现为局部疼痛和可触及的肿块,有时有病理性骨折和发热。大体观,肿瘤位于髓腔,破坏皮质、骨膜和软组织,肿瘤质软、灰白色,常包含出血和坏死区域。镜下,肿瘤由小圆细胞组成,排列成片状,被纤维组织分隔。瘤细胞胞质稀少,或因富含糖原成分而具有透明细胞形态,瘤细胞核圆形、卵圆形,染色质细腻、核分裂象多少不等。

六、软组织疾病

(一) 软组织非肿瘤性疾病

1. 神经源性肌萎缩　神经源性肌萎缩由神经系统病变引起,肌肉丧失神经支配,或丧失其紧张性刺激,从而发生继发性病理改变。该病主要发生于婴儿和儿童,无性别差异。患者表现为肌无力、肌萎缩。肌电图呈神经源性肌损害改变，血清肌酸激酶增高不明显。

大体观，病变肌肉体积变小，颜色变淡，晚期由于纤维化而质地变硬。镜下表现包括：①肌纤维萎缩。萎缩的肌纤维在横切面上直径变小，呈角状，称小角化肌纤维（如肌萎缩侧索硬化、遗传性运动感觉神经病等）；或呈圆形，称小圆形的肌纤维（婴儿型和儿童型的脊髓性肌萎缩症）。成群肌纤维萎缩是神经源性肌萎缩的特点。典型者在横切面上同时见有萎缩肌群及正常或肥大肌群。②同型肌群代替了正常Ⅰ、Ⅱ型肌纤维的镶嵌排列，称为同型肌纤维群组化。③肌核相对或绝对增多。④肌纤维横切面出现靶纤维。⑤约 1 年后见纤维组织增生，3 年后几乎全由纤维组织和脂肪组织代替，并见淋巴细胞浸润。

2. 肌营养不良　肌营养不良是以进行性加重的肌力低下、肌萎缩为主要临床表现的一组遗传性骨骼肌疾病的总称。该病多发生于新生儿或儿童，少数发生于成人。

大体观，在病程进展时，肌肉萎缩或出现假性肥大，因脂肪或纤维组织增多，肌肉变为黄色或白色。镜下，不同类型的肌营养不良的骨骼肌病变基本相似，包括：①肌纤维大小不等：萎缩的肌纤维常呈圆形，直径变小；另有肌纤维肥大，轮廓变圆。②肌纤维变性、坏死及再生。③核聚集和核内移：萎缩明显的肌纤维的细胞核聚集可形成核链。核内移是肌营养不良的常见且早期出现的表现，以强直性肌营养不良最明显。④纤维组织增生和脂肪组织浸润。

（二）软组织肿瘤性疾病

1. 孤立性纤维性肿瘤　孤立性纤维性肿瘤是由成纤维细胞组成的中间性肿瘤。好发于40~70岁成年人。可发生于身体浅表和深部软组织、实质脏器和骨等各部位。

（1）大体：肿瘤境界清楚，呈结节状，质韧实或脆，切面多为灰白或灰红色。

（2）镜下：肿瘤由交替性分布的细胞丰富区和稀疏区组成。瘤细胞呈圆形、卵圆形或梭形，排列结构多样，胞质淡红染。核染色质细，核仁小。核分裂象少见。间质血管丰富，呈树枝状或鹿角状，血管壁常见玻璃样变性。免疫组织化学染色显示瘤细胞常弥漫表达 CD34 和 STAT6。

2. 隆突性皮肤纤维肉瘤　隆突性皮肤纤维肉瘤是发生于皮肤真皮和皮下组织的结节性、浸润性的，由成纤维细胞组成的中间性肿瘤。主要见于中青年。好发于躯干和四肢近端，其次为头颈部、生殖道区域、乳腺和肢端等。

（1）大体：为隆起于皮肤的结节，多为单结节，少数为多结节。瘤体质地韧实，切面灰白色。

（2）镜下：肿瘤组织主要位于真皮和皮下。瘤细胞为梭形，具有轻度异型性，核分裂象一般较少（<5 个/10HPF），瘤组织具有较特别的车辐状、旋涡状结构。瘤组织可广泛侵入皮下脂肪组织，与周围组织呈花边状或锯齿状交错排列。肿瘤上方的表皮多萎缩或形成溃疡，免疫组织化学染色显示瘤细胞弥漫表达 CD34。

3. 上皮样血管内皮瘤　上皮样血管内皮瘤属于低度恶性血管肿瘤。常见于成人。好发于躯体软组织、肺和肝。

（1）大体：上皮样血管内皮瘤为境界清晰或不清晰的结节。切面灰白或灰红，质实。

（2）镜下：瘤细胞似上皮样排列成条索状、巢团状，呈圆形、多角形或梭形细胞；胞质较丰富、嗜酸性，胞质内可见大小不一的空泡，部分空泡内可见红细胞。瘤细胞轻度异型，核分裂象不易见。间质明显黏液样变、玻璃样变。免疫组织化学染色显示瘤细胞表达血管内皮标志、CAMTA1 或 TFE3。

4. 滑膜肉瘤　滑膜肉瘤是软组织中较常见的分化未明的恶性肿瘤，具有间叶和上皮双相分化的特点。多见于 15~20 岁青壮年。多发生于四肢深部近关节附近的软组织。

大体上肿瘤呈结节状，多数界限较清晰，部分肿瘤与周围肌腱、腱鞘或关节囊外壁相连。切面灰白色或灰红色。镜下，主要有以下三种组织学类型。

（1）双相型滑膜肉瘤：肿瘤组织由比例不等的上皮样瘤细胞和梭形细胞组成，两种细胞之间可有移行。间质可见鹿角样分支的血管及多少不等的胶原纤维。瘤细胞间常有肥大细胞浸润。

（2）单相梭形细胞型滑膜肉瘤：最为常见。瘤组织主要由短束状或旋涡状排列的梭形瘤细胞构成。

（3）差分化型滑膜肉瘤（poorly differentiated synovial sarcoma）：瘤组织主要由小圆形或短梭形的原始间叶细胞构成，核分裂象多见，有多量薄壁血管。免疫组织化学染色显示瘤细胞常表达融合特异性抗体 SS18-SSX、EMA、CK。

实习目的

1. 观察常见的骨关节疾病及肿瘤，包括儿童佝偻病、化脓性骨髓炎、痛风性关节炎、动脉瘤样骨囊肿、骨巨细胞瘤、纤维结构不良、骨软骨瘤、软骨肉瘤、未分化小圆细胞肉瘤的病理变化特点，了解其发病机制。

2. 观察常见的软组织疾病及肿瘤，包括神经源性肌萎缩、孤立性纤维性肿瘤、隆突性皮肤纤维肉瘤、上皮样血管内皮瘤、滑膜肉瘤的病理变化特点，了解其发病机制。

实习内容及观察要点

大体标本

17-1　佝偻病之长骨（long bone of rickets）

胫骨骨端膨大，骨骺线增厚，干骺端宽大，呈杯口状和毛刷状改变伴骨小梁稀疏，胫骨骨髓腔变窄。

17-2　化脓性骨髓炎（suppurative osteomyelitis）

长骨骨质广泛破坏，骨皮质变薄，骨皮质和骨髓质界限模糊，病变局灶累及软组织。

17-3　骨巨细胞瘤（giant cell tumor of the bone）

患骨一端明显膨大，偏于一侧，质地偏软，切面上肿瘤组织呈灰白、灰红相间，伴出血、坏死及囊性变，肿瘤被变薄的骨皮质包绕（图 17-1）。

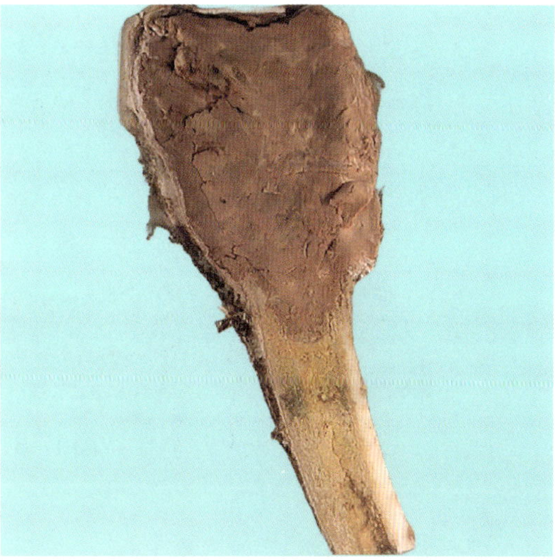

图 17-1　骨巨细胞瘤

17-4　尤因肉瘤（Ewing sarcoma）

灰白色肿瘤位于干骺端骨髓腔，肿瘤侵及破坏骨皮质、骨膜及邻近软组织（图 17-2）。

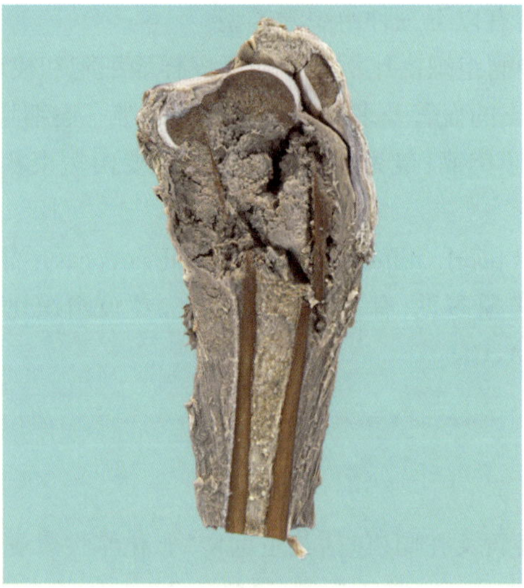

图 17-2　尤因肉瘤

显微镜切片

17-5　化脓性骨髓炎（suppurative osteomyelitis）

骨髓组织内有大量中性粒细胞、淋巴细胞、浆细胞和巨噬细胞浸润，偶见脓肿形成；髓腔内骨小梁和骨皮质变性坏死，死骨片形成，骨质边缘可见虫蚀状凹陷，周围可见坏死骨髓的脓肿、炎性肉芽组织增生或纤维化，骨膜下有不同程度的新骨形成（图 17-3）。

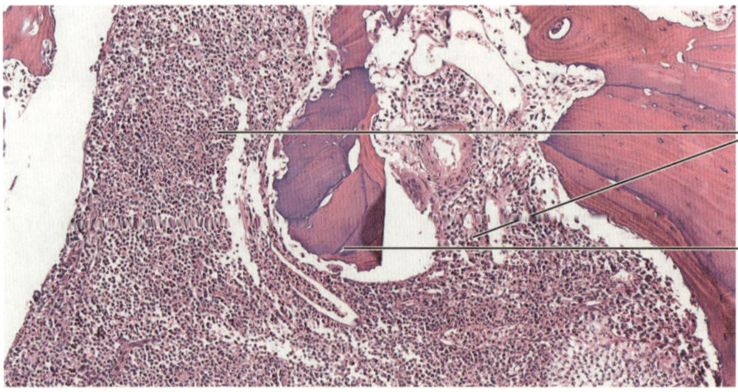

图 17-3　化脓性骨髓炎

17-6　痛风（gout）

痛风性关节炎的特征性病变为痛风肉芽肿。镜下，尿酸盐沉积物（痛风石）呈针形，平行或放射状排列，周围围绕以栅栏状组织细胞和异物巨细胞（图 17-4）。

17-7　动脉瘤样骨囊肿（aneurysmal bone cyst）

动脉瘤样骨囊肿镜下为囊壁样结构。囊壁由纤维结缔组织构成，内含成纤维细胞、破骨样多核巨细胞和反应性的编织骨。囊腔内可见较多红细胞（图 17-5）。

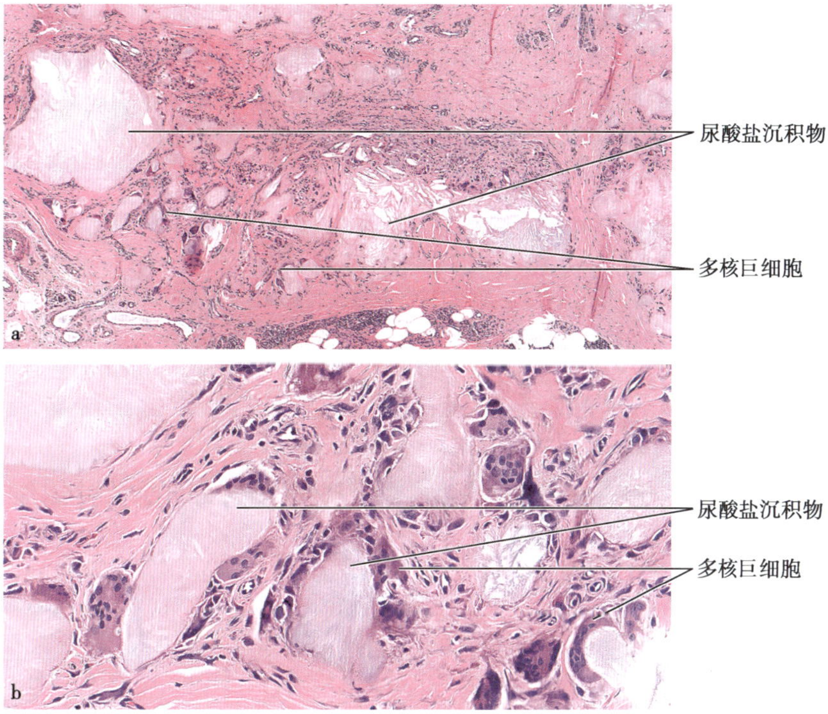

图 17-4　痛风肉芽肿

a. 低倍镜；b. 高倍镜。

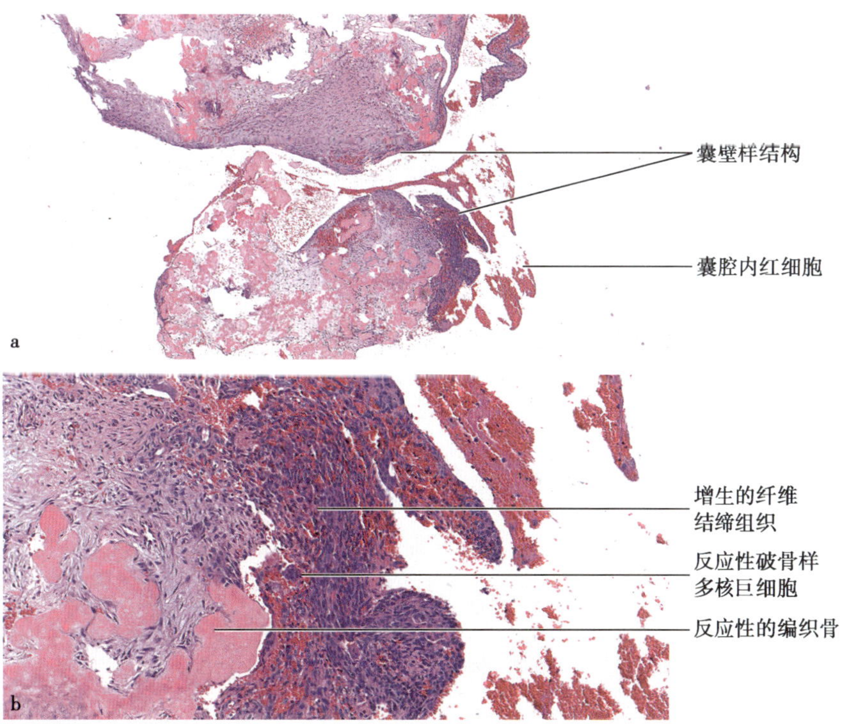

图 17-5　动脉瘤样骨囊肿

a. 低倍镜；b. 高倍镜。

17-8 骨巨细胞瘤（giant cell tumor of the bone）

骨巨细胞瘤的肿瘤组织由增生的卵圆形或梭形单核肿瘤细胞和破骨样多核巨细胞构成，常伴有纤维组织增生、黄色瘤样泡沫细胞聚集、陈旧性出血和动脉瘤样骨囊肿样区域等继发性改变（图 17-6）。

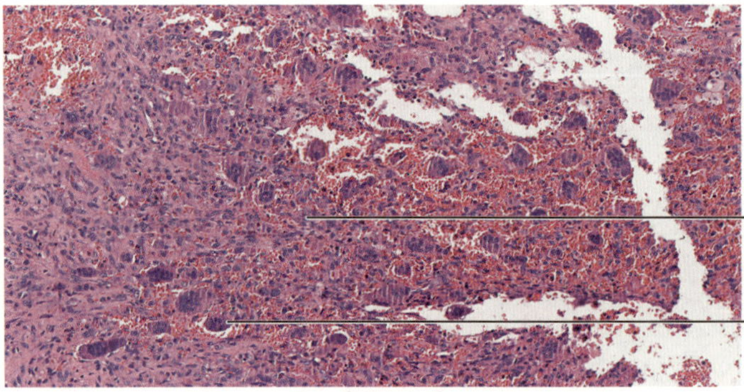

图 17-6 骨巨细胞瘤

17-9 纤维结构不良（fibrous dysplasia）

纤维组织背景下可见均匀分布、形态不一的编织状骨小梁，幼稚骨小梁彼此缺乏连接，无层板结构，纤细呈弓形或分支状，似 C、O 或 V 形，骨小梁周围缺乏成排的成骨细胞（图 17-7）。

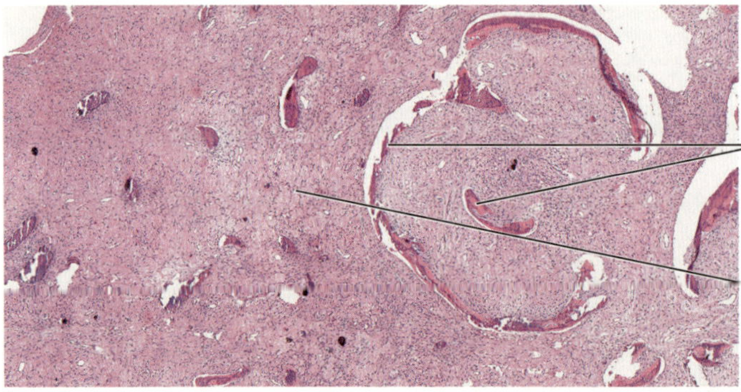

图 17-7 纤维结构不良

17-10 骨软骨瘤（osteochondroma）

镜下，骨软骨瘤由三层结构构成：与骨膜相连的外层为致密的纤维结缔组织（纤维帽），中层为透明的软骨帽，内层为成熟的松质骨。骨小梁间隙为正常骨髓组织（图 17-8）。

17-11 软骨肉瘤（chondrosarcoma）

肿瘤呈分叶状，由肿瘤性软骨细胞和软骨基质构成。肿瘤性软骨细胞在小叶边缘处较密集，在中央较稀疏。肿瘤细胞呈圆形、三角形或星形，位于陷窝内（图 17-9）。

17-12 尤因肉瘤（Ewing sarcoma）

肿瘤由均匀一致的小圆形细胞组成，排列成片状，肿瘤细胞胞质稀少，核染色质细腻，核仁不明显或为小核仁，核分裂象易见（图 17-10）。

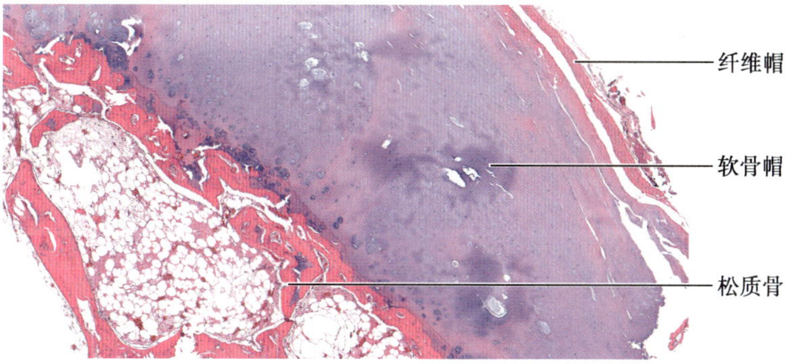

图 17-8　骨软骨瘤

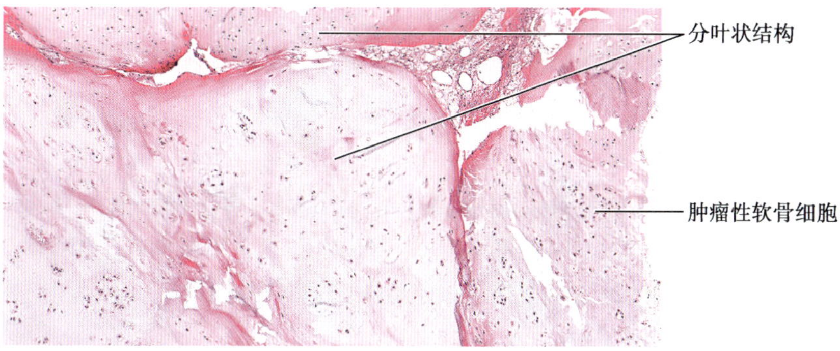

图 17-9　软骨肉瘤

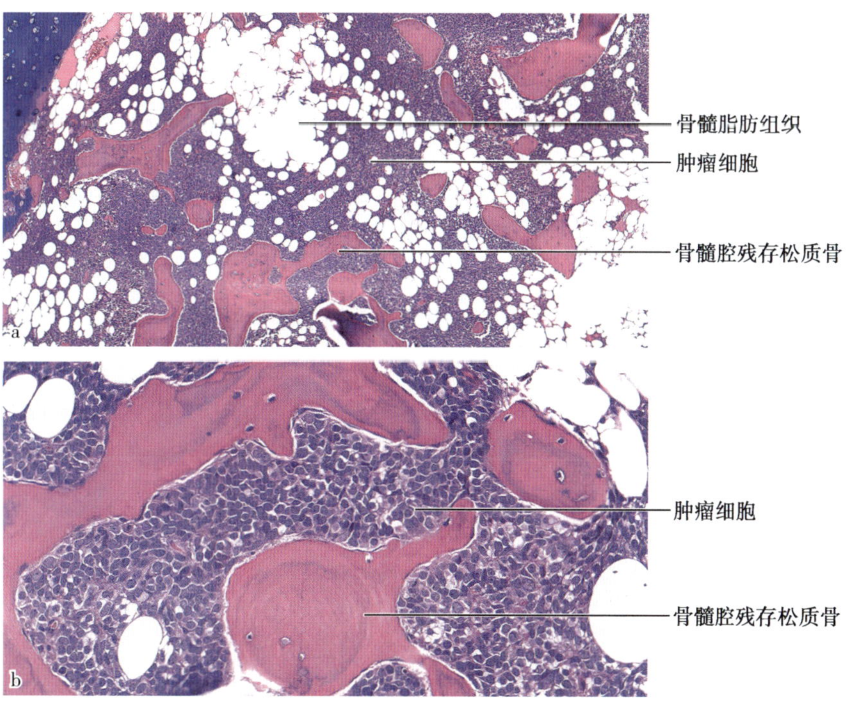

图 17-10　尤因肉瘤

a. 低倍镜；b. 高倍镜。

17-13 孤立性纤维性肿瘤(solitary fibrous tumor)

经典的孤立性纤维性肿瘤由交替分布的细胞丰富区和细胞稀疏区组成,细胞呈梭形或卵圆形,细胞之间可见粗细不等的胶原纤维。间质可见明显、扩张的鹿角状分支的薄壁血管(图 17-11)。

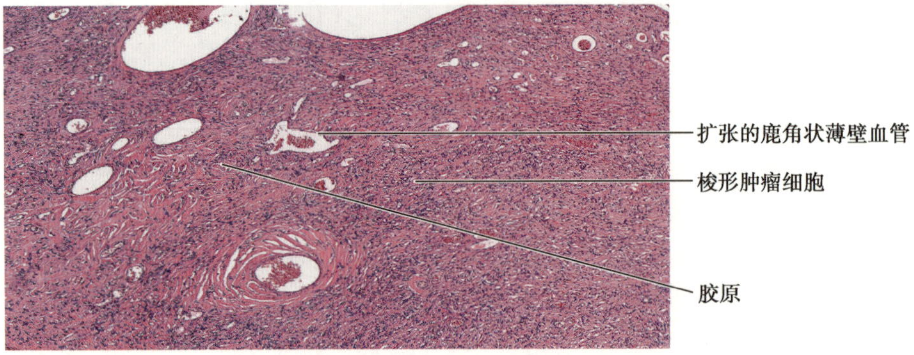

图 17-11 孤立性纤维性肿瘤

17-14 隆突性皮肤纤维肉瘤(dermatofibrosarcoma protuberans)

肿瘤位于真皮及皮下,由单一的梭形细胞组成,呈席纹状或车辐状排列。表皮萎缩,肿瘤侵及皮下脂肪组织,形成特征性的蜂窝状或蕾丝花边样结构(图 17-12)。

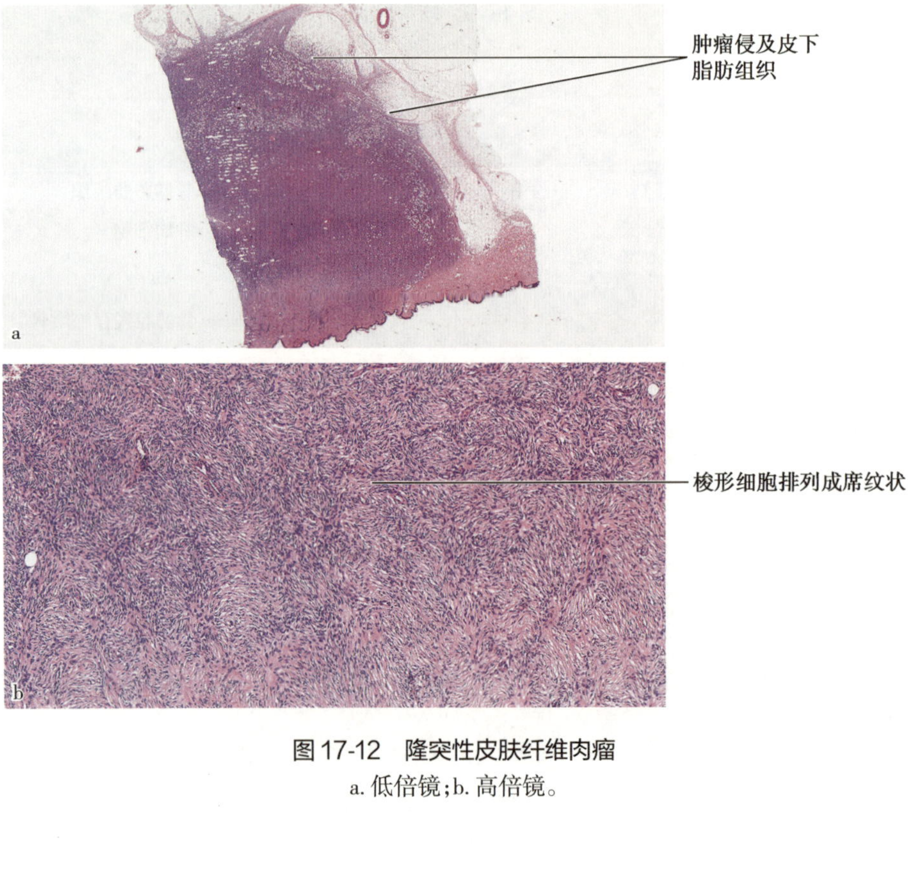

图 17-12 隆突性皮肤纤维肉瘤

a. 低倍镜;b. 高倍镜。

17-15　上皮样血管内皮瘤（epithelioid hemangioendothelioma）

上皮样肿瘤细胞排列成条索状、巢团状，间质黏液变或玻璃样变。肿瘤细胞轻度异型，胞质丰富、嗜酸性，胞质内可见大小不一的空泡，部分空泡内可见红细胞（图 17-13）。

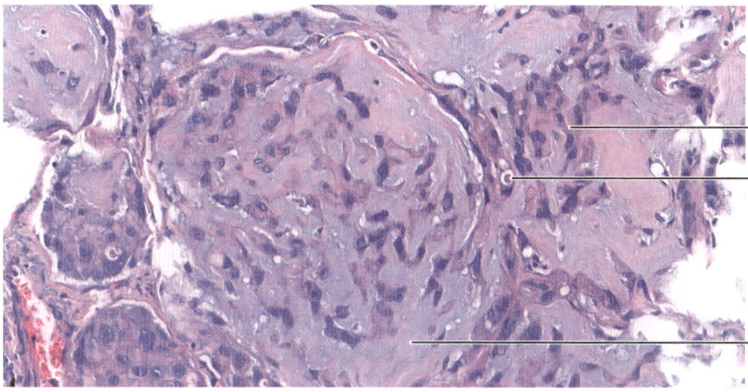

图 17-13　上皮样血管内皮瘤

17-16　滑膜肉瘤（synovial sarcoma）

本例双相型滑膜肉瘤由上皮样和梭形肿瘤细胞组成，两种细胞互相移行。上皮样细胞常形成巢团状、条索状、腺样、管状或乳头状，细胞呈立方状或柱状，胞质略丰富，嗜酸性或透亮。梭形细胞束状排列，间质可见鹿角样分支血管和肥大细胞浸润。

思考题

1. 请阐述骨和软骨的基本病理改变。

2. 请描述骨巨细胞瘤的大体及镜下形态学特征，并根据其发病机制阐明病理形态学特征的形成及临床病理联系。

3. 女童，10 岁。因“腰痛伴右下肢疼痛、麻木 7 个月”就诊，CT 检查提示第 4 腰椎溶骨性病变伴骨质破坏，穿刺活检组织镜下为小圆形细胞肿瘤。请作出最可能的诊断，详细描述其镜下形态并阐述其发生的分子机制。

（段亚琦）

第十八章 传染病

理论纲要

掌握 结核病的基本病理变化和转化规律；肺结核病的分类、各类型的病变特点及常见肺外结核病的病变特点；伤寒及细菌性痢疾的病变特点和临床病理联系；梅毒和尖锐湿疣的病变特点；阿米巴病及血吸虫病的病理变化。

熟悉 结核病、伤寒及细菌性痢疾的病因及发病机制；梅毒和尖锐湿疣的病因；阿米巴病和血吸虫病的病因及发病机制。

了解 钩端螺旋体病、流行性出血热、深部真菌病及棘球蚴病的病因和病变特点。

感染性疾病是指由病原生物通过不同方式侵入，引起人体发生感染并出现临床症状的一组疾病。传染病除具有感染性疾病的特点外，还能够在人群中引起局部或广泛的流行。传染病的流行必须具备传染源、传播途径和易感人群三个基本环节。

一、结核病

结核病是由结核分枝杆菌引起的一种慢性肉芽肿性炎症，其主要经呼吸道感染，也可经消化道感染，少数经皮肤创口感染。结核病的发病机制是结核分枝杆菌引起细胞免疫和Ⅳ型超敏反应，二者常同时发生并相伴出现。结核病中以肺结核最常见，也可见于全身各器官，典型病变为结核结节形成伴有不同程度的干酪样坏死。

（一）结核病的基本病理变化

1. 以渗出为主的病变　出现于结核性炎症的早期或机体抵抗力低下，菌量多、毒力强或超敏反应较强时，主要表现为浆液性或浆液纤维蛋白性炎。好发于肺、浆膜、滑膜及脑膜。

2. 以增生为主的病变　出现于人体免疫反应较强或菌量少、毒力较弱时，病变特征为形成具有诊断价值的结核结节（tubercle），又称结核性肉芽肿（tuberculous granuloma）。结核结节是在细胞免疫的基础上形成的，是由上皮样细胞、朗汉斯巨细胞（Langhans giant cell）以及外周局部集聚的淋巴细胞和反应性增生的成纤维细胞构成的结节状病灶，中央常有干酪样坏死。

3. 以坏死为主的病变　出现于机体抵抗力低或超敏反应强及菌量多、毒力强时，上述以渗出为主和以增生为主的病变均可继发干酪样坏死。结核坏死灶由于含脂质较多呈淡黄色、均匀细腻，质地较实，状似奶酪，故称为干酪样坏死，镜下为红染无结构的颗粒状物。干酪样坏死对结核病病理诊断具有一定的意义。

渗出、坏死、增生这三种改变往往同时存在而以某一种改变为主，而且可以互相转化。结核病基本病变与机体免疫状态的关系见表 18-1。

表 18-1　结核病基本病变与机体免疫状态的关系

病变	机体状态		结核分枝杆菌		病理特征
	免疫力	超敏反应	菌量	毒力	
渗出为主	低	较强	多	强	浆液性或浆液纤维蛋白性
增生为主	较强	较弱	少	较低	结核结节
坏死为主	低	强	多	强	干酪样坏死

（二）结核病的转化规律

结核病的发展和结局取决于机体的抵抗力和结核分枝杆菌的致病力，可以转向愈合或恶化。

- 结核病
  - 愈合
    - 吸收、消散
    - 纤维化、钙化
  - 恶化
    - 浸润进展
    - 溶解播散
      - 溶解⟶自然管道排出⟶空洞形成
      - 播散
        - 自然管道（支气管、输尿管等）
        - 淋巴道、血道→全身

（三）肺结核病

1. 原发性肺结核病　指机体第一次感染结核分枝杆菌所引起的肺结核病，多见于儿童。病变特点为形成原发复合征（primary complex）。原发灶通常只有一个，常位于通气较好的上叶下部或下叶上部，直径为 1.0~1.5cm，颜色灰黄，病灶中央常有干酪样坏死；继而结核分枝杆菌沿淋巴管播散，引起结核性淋巴管炎和淋巴结炎，表现为淋巴结肿大和干酪样坏死。肺的原发病灶、淋巴管炎和肺门淋巴结结核共同形成原发复合征。原发性肺结核病的发展和结局如下。

- 原发性肺结核病
  - 自愈（95%）
    - 病灶小者：吸收好转或纤维化
    - 病灶大者：纤维包裹、钙化
  - 恶化
    - 病灶扩大：渗出、干酪样坏死和空洞形成
    - 播散
      - 支气管
      - 淋巴道⟶淋巴结结核
      - 血道
        - 经肺静脉：全身粟粒性结核病或肺外器官结核病
        - 经肺动脉：肺粟粒性结核病

2. 继发性肺结核病　机体再次感染结核分枝杆菌所引起的肺结核病，多见于成年人。病变特点为：病变多从肺尖开始；病变常以增生为主，形成结核结节；病程长，进展慢，随机体抵抗力和超敏反应的消长，病变常有起伏，新旧病变交替出现。其与原发性肺结核病的比较见表 18-2。继发性肺结核病的病理类型、病变特点和临床表现见表 18-3。肺结核病血源播散所致病变见表 18-4。

表 18-2　原发性和继发性肺结核病的比较

鉴别点	原发性肺结核病	继发性肺结核病
结核分枝杆菌感染	初次	再次
发病人群	儿童	成人
对结核分枝杆菌的免疫力或致敏性	无	有

续表

鉴别点	原发性肺结核病	继发性肺结核病
病变特征	原发复合征	病变多样，新旧病变并存，较局限，常见空洞形成
病变起始部位	上叶下部，下叶上部近胸膜处	肺尖部
主要播散途径	淋巴道或血道	多为支气管
病程	短，大多自愈	长，波动性，需治疗

表 18-3　继发性肺结核病的病理类型、病变特点和临床表现

类型	病变特点	临床特点	结局
局灶型肺结核	位于肺尖，直径 0.5~1.0cm，境界清楚，有纤维包裹，病变以增生为主，中央为干酪样坏死	无症状	自愈或发展成浸润型肺结核
浸润型肺结核	位于锁骨下，直径 >2cm，境界不清，病变以渗出为主，中央有干酪样坏死，坏死物排出形成急性空洞	活动性肺结核表现，X 线检查见锁骨下云絮状阴影	痊愈或发展成干酪性肺炎、慢性纤维空洞型肺结核
慢性纤维空洞型肺结核	一个或多个厚壁空洞，自内向外分别为干酪样坏死、结核性肉芽组织和纤维结缔组织；新旧不一、大小不等、病变类型不同的病灶；后期肺组织严重破坏	结核中毒症状，痰中带菌（开放性肺结核），病程长，时好时坏，X 线检查可见厚壁空洞	强力治疗，空洞可瘢痕性愈合，或开放性愈合；可发展成肺源性心脏病
干酪性肺炎	以干酪样坏死为主，伴浆液纤维蛋白性渗出	病情危重	治疗不及时可迅速死亡
结核球	孤立的球形病灶，直径 2~5cm，位于肺上叶，有纤维包裹，中央为干酪样坏死	无症状，须与周围型肺癌鉴别	有恶化进展的可能
结核性胸膜炎	湿性（浆液纤维蛋白性）：以渗出为主 干性（增生性）：以增生为主	胸腔积液	吸收、纤维化

表 18-4　肺结核病血源播散所致病变

类型	致病原因	病变特点
急性全身粟粒性结核病	由结核分枝杆菌短时间内一次或反复多次大量侵入肺静脉所致	病变以增生为主，受累器官均匀密布粟粒大小、灰白色、境界清楚的小结节
慢性全身粟粒性结核病	由急性期迁延而致或结核分枝杆菌少量反复多次入血引起	病变性质和大小均不一致，同时可见增生、坏死、渗出三种病变
急性肺粟粒性结核病	为急性全身粟粒性结核病的一部分或由肺内结核病灶中的病菌经静脉入右心，沿肺动脉播散于两肺所致	双肺见弥漫分布的灰黄色或灰白色粟粒样小结节
慢性肺粟粒性结核病	由肺外病灶中的结核分枝杆菌间歇性入血而致	病变新旧、大小不一，以增生改变为主
肺外结核病	由原发性肺结核病血源播散形成的潜伏病灶发展而来，也可经淋巴道、皮肤伤口及消化道感染	可累及全身各器官

(四) 肺外结核病

1. 肠结核病　分为原发性和继发性两型。原发性者少见，多发生于小儿，一般由饮用带结核分枝杆菌的乳制品所致，在肠形成原发复合征（肠的原发性结核性溃疡、结核性淋巴管炎及肠系膜淋巴结结核）。继发性肠结核多继发于活动性空洞型肺结核病。肠结核病的好发部位为回盲部，依其病变特点不同分为如下两型。

（1）溃疡型：结核分枝杆菌侵入肠壁淋巴组织，形成结核结节，以后结节逐渐融合并发生干酪样坏死，破溃后形成溃疡。典型的肠结核溃疡多呈环形，其长轴与肠长轴垂直，溃疡边缘参差不齐，一般较浅，底部有干酪样坏死，其下为结核性肉芽组织。愈合后多形成肠腔狭窄。

（2）增生型：以肠壁大量结核性肉芽组织和纤维组织增生为其病变特征，肠壁高度肥厚、肠腔狭窄。

2. 结核性腹膜炎　多继发于溃疡型肠结核，表现为腹膜上有大量结核结节。根据病理特征分为湿性（特征为大量结核性渗出）、干性（大量纤维蛋白渗出物机化可引起腹腔脏器粘连）和混合型（多见）。

3. 结核性脑膜炎　多见于小儿，主要由结核分枝杆菌经血道播散引起。病变以脑底最明显，蛛网膜下腔有多量灰黄色混浊的胶冻样渗出物聚积，常见干酪样坏死，偶见灰白色结核结节。临床上除结核中毒症状外，常有脑膜刺激征、颅内压升高表现和脑脊液异常。病程长者可由于脑实质内闭塞性血管内膜炎而出现脑软化，蛛网膜粘连而发生脑积水。

4. 泌尿生殖系统结核病

（1）肾结核病：常由肺结核病血道播散所致，患者多为 20~40 岁男性。多为单肾受累，好发于皮、髓质交界处或肾锥体乳头。以干酪样坏死为主，易形成空洞；多伴有输尿管和膀胱结核。临床表现为血尿、脓尿和膀胱刺激征，重者可致肾功能不全。

（2）生殖系统结核病：男性多由尿道感染所致，病变器官有结核结节和干酪样坏死形成，以附睾结核多见。女性多由血道和淋巴道播散所致，以输卵管结核多见。分别可引起继发性不育、不孕。

5. 骨与关节结核病

（1）骨结核：多由血源性播散所致，多发生于儿童和青少年。好发于富含血管的松质骨，如长骨干骺端、短骨骨干和脊柱椎体等。病变常由骨松质内的小结核病灶开始，以后可发展为干酪样坏死型或增生型。干酪样坏死型可见明显干酪样坏死和死骨形成，病变常累及周围软组织，引起干酪样坏死和结核性肉芽组织形成，坏死物液化后在骨旁形成结核性“脓肿”，由于局部无红、热、痛，故又称“冷脓肿”。增生型较少见，以结核性肉芽组织形成为主。

（2）关节结核：多继发于骨结核，好发于大关节。病变通常开始于骨骺或干骺端，发生干酪样坏死，当病变发展侵入关节软骨和滑膜时则为关节结核。

6. 淋巴结结核病　多见于儿童和青年，以颈部淋巴结结核最常见。病变特点为干酪样坏死和结核结节形成，易成群受累、相互粘连，可穿破皮肤形成窦道。

二、伤寒

伤寒是由伤寒沙门菌引起的急性传染病，病变特点是全身单核巨噬细胞系统细胞增生，以回肠末端淋巴组织的病变最为突出。临床主要表现为持续高热、相对缓脉、脾大、皮肤玫瑰疹及中性粒细胞和嗜酸性粒细胞减少等。

（一）病因与发病机制

人因食入被伤寒沙门菌污染的食物而感染，菌体裂解时释放的内毒素是致病的主要因素，其发病机制如下。

伤寒沙门菌 ⟶ 胃 —菌多、抵抗力低⟶ 小肠 ⟶ 肠壁淋巴组织、肠系膜淋巴结 ⟶

巨噬细胞吞噬、细菌生长繁殖 —经血流⟶ 全身单核巨噬细胞系统增生 —细菌、毒素入血⟶

败血症、毒血症 ⟶ 胆囊内细菌随胆汁再入小肠 ⟶ 已致敏的肠壁淋巴组织过敏反应 ⟶

肠黏膜坏死、脱落、溃疡形成

（二）基本病理变化和分期

1. 基本病理变化　伤寒是以巨噬细胞增生为主的急性增生性炎，增生活跃的巨噬细胞吞噬伤寒沙门菌、红细胞、淋巴细胞及细胞碎片，称为伤寒细胞。伤寒细胞聚集成团，形成小结节，即伤寒肉芽肿（typhoid granuloma）或伤寒小结（typhoid nodule）。伤寒肉芽肿为其特征性病变，具有病理诊断价值。

2. 分期　伤寒肠道病变以回肠下段集合和孤立淋巴小结的病变最为常见和明显。按病变发展分为四期，每期大约持续一周，依次为：①髓样肿胀期：淋巴组织增生、肿胀，色灰红、质软，似脑回隆起于黏膜表面；②坏死期：局部肠黏膜坏死（过敏反应、内毒素、血液循环受阻等因素所致）；③溃疡期：坏死组织脱落后形成圆形或椭圆形溃疡，其长轴与肠的长轴平行；④愈合期：溃疡底部肉芽组织增生将其填平，溃疡边缘的上皮再生将其覆盖。

除累及肠道外，单核巨噬细胞系统细胞增生还可引起肝、脾、淋巴结肿大，镜检可见伤寒肉芽肿和灶性坏死；心肌纤维颗粒变性及坏死；横纹肌凝固性坏死（又称蜡样变性）所致的肌痛和皮肤知觉过敏；细菌栓塞或毒素作用于皮肤小血管而出现淡红色小丘疹（玫瑰疹）；胆囊无明显病变，但伤寒沙门菌可在胆汁内生存并繁殖，使患者成为慢性或终身带菌者。

三、细菌性痢疾

细菌性痢疾是由志贺菌引起的一种假膜性肠炎。因食入被志贺菌污染的食物而感染，是否致病取决于进入胃内的菌量、胃液的 pH 和细菌对肠黏膜上皮的侵袭力等多种因素。临床主要表现为腹痛、腹泻、里急后重、黏液脓血便。病变主要发生在大肠，以乙状结肠和直肠为重，大量纤维蛋白渗出形成假膜为其特征，假膜脱落伴有不规则浅表溃疡形成。根据肠道病变的特征、全身变化及临床经过的不同，分为以下三种。

（一）急性细菌性痢疾　典型病变过程如下。

急性卡他性炎　黏膜充血、水肿、点状出血，中性粒细胞和巨噬细胞浸润

↓

假膜性炎　渗出物中的大量纤维蛋白与坏死脱落的黏膜上皮、炎症细胞、红细胞及细菌一起形成特征性的假膜；假膜出现于黏膜皱襞的顶部，呈糠皮样。

↓

溃疡形成　假膜脱落，形成大小不等、形状不一的浅表“地图状”溃疡

↓

愈合　一般不留痕迹

（二）慢性细菌性痢疾

病程超过 2 个月，肠道病变新旧交杂，慢性溃疡边缘不规则，黏膜常过度增生而形成息肉，肠壁各层有慢性炎症细胞浸润和纤维组织增生，致肠壁不规则增厚、变硬，可引起肠梗阻。

（三）中毒性细菌性痢疾

多见于小儿。起病急，来势凶，全身中毒症状严重，肠道病变及症状轻。

四、钩端螺旋体病

钩端螺旋体病是由钩端螺旋体所致的一组自然疫源性急性传染病的总称。我国除少数省份外均有发病，尤以长江以南诸省较为常见。病理变化属急性全身中毒性损害，主要累及全身毛细血管，引起不同程度的循环障碍和出血，以及广泛的实质器官变性、坏死而导致严重功能障碍。炎症反应一般轻微。临床上表现为高热、头痛、全身酸痛和显著的腓肠肌痛、表浅淋巴结肿大、眼结膜充血、皮疹等全身感染症状。本病病死率较高（约 5%），以黄疸出血型最为严重，患者多死于肾衰竭，或因肺出血而发生窒息。

五、流行性出血热

流行性出血热是汉坦病毒引起的一种由鼠类传播给人的自然疫源性急性传染病，又称肾综合征出血热。基本病变是全身小血管的出血性炎症，导致全身皮肤、黏膜和各脏器广泛出血，实质细胞变性坏死，以心、肾、垂体病变最为突出。临床以发热、出血、休克和肾脏损害为主要表现。

六、冠状病毒感染性疾病

冠状病毒感染性疾病是由冠状病毒感染引起的以呼吸道炎症为主的一类疾病，临床多以“普通感冒”症状为主，呈自限性经过；少数冠状病毒亚型具有较高的致病性，可引起中东呼吸综合征（MERS）、严重急性呼吸综合征（SARS）和新型冠状病毒感染等。新型冠状病毒感染是由一种新型冠状病毒亚型（2019-nCoV）所致的急性呼吸道传染病，重症病例可致急性肺损伤，合并免疫器官、心、肝、肾、脑等的不同程度损害。

七、性传播疾病

性传播疾病是指通过性接触而传播的一类疾病。传统的性病包括梅毒、淋病、软下疳、性病性淋巴肉芽肿和腹股沟肉芽肿。

（一）淋病

淋病是由淋病奈瑟菌引起的急性化脓性炎症，是最常见的性传播疾病，以 20~24 岁为高发年龄。男性病变从前尿道开始，可逆行蔓延到后尿道，并波及前列腺、精囊和附睾。女性病变主要累及外阴和阴道腺体，可逆行至子宫颈内膜及输卵管。严重者可有瘢痕形成，导致男性尿道狭窄和女性不孕。临床特点、脓性分泌物的涂片及培养查见淋病奈瑟菌有助于确诊。

（二）尖锐湿疣

尖锐湿疣是由人乳头状瘤病毒（主要为 HPV-6 型和 HPV-11 型）引起的性传播疾病，好发于 20~40 岁年龄组。好发于黏膜和皮肤交界处。男性主要位于阴茎冠状沟、阴茎头、系带、尿道口或肛门附近，女性则好发于阴唇、阴蒂、会阴部及肛周。

病变表面凹凸不平，呈疣状颗粒，质软，淡红或暗红，或互相融合形成菜花状团块。镜下，角质层轻度增厚并角化不全；棘层肥厚，有乳头瘤样增生，表皮钉突增粗延长。表皮浅层出现挖空细胞

(koilocyte)有助于诊断,挖空细胞较正常细胞大,核大居中,圆形、椭圆形或不规则形,染色深,可见双核或多核,核周胞质空化或有空晕。真皮浅层毛细血管及淋巴管扩张,大量慢性炎症细胞浸润。免疫组织化学、原位杂交、PCR检测HPV蛋白或DNA有助于诊断。

(三) 梅毒

梅毒是由梅毒螺旋体引起的性传播疾病。传染源为梅毒患者;传播途径主要为性交(95%以上),其次为输血、接吻、直接接触及垂直传播(先天性梅毒)。

1. 基本病理变化

(1)闭塞性动脉内膜炎和小动脉周围炎:闭塞性动脉内膜炎指小动脉内皮细胞及纤维细胞增生,使管壁增厚、血管腔狭窄闭塞。小动脉周围炎指围管性单核细胞、淋巴细胞和浆细胞浸润。浆细胞恒定出现是本病的病变特点之一。

(2)树胶样肿:病灶灰白色,大小不一,肉芽肿质韧而有弹性。镜下结构类似结核结节,其不同点为:①结节中央为凝固性坏死,不如干酪样坏死彻底,弹力纤维尚存;②坏死灶周围的肉芽组织中富含淋巴细胞和浆细胞,上皮样细胞及朗汉斯巨细胞较少;③必有闭塞性动脉内膜炎和小动脉周围炎;④树胶样肿后期可被吸收、纤维化,最后使器官变形,但绝少钙化。

2. 临床病理类型

(1)后天性梅毒:根据病程分为如下三期。

1)一期梅毒(形成硬性下疳):发生于梅毒螺旋体入侵后3周左右,好发于阴茎头、子宫颈及阴唇,以局部单发为特点,局部淋巴结常肿大。大体观察为硬性下疳(质硬,底洁,有边缘耸起的溃疡),病变部位镜下为闭塞性动脉内膜炎及血管周围炎。特殊染色可见大量梅毒螺旋体,2~6周自行愈合,但螺旋体仍在体内继续繁殖。

2)二期梅毒(形成梅毒疹):在下疳发生后7~8周发病,可累及全身皮肤和黏膜,伴全身淋巴结肿大。大体观察为多发性梅毒疹,镜下为典型的血管周围炎,内含螺旋体,传染性大。梅毒疹可自行消退。

3)三期梅毒(形成树胶样肿):在感染后4~5年发病,病变累及内脏,特别是心血管、中枢神经系统、肝脏和骨骼,常引起结构破坏。树胶样肿纤维化、瘢痕收缩引起严重的组织破坏、变形和功能障碍。

(2)先天性梅毒:分为早发性和晚发性。前者见于胎儿和婴幼儿,后者发生于2岁以上幼儿。

八、深部真菌病

由真菌引起的疾病称为真菌病。根据病变部位不同分为浅部真菌病和深部真菌病。浅部真菌病主要侵犯含有角质的组织,如皮肤、毛发和指甲等处,引起各种癣病;深部真菌病侵犯皮肤深层和内脏,常见于免疫抑制的个体如AIDS、白血病、恶性淋巴瘤患者,发生于健康个体者罕见。真菌在人体引起的病变没有特异性,诊断依据是在病灶中找到病原菌。常见的深部真菌病有念珠菌病、毛霉菌病、曲菌病和隐球菌病。

九、寄生虫病

(一) 阿米巴病

阿米巴病是由溶组织内阿米巴原虫感染引起的疾病。溶组织内阿米巴生活史一般分为包囊期和滋养体期。成熟的四核包囊是阿米巴的传染阶段,而滋养体是致病阶段。包囊随食物或水进入胃内,其囊壁具有抗胃酸作用,多能进入肠道,经肠液的消化作用,发育为滋养体。致病机制可能包括机械性损伤和吞噬作用、接触性溶解侵袭作用、免疫抑制和逃避。

1. 肠阿米巴病　病变主要位于盲肠、升结肠，次之为乙状结肠和直肠。基本病变为以组织溶解液化为主的变质性炎。

（1）急性期病变：肉眼观，早期肠黏膜可见黄色点状坏死，后期形成口小底大的烧瓶状溃疡，边缘呈潜行性，具有诊断意义。溃疡间黏膜正常。镜下，溃疡底部和边缘可见液化坏死组织，病灶周围组织充血、出血，少量淋巴细胞、浆细胞及巨噬细胞浸润。溃疡边缘与正常组织交界处可见阿米巴滋养体。临床表现为腹痛、腹泻，大便呈暗红色果酱样。粪便检查时可找到阿米巴滋养体。

（2）慢性期病变：病变复杂，可见坏死、溃疡和肉芽组织增生，形成息肉及阿米巴肿。肠壁增厚，肠腔狭窄。

2. 肠外阿米巴病

（1）阿米巴肝脓肿：是肠阿米巴病最常见的并发症，阿米巴滋养体经肠壁小静脉到达肝，在肝脏形成脓肿。脓肿为单个或多个，多位于肝右叶。肉眼观，脓肿大小不等，内容物呈棕褐色果酱样，其壁呈破絮状。镜下，脓肿壁有未彻底液化坏死的组织，在坏死组织与正常组织交界处可查见阿米巴滋养体。临床上表现为发热、右上腹痛及肝大和压痛。

（2）阿米巴肺脓肿：少见，多由阿米巴肝脓肿穿过横膈直接蔓延而来。多位于右肺下叶，单发，脓肿腔内含咖啡色坏死液化物质。临床上咳出褐色脓样痰，其中可查到阿米巴滋养体。

（3）阿米巴脑脓肿：极少见，往往是肝或肺脓肿内的阿米巴滋养体经血道进入脑而引起。

（二）血吸虫病

血吸虫病是由血吸虫寄生于人体引起的疾病，人通过皮肤接触含尾蚴的疫水而感染，主要病变是由虫卵引起肝与肠的肉芽肿形成。血吸虫虫卵随粪便排入水中，卵内毛蚴成熟孵化，钻入钉螺体内，发育成尾蚴，再次入水，钻入皮肤、黏膜发育为童虫。进入肠系膜静脉的童虫发育为成虫。人体感染后 3 周左右，尾蚴可发育为成虫。

1. 基本病理变化　血吸虫所致病变及其病变特点见表 18-5。

表 18-5　血吸虫所致病变及其病变特点

血吸虫发育阶段	所致病变及其病变特点
尾蚴	引起尾蚴性皮炎。局部皮肤出现红色小丘疹，瘙痒。镜下表现为真皮充血，起初有中性粒细胞及嗜酸性粒细胞浸润，以后主要为单核细胞浸润
童虫	引起血管炎和血管周围炎。局部组织充血、水肿、出血及白细胞浸润
成虫	其代谢产物能使机体发生贫血、嗜酸性粒细胞增多、脾大，肝、脾内巨噬细胞增生，增生的细胞常吞噬血吸虫色素
虫卵	主要沉着于乙状结肠及直肠壁和肝 急性虫卵结节由成熟虫卵所致。灰黄色，粟粒至绿豆大。镜下，结节中央为成熟虫卵，其表面附着放射状嗜酸性的棒状体，其周围为颗粒状坏死物质及大量嗜酸性粒细胞浸润，状似脓肿，称为嗜酸性脓肿 慢性虫卵结节的镜下形态类似结核结节，故称假结核结节，中央为卵壳碎片及钙化的死卵

2. 主要器官的病变及后果

（1）结肠和直肠：血吸虫在肠道主要侵犯乙状结肠和直肠。急性期，肠黏膜有表浅溃疡；慢性期，肠壁纤维化，出现息肉状增生，可并发肠腺癌。临床上伴有腹痛、腹泻症状。

（2）肝脏：急性病变呈粟粒或绿豆大小的灰黄色结节。镜下，为小灶状坏死及急性虫卵结节。

慢性病变为慢性虫卵结节及纤维化，形成粗大结节，结缔组织呈树枝状分布，故称干线型或管道型肝硬化。可引起腹腔积液、巨脾、食管静脉曲张等。

（3）脾脏：早期成虫代谢产物致单核巨噬细胞增生；晚期门静脉高压致淤血性巨脾，临床出现脾功能亢进症状。

（4）异位血吸虫病：肺血吸虫病是常见的异位血吸虫病，在肺内可形成急性虫卵结节，X 线检查似肺粟粒性结核。

（三）棘球蚴病

棘球蚴病也称包虫病，是人类感染棘球绦虫的幼虫（棘球蚴，或称包虫）所致的疾病。棘球蚴主要有细粒棘球绦虫及多房（或泡状）棘球绦虫两种。以下重点介绍细粒棘球蚴病。

1. 基本病理变化　细粒棘球绦虫的孕节或虫卵污染水、食物而被摄入人体后，在体内发育成棘球蚴囊。棘球蚴由囊壁和囊内含物组成，囊壁外有宿主的纤维组织包膜，其厚薄与囊肿形成时间有关。囊壁分为内、外两层，外层为角皮层，白色半透明状，如粉皮，镜下为淡红染平行的板层状结构；内层为生发层，向囊内长出内含物。囊液中所含蛋白质具有抗原性，囊壁破裂后引起局部组织过敏反应。

2. 主要器官病变　棘球蚴可寄生在任何部位，肝最常见，肺次之，其他部位少见。

（1）肝棘球蚴囊肿：多为单发，位于膈面，囊肿增大可压迫周围肝细胞使之萎缩、变性，其外纤维组织增生。主要并发症为继发感染、囊肿破裂致过敏性休克而死亡。

（2）肺棘球蚴囊肿：分为原发性和继发性。囊肿多见于右肺中下叶，常为单个。囊肿周围肺组织受压发生萎缩、纤维化。囊壁较薄易破裂，可引起支气管炎、窒息、胸膜炎。

实习目的

1. 观察原发性和继发性肺结核病的大体形态和镜下特征，体会各型之间的转归；描述肺粟粒性结核病（以增生为主和以渗出为主）的镜下病变特点。
2. 观察常见肺外结核病的形态改变，描述肠结核病的形态特征。
3. 观察肠伤寒和细菌性痢疾的大体和镜下病变特征，比较几种肠道传染病的病变特点。
4. 观察尖锐湿疣的镜下病变特征。
5. 观察肠阿米巴病及肠外阿米巴病的病变，理解其临床病理联系。
6. 理解深部真菌病、钩端螺旋体病、流行性出血热的病变特征。
7. 理解其他常见寄生虫病的基本病变。

实习内容及观察要点

大体标本

18-1　原发性肺结核病（primary pulmonary tuberculosis）

肺脏胸膜下可见一灰白的结核病灶，中心可见干酪样坏死，此为肺的原发性结核病灶，肺门淋巴结肿大、干酪样坏死。原发病灶和肺门淋巴结病灶间有淋巴管炎（肉眼常不易见到），三者共同形成原发复合征（图 18-1）。

18-2　支气管淋巴结结核病

肺内原发病灶愈合，肺门淋巴结病灶扩大，并互相融合，中心干酪样坏死（图 18-2）。

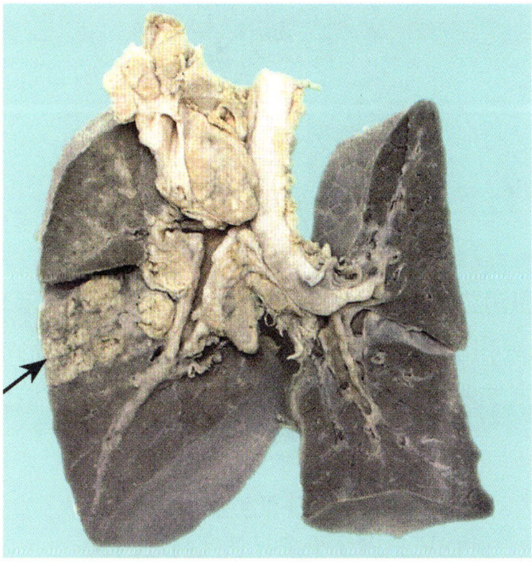

图 18-1　原发性肺结核病

肺的原发性结核病灶、肺门淋巴结结核和淋巴管炎共同形成原发复合征（↑所示为原发性结核病灶）。

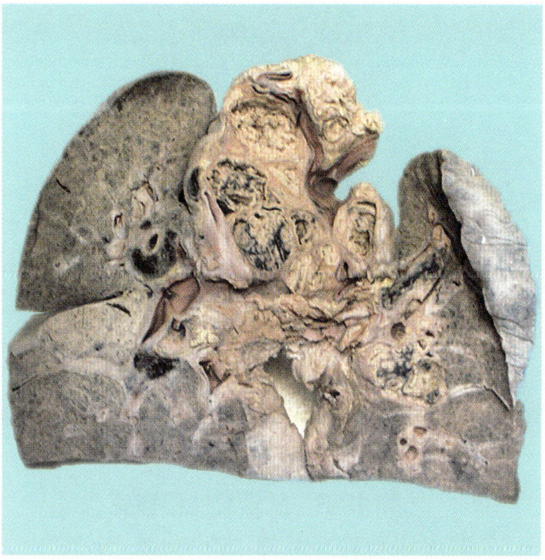

图 18-2　支气管淋巴结结核病

肺门淋巴结肿大、融合，中心可见干酪样坏死。

18-3　肺粟粒性结核病（pulmonary miliary tuberculosis）

双肺充血，重量增加，切面暗红，密布灰白或灰黄色粟粒大小的结节（粟粒性结核结节），病灶界限清楚，稍凸起于表面。病灶的数量多，大小一致，分布均匀（图 18-3）。

18-4　全身粟粒性结核病（systemic miliary tuberculosis）

可见肺、脾、肾等脏器内均匀密布大小一致、灰白色、圆形、境界清楚的小结节。

18-5　局灶型肺结核

病灶位于右肺尖下 2cm 处，直径约 1cm，病灶境界清楚，中心为干酪样坏死，周围有纤维组织包绕。

18-6　浸润型肺结核（infiltrative pulmonary tuberculosis）

病变位于肺上叶，病灶境界不清，其中可见黄白色的干酪样坏死灶。部分区域可见急性空洞形成。

18-7　干酪性肺炎（caseous pneumonia）

肺上、下叶内可见多个黄白色干酪样坏死病灶，部分坏死物质溶解，形成空洞（图 18-4）。

18-8　急性空洞型肺结核

肺内可见较大的新鲜结核空洞，空洞形态不规则，壁上有一些干酪样坏死物质，肺内其他部位可见散在的结核病灶。

18-9　慢性纤维空洞型肺结核（chronic fibro-cavernous pulmonary tuberculosis）

肺内可见一个或多个厚壁空洞，空洞多位于肺上叶，大小不一致、形态不规则，洞壁厚可达 1cm 以上，壁内有少量干酪样坏死物质。空洞周围有纤维组织增生，空洞附近的肺组织可见散在的结核病灶及纤维组织增生。

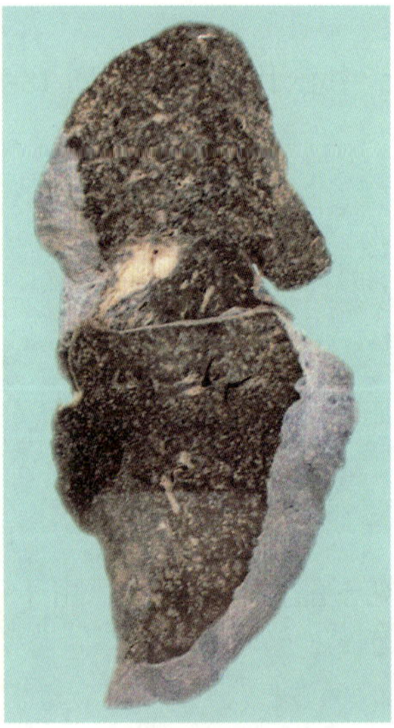

图 18-3　肺粟粒性结核病
肺内密布界限清楚、大小一致、分布均匀的灰白或灰黄色粟粒大小的结节。

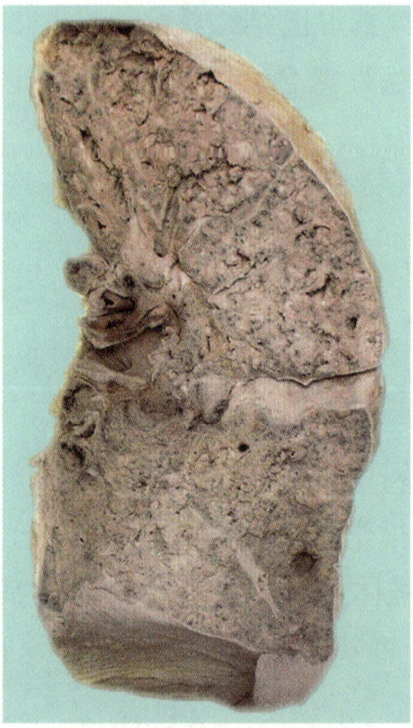

图 18-4　干酪性肺炎
肺内可见多个干酪样坏死病灶，部分坏死物质液化，形成空洞。

18-10　肺结核球（tuberculoma）

肺组织内可见一孤立的球形病灶，状如瘤块，其中心部分为干酪样坏死，周围有纤维组织包绕，境界清楚（图 18-5）。

18-11　结核性胸膜炎（tuberculous pleuritis）

纤维蛋白性渗出物和干酪样坏死物机化，致胸膜增厚粘连（图 18-6）。

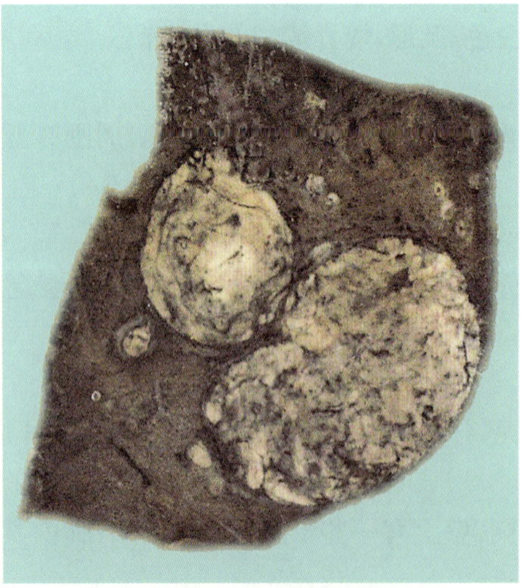

图 18-5　肺结核球
肺内可见球形病灶，其中心部分为干酪样坏死，周围有纤维组织包绕，境界清楚。

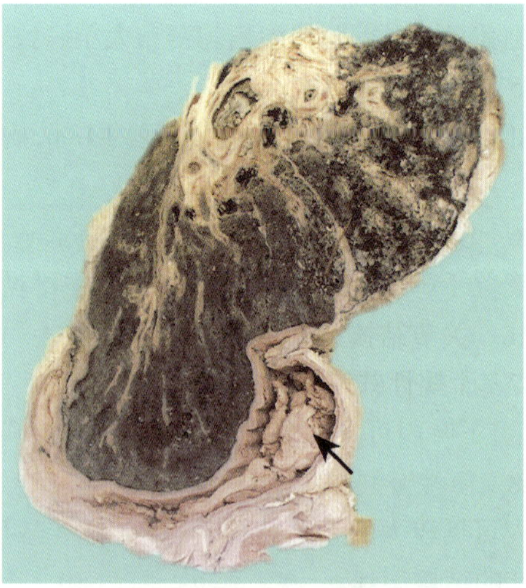

图 18-6　结核性胸膜炎
肺脏胸膜下可见纤维蛋白性渗出物和干酪样坏死物（↑所示），机化后导致胸膜增厚粘连。

18-12 肠结核病(溃疡型)(intestinal tuberculosis,ulcerative type)

病变位于回盲部,溃疡呈带状环绕肠壁,其长径与肠的长轴垂直,溃疡边缘参差不齐,底部附有干酪样坏死物质。

18-13 肾结核病(tuberculosis of kidney)

肾髓质乳头部及肾盂大部分已被干酪样坏死破坏,皮质内有空洞形成,肾盂及输尿管黏膜亦呈干酪样坏死(图 18-7)。

18-14 结核性脑膜炎(tuberculous meningitis)

脑蛛网膜下腔内有黄色渗出物存积,并呈干酪样坏死,部分可见散在粟粒样结核结节,病变以脑底脑膜最为显著。

18-15 脊椎结核(spine tuberculosis)

脊柱中一椎体及椎间盘完全被结核病灶破坏,该处可见干酪样坏死物质。由于病变椎体不能负重,发生塌陷而呈楔形,可造成脊椎后凸畸形(图 18-8)。

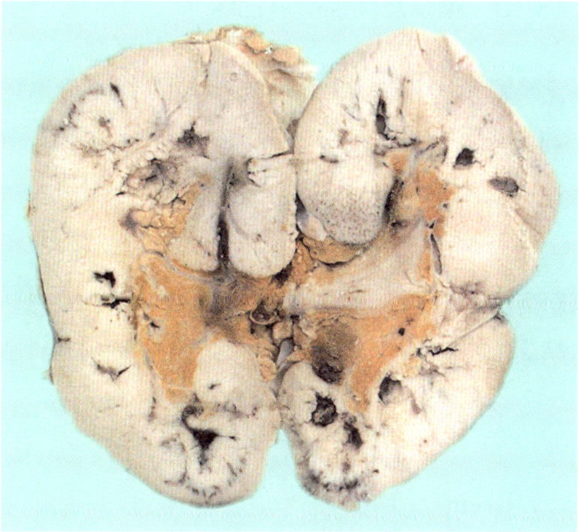

图 18-7 肾结核病

肾髓质乳头部及部分肾盂被干酪样坏死破坏,皮质内有空洞形成。

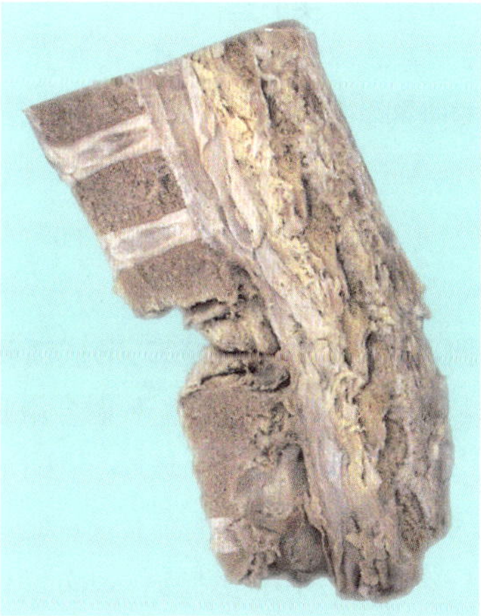

图 18-8 脊椎结核

病变椎体发生干酪样坏死,病变破坏椎间盘和邻近椎体。由于病变椎体不能负重,发生塌陷而呈楔形。

18-16 关节结核(tuberculosis of joint)

关节表面软骨破坏消失,骨质裸露,并有部分破坏。关节表面被覆干酪样坏死物(图 18-9)。

18-17 附睾结核(tuberculosis of epididymis)

附睾体积增大,切面中心可见干酪样坏死。

18-18 腹膜及肠系膜淋巴结结核(tuberculosis of peritoneum and mesenteric lymph node)

肠管浆膜粘连,肠系膜淋巴结肿大,互相融合形成团块,位于肠管之间,淋巴结结核中心为干酪样坏死(图 18-10)。

18-19 肠伤寒(typhoid fever)

髓样肿胀期:病变发生于回肠下段的集合和孤立淋巴小结。此标本回肠下段的淋巴组织明显肿胀,突出于黏膜表面,色灰红,质软,表面形似脑的沟回,故称为髓样肿胀期(图 18-11)。

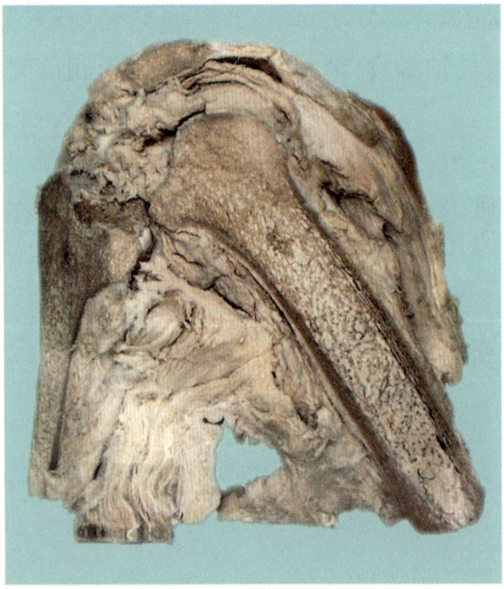

图 18-9　关节结核
膝关节表面软骨破坏消失，骨质裸露，并有部分破坏，表面被覆干酪样坏死物。

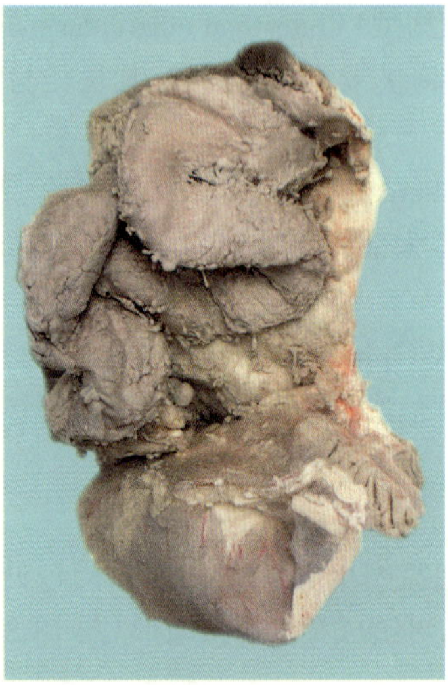

图 18-10　腹膜及肠系膜淋巴结结核
肠管浆膜粘连，肠系膜淋巴结肿大，互相融合形成团块。

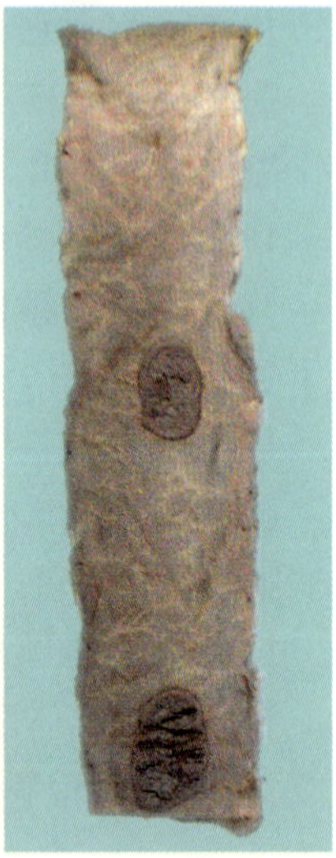

图 18-11　肠伤寒（髓样肿胀期）
回肠下段淋巴组织明显肿胀，突出于黏膜表面，质软，表面形似脑的沟回。

溃疡期：坏死组织崩解脱落，形成溃疡。溃疡边缘隆起，底部高低不平，因受累淋巴结不同，溃疡的大小和形态亦不同。发生于集合淋巴小结者，溃疡较大，呈椭圆形，其长轴与肠的长轴平行；发生于孤立淋巴小结者，溃疡较小，呈圆形。溃疡一般深及黏膜下层，坏死严重者可深达肌层及浆膜层，甚至引起穿孔。

18-20　细菌性痢疾之结肠（colon of bacillary dysentery）

结肠黏膜充血、水肿，肠皱襞顶部可见有假膜形成，初期如撒在黏膜面上的糠皮状物，随着病变发展融合成片。由于出血及胆色素的影响，假膜的颜色不一，假膜脱落后形成形状不整、互相融合、比较表浅的溃疡，故不易穿孔。

18-21　中毒性细菌性痢疾（toxic bacillary dysentery）

结肠的孤立淋巴结和回肠的集合淋巴结均显著肿胀，但无明显假膜形成。

18-22　流行性出血热之心（heart of epidemic hemorrhagic fever）

右心房内膜下有广泛出血。

18-23　流行性出血热之肾（kidney of epidemic hemorrhagic fever）

肾脏皮髓质交界带有明显出血，色黑红。髓质锥体部有坏死，呈黄白色。肾盂黏膜及肾脏被膜下均见出血。

18-24　念珠菌病之食管（esophagus of candidiasis）

食管黏膜病变部表面呈污秽白色，极为粗糙，有的地方已脱落坏死。

18-25　肠阿米巴病（intestinal amoebiasis）

病变位于升结肠，肠黏膜坏死组织液化脱落，形成多个口小底大的烧瓶状溃疡，溃疡间黏膜正常（图 18-12）。

18-26　阿米巴肝脓肿（amoebic liver abscess）

肝脏右叶切面可见一个大脓肿，脓液已流失，脓肿内壁残留破絮状灰白色坏死组织，脓肿周围有结缔组织包绕（图 18-13）。

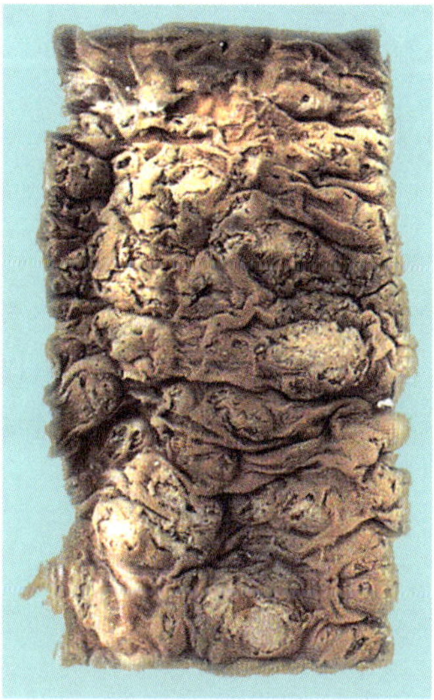

图 18-12　肠阿米巴痢疾

结肠黏膜面可见形状不规则的烧瓶状溃疡，溃疡底可见棉絮状坏死组织。

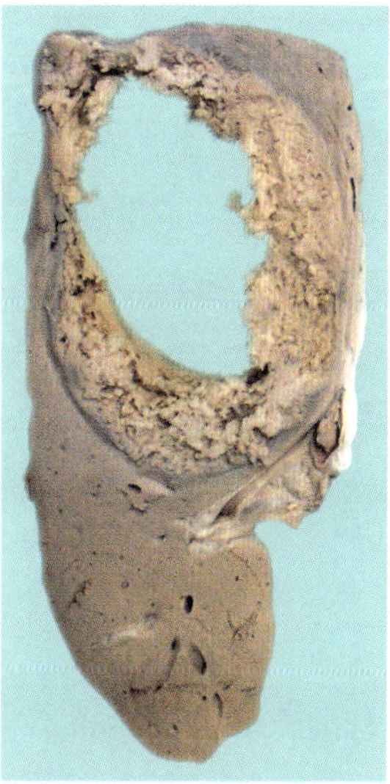

图 18-13　阿米巴肝脓肿

肝右叶有一较大脓肿，脓肿中心部坏死物已流出，脓肿壁呈破絮状。

显微镜切片

18-27　肺粟粒性结核病（以增生为主）（proliferative pulmonary miliary tuberculosis）

肺内可见粟粒大小、分布均匀、大小相似的结核结节。结节中心为干酪样坏死，周围可见上皮样细胞及少数朗汉斯巨细胞，最外层有淋巴细胞及成纤维细胞围绕。干酪样坏死物质呈粉染细颗粒状；上皮样细胞体积较大，胞质丰富，染色较淡，胞核呈椭圆形或梭形，染色质疏松；朗汉斯巨细胞是一种多核巨细胞，胞体巨大，胞质丰富，胞核与上皮样细胞核相似，数量由十几个到几十个不等，呈花环状或马蹄形排列于细胞周边部。结节境界清楚，没有明显的病灶周围炎（图 18-14）。

18-28　肺粟粒性结核病（以渗出为主）（exudative pulmonary miliary tuberculosis）

肺内可见粟粒大小、分布均匀的结核病灶。病灶境界不清，无典型的结核结节结构，中心干酪样坏死不彻底，可见核碎片；外围可见少量的上皮样细胞和朗汉斯巨细胞，周边部肺泡壁结构尚存，肺泡腔内大量纤维蛋白性渗出物，肺泡壁充血、单核细胞及淋巴细胞浸润（图 18-15）。

18-29　肺结核球（tuberculoma）

中心为干酪样坏死物质，可见钙盐沉着和胆固醇结晶；周围可见少量上皮样细胞和朗汉斯巨细胞；最外层为大量纤维组织增生包绕和淋巴细胞浸润。

18-30　肠结核病（溃疡型）（intestinal tuberculosis，ulcerative type）

肠黏膜表面可见溃疡形成，深及黏膜下层。溃疡底部为炎性渗出物，其下为结核性肉芽组织，周边部黏膜下层可见结核结节，浆膜有纤维蛋白渗出。

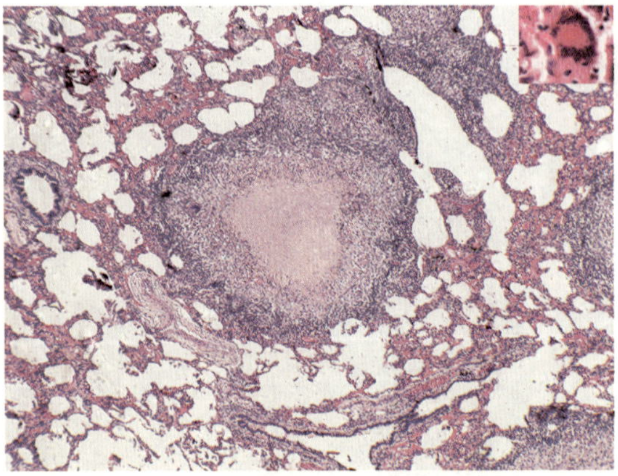

图 18-14　肺粟粒性结核病（以增生为主）

结核结节境界清楚，中央为干酪样坏死，周围有上皮样细胞、朗汉斯巨细胞和淋巴细胞等围绕；右上角插图示朗汉斯巨细胞。

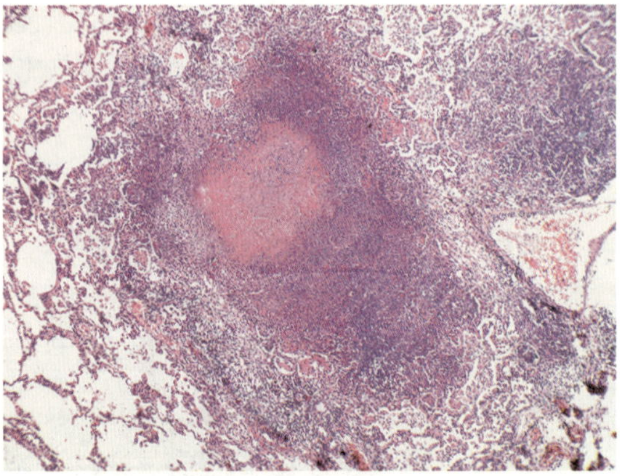

图 18-15　肺粟粒性结核病（以渗出为主）

结核病灶境界不清，中心干酪样坏死不彻底，病灶周围肺组织呈肺泡周围炎改变。

18-31　结核性脑膜炎（tuberculous meningitis）

蛛网膜下腔内充满大量浆液、纤维蛋白、淋巴细胞和单核细胞等渗出物；可见结核结节，多位于血管周围或浸润血管壁；脑实质内血管扩张充血，偶见结核结节（图 18-16）。

18-32　肠伤寒（ileotyphus）

病变处淋巴组织明显肿胀，其表面的黏膜发生萎缩。肿胀的淋巴组织内可见大量的巨噬细胞增生，形成伤寒肉芽肿。增生的巨噬细胞胞质丰富，染色浅淡，核圆形或肾形，常偏于胞体一侧，胞质中有被吞噬的伤寒沙门菌、受损的淋巴细胞、红细胞及坏死细胞碎屑。请同学们判断此为伤寒病变的哪一期（图 18-17）。

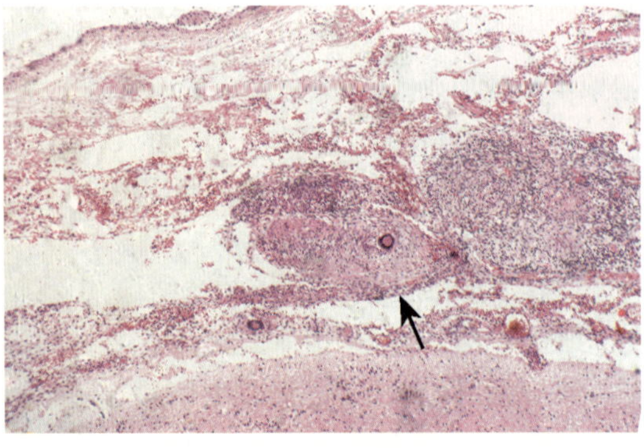

图 18-16　结核性脑膜炎

蛛网膜下腔内充满大量浆液、纤维蛋白、淋巴细胞和单核细胞等渗出物，可见结核结节（↑所示）。

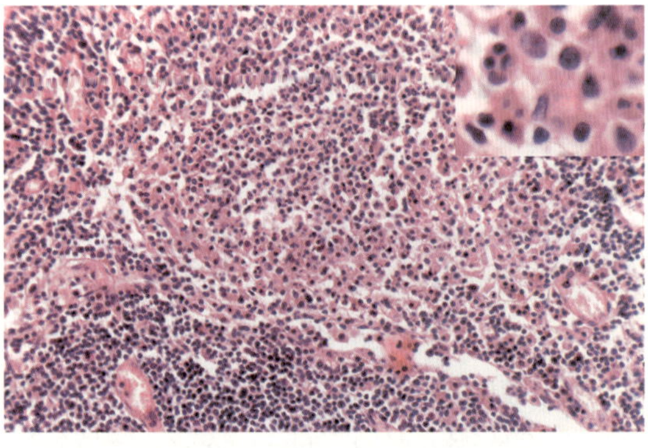

图 18-17　肠伤寒（髓样肿胀期）

大量伤寒细胞聚集成团形成伤寒肉芽肿，右上角插图显示伤寒细胞。

18-33　细菌性痢疾（bacillary dysentery）

参见第四章实习内容及观察要点 4-21。

18-34 尖锐湿疣(condyloma acuminatum)

表皮角质层轻度增厚,细胞角化不全,棘层肥厚,呈乳头状瘤样增生,表皮钉突增粗延长;棘层可见挖空细胞,细胞体积较正常大 1~2 倍,胞质呈空泡状,核增大居中,圆形、椭圆形或不规则形,染色深,可见双核或多核;真皮层可见毛细血管及淋巴管扩张,慢性炎症细胞浸润(图 18-18)。

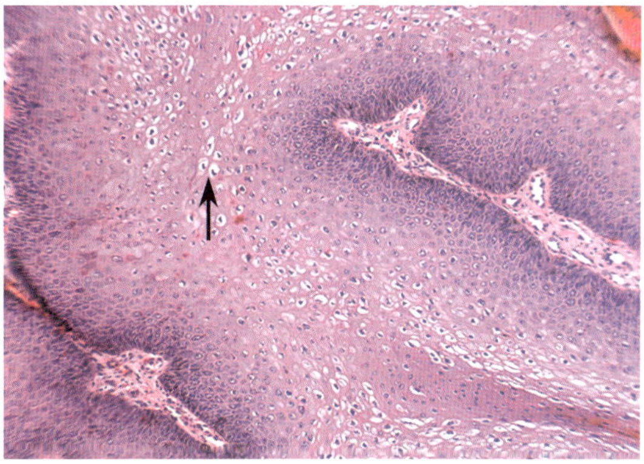

图 18-18 尖锐湿疣

鳞状上皮乳头状增生,棘层可见挖空细胞(↑所示)。

18-35 肺曲菌病(pulmonary aspergillosis)

肺内有大块凝固性坏死,呈多发性,坏死灶有中性粒细胞浸润(但未形成脓肿)和大量曲菌菌丝生长,有的侵入血管引起管壁坏死和出血。曲菌菌丝长短不一,呈杆状,有分支,并有明显的分隔,如分节状。

18-36 流行性出血热之肾(kidney of epidemic hemorrhagic fever)

肾间质血管明显充血,肾内尤以皮髓质交界处有严重出血,出血处肾小管上皮坏死,有的肾小管腔内存在粉染的蛋白物质及少数红细胞。

18-37 肠阿米巴病(intestinal amoebiasis)

病变处肠黏膜及黏膜下层组织坏死溶解,形成溃疡,在溃疡边缘与正常组织交界处及肠壁的小静脉腔内可见阿米巴滋养体,呈圆形,体积比巨噬细胞大,核小而圆。病灶周围炎症反应轻,仅见充血、出血及少量淋巴细胞、浆细胞及单核细胞浸润(图 18-19)。

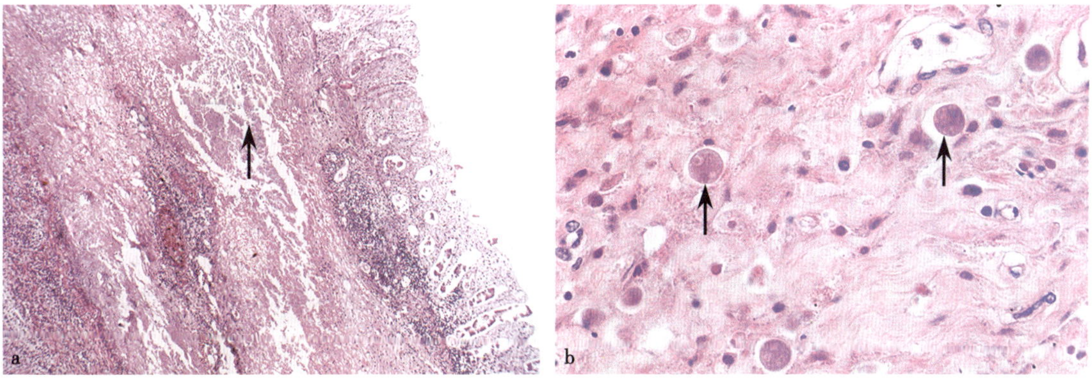

图 18-19 肠阿米巴病

a. 肠黏膜及黏膜下层组织坏死溶解,形成溃疡,周围组织炎症反应较轻(↑示坏死区);b. 阿米巴滋养体呈圆形,体积比巨噬细胞大,核小而圆(↑所示)。

18-38 血吸虫病(schistosomiasis)

病灶呈结节状,结节中央为死亡的虫卵,卵壳破裂或钙化,周围为上皮样细胞、多核异物巨细胞及淋巴细胞,其形态类似结核结节,故称假结核结节。

18-39 肺吸虫病(paragonimiasis)

囊肿内有虫体、虫卵,囊肿周围为增生的纤维组织,因囊肿内有虫体存在,故称虫囊肿。

思考题

1. 在结核病的发病过程中，机体的免疫反应和超敏反应如何发挥作用？简述它们与结核病基本病变之间的关系。

2. 肠结核、肠伤寒、细菌性痢疾及肠阿米巴病均可导致肠道溃疡形成，请结合本章所学理论阐述它们的鉴别要点及形成原因。

3. 本章所学感染性疾病中哪些属于肉芽肿性炎症？请阐述它们各自的病变特点。

4. 阿米巴痢疾与细菌性痢疾的病变特点和临床表现有何不同？

5. 血吸虫性肝硬化与肝炎后肝硬化的病变特点及临床表现有何不同？

6. 患者男性，38 岁。近来感觉疲乏无力，夜间睡觉盗汗，时有午后低热，并出现咳嗽、咳痰。实验室检查示红细胞沉降率升高，X 线检查见右上肺有片状模糊阴影，并见不规则透光区。该患者最可能的疾病诊断是什么？简述该病的病理变化，并分析病变的发展和结局。

7. 患者女性，患病 3 周，有持续性高热、心动过缓、腹胀、腹泻，因感染性休克死亡。尸检发现弥漫性腹膜炎，回肠孤立和集合淋巴小结肿胀、坏死和溃疡形成，并有肠穿孔、脾大。请根据以上症状和体征对其作出初步诊断。

（李　伟）

附录 1　临床病理讨论

临床病理讨论（一）（示例）

一、临床病历摘要

患者男性，38 岁。因上腹部疼痛、消瘦、乏力 10 个月入院。既往史：无特殊，无肝炎，无高血压病史。6 个月前曾因上述症状在医院行肝脏 B 超、CT 检查，诊断为“原发性弥漫性肝癌”并行肝动脉化疗栓塞术，术中无不适。此次入院行第 2 次肝动脉化疗栓塞术，术前血压 130/90mmHg，一般状态好。但术中患者出现呼吸困难、恶心呕吐，返回病房后呼吸困难加重，大汗，咳大量粉红色泡沫痰，血压增至 225/97.5mmHg，以急性左心衰竭转入加强监护病房（ICU）。

查体：体温 38℃，脉搏 180 次/分，呼吸 30 次/分，血压 225/97.5mmHg，神清，大汗，端坐呼吸。皮肤、黏膜无黄染，颈软，颈静脉无怒张。胸廓对称，肺内满布干湿啰音，心率 180 次/分，律齐，各瓣膜区未闻及病理性杂音。腹部膨隆，无腹壁静脉曲张，肝下界达右锁骨中线肋下 6cm，剑突下 6cm，质硬，有压痛，表面不平滑、有结节；脾未触及，移动性浊音阴性，四肢无水肿。后经抢救治疗无效，临床死亡。

临床诊断：原发性肝癌，高血压 3 级，急性左心衰竭。

二、尸检所见

大体检查：心脏重 430g，左心室壁厚 1.8cm。腹部膨隆，肝脏明显增大，肝下缘位于右锁骨中线肋下 6cm，剑突下 6cm，以右叶增大明显，表面不平。肝脏重 3 770g。切面有多个大小不等的结节，直径为 0.5~5.0cm，灰红色，境界清，部分结节内有出血坏死，门静脉及主要分支未见瘤栓。右肾上腺区见一巨大肿物（12cm × 7cm × 4cm），其顶部与肝右叶轻度粘连，未侵及肾脏。肿物切面见包膜较厚，实质内有大小不等的囊腔，内含棕色胶样物，被纤维组织分隔。

显微镜下：肝内结节与肾上腺肿物的组织结构及细胞形态相同，肿瘤细胞排列成巢状或腺泡状，其间含有丰富的血窦和纤细的纤维间隔。肿瘤细胞大小较一致，呈圆形、椭圆形；胞质浅嗜酸性，部分呈颗粒状；核圆形，核仁清晰，染色质稀疏。肝脏中见大片凝固性坏死，肝的毛细血管内可见嗜酸性血栓样物，与栓塞化疗有关。

免疫组织化学：肿瘤细胞角蛋白（CK）阴性，神经元特异性烯醇化酶（NSE）和嗜铬粒蛋白 A（CgA）阳性。

电镜：肿瘤细胞胞质内可见神经内分泌颗粒。

其他器官镜下所见：心肌细胞肥大，核深染。肺泡壁毛细血管扩张充血，弥漫性肺泡腔内粉染的水肿液。脾中央动脉玻璃样变。肾叶间动脉内膜增生，部分入球小动脉玻璃样变，相应肾小球纤维化、玻璃样变。

三、病理诊断

1. 肝动脉栓塞术后(病历记载)
2. 肾上腺嗜铬细胞瘤伴肝内广泛转移
3. 急性左心衰竭
4. 继发性高血压(高血压性心肌肥大,小动脉硬化性肾硬化,脾中央动脉玻璃样变)

四、诊断依据

尸检中见到右肾上腺区巨大肿物,切面有大小不等的囊腔,内含棕色胶样物,被纤维组织分隔。镜下肿瘤细胞排列成巢状或腺泡状,其间含有丰富的血窦和纤细的纤维间隔。肿瘤细胞大小较一致,呈圆形、椭圆形,胞质浅嗜酸性,部分呈颗粒状,核圆形,核仁清楚,染色质稀疏。免疫组织化学示角蛋白阴性,NSE和CgA阳性;电镜下胞质内可见神经内分泌颗粒。根据肉眼及镜下形态特点,结合免疫组织化学和电镜结果,诊断为肾上腺嗜铬细胞瘤。尸检中见到肝明显增大,以右叶为著,表面和切面见多个大小不等的结节,直径为0.5~5.0cm,灰红色,境界清,部分结节内有出血坏死。镜下肝内结节与肾上腺肿物的组织结构及细胞形态相同,说明此肿物并非当初影像学诊断的原发性弥漫性肝癌,而是肾上腺嗜铬细胞瘤在肝内的广泛转移。

心脏重430g,左心室壁厚1.8cm,镜下心肌细胞肥大,核深染。脾中央动脉玻璃样变。肾叶间动脉内膜增生,部分入球小动脉玻璃样变,相应肾小球纤维化、玻璃样变,这些病变支持高血压的诊断,而患者既往无高血压病史,所以高血压是由嗜铬细胞瘤引起的,属于继发性高血压。

临床表现有呼吸困难,咯大量粉红色泡沫痰。镜下见到肺泡壁毛细血管扩张充血,肺泡腔内含有粉染的水肿液,即呈现急性肺淤血、水肿的表现,提示患者有急性左心衰竭。

疾病发展过程:肾上腺嗜铬细胞瘤引起肝内广泛转移;嗜铬细胞瘤引起继发性高血压(高血压性心肌肥大,小动脉硬化性肾硬化,脾中央动脉玻璃样变),高血压导致急性左心衰竭。

五、死亡原因

突发性高血压所致急性左心衰竭致死。

临床病理讨论(二)

一、临床病历摘要

患者女性,62岁。因感冒后咳嗽加重,咳黄色黏液脓痰并带血丝,发热,周身不适,食欲减退1周入院。

既往史:两年半以前曾因发热、寒战、右胸部痛入院治疗,X线检查见右肺下叶后底区有大片不均的阴影。患者经抗生素治疗后好转,但胸部X线检查仍见境界清楚的圆形阴影,直径为1.5cm。一年后又以高热、畏寒、咳嗽、咳痰再次入院。X线检查见右肺下叶阴影有所增大,边缘呈絮状。痰细菌学检查:结核分枝杆菌(-)、真菌(-)。痰细胞学检查未查到癌细胞。经抗生素治疗,症状消退。出院时仍见右肺下叶底部有圆形阴影并有肺萎陷。本次入院前3个月,门诊复查X线见右肺下叶阴影稍扩大,在圆形阴影旁见圆形透光区,并有液平面。

入院后体格检查:体温38.9℃,脉搏85次/分,呼吸22次/分,血压130/80mmHg,皮肤苍白,全身乏力。右肺下叶呼吸音低下,叩诊呈浊音,语音震颤增强;心音正常。肝、脾肋下未能触及。无水肿，无发绀，亦未见杵状指。

胸部X线透视检查：右肺下叶有大片阴影，其中有数处透光区，并有液平面，边缘不清。右心较正常稍肥大。主动脉增粗，并见有钙化点。

痰液检查：发现有G^+双球菌和链球菌。抗酸菌(−)，细胞学检查两次，均未发现肿瘤细胞。

血常规：白细胞$13.8 \times 10^9/L$，分叶核粒细胞65%、淋巴细胞25%、单核细胞5%［正常参考值：白细胞$(3.5\sim9.5) \times 10^9/L$，分叶核粒细胞50%~70%，淋巴细胞20%~40%、单核细胞3%~8%］。

经用大量抗生素治疗，体温降到37.7~38.2℃。痰色黄、黏稠，仍带有血丝。于入院第19天行开胸手术切除右肺下叶。

二、切除右肺下叶病理检查

大体检查：肺叶背侧胸膜面有纤维性条索。切面见肺叶背段支气管腔内有一2.5cm的球形、灰白色、质地坚硬肿物将支气管堵塞。支气管远侧端呈圆柱状扩张，腔内有脓液。肺门淋巴结肿大明显，最大径3.0cm。

显微镜下：肿物组织学切片形态如病理讨论图2-1所示。支气管远侧端黏膜面有破坏，支气管周围有大量纤维组织增生，其中有多个空腔，腔内为脓性渗出液。

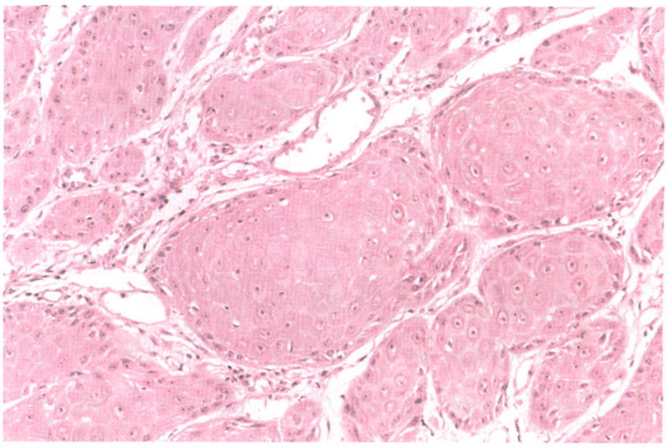

病理讨论图2-1 右肺背段支气管腔内肿物

三、讨论题

1. 根据大体和镜下表现，作出病理诊断，并列举诊断依据。
2. 结合临床表现分析病变发展过程。

临床病理讨论(三)

一、临床病历摘要

患者男性，45岁。近4年来逐渐出现食欲缺乏，时有恶心、呕吐，疲乏无力，体重减轻及下肢轻度水肿，有时鼻出血。近1个月来面色苍白，右上腹部胀痛逐渐加重，显著消瘦、衰弱，明显水肿。

查体：明显贫血貌，巩膜黄染(+)，腹腔积液(+)，肝下缘在肋下1.5~2.0cm，质硬，表面不平滑，有压痛，脾在肋下1.5cm，胸前有蜘蛛痣。

实验室检查：红细胞$1.5 \times 10^{12}/L$，血小板$130 \times 10^9/L$，血清总蛋白40g/L，白蛋白/球蛋白=0.9［正常参考值：红细胞$(4.3\sim5.8) \times 10^{12}/L$，血小板$(125\sim350) \times 10^9/L$，血清总蛋白65~85g/L，白蛋白/球蛋白=1.2~2.4］，硫酸锌浊度15U，麝香草酚浊度7U，碘反应(+)，血清谷丙转氨酶354U/L，黄疸指数20U，尿胆红素(+)，甲胎蛋白(+)，腹腔积液为淡黄色透明液体。

钡餐透视：食管静脉曲张。

住院期间曾输血及对症治疗，4天前突然呕血2次，量达900ml，之后反复出现黑便，陷入昏迷，抢救无效而死亡。

二、尸检所见

大体检查：体表检查见明显黄疸，贫血貌。胸腔脏器：两肺下叶可见散在圆形肿物，肺动脉内见有血栓样固体物质充塞，粗糙松脆（与门静脉内血栓样固体物质相同）。食管静脉曲张、破裂出血。腹腔见有血性腹腔积液。肝脏：重 2 070g，质硬，表面和切面由弥漫性大小相似的结节构成，结节直径为 0.2~0.6cm。肝实质内见数个黄白色肿物，直径为 1.0~3.5cm，粗糙松脆，内有出血坏死。肝内门静脉右侧横支被血栓样固体物质填塞，粗糙松脆。脾体积增大，重 340g，暗红色。

显微镜下：肝脏内假小叶形成。肝内多发肿物镜下显示细胞排列成不规则索状，细胞索之间有毛细血管窦。肿瘤细胞体积大，胞质嗜碱性，核大，圆形、椭圆形或不规则，核染色质积聚于核膜下，核仁明显，核分裂象多见。门静脉血栓样固体物质镜下除血栓成分外，有许多大细胞，其形态及结构与肝内肿块相同。

三、讨论题

1. 作出病理诊断并列出诊断依据。
2. 分析临床症状、体征和实验室检查结果与病变的关系。
3. 结合此病例，运用有关理论，比较肝癌与肝硬化的病变发展及主要临床表现的异同。

临床病理讨论（四）

一、临床病历摘要

患者男性，77 岁。未提供病历资料。家属自述死者因胸腹部感觉不适，前往诊所就诊，输液后死亡。家属考虑输液过敏死亡。

二、尸检所见

外表检查：男性尸体。发育正常，营养中等，两上臂内侧、左小腿内侧可见多数散在的出血斑点，背部尸斑明显。上肢和下肢尸僵存在。全身淋巴结未触及。双侧瞳孔等大同圆，直径为 0.6cm。口鼻、外耳道未见明显分泌物，外阴及肛门无异常。

胸腔检查：喉、气管、肺共重 1 860g。喉头轻度水肿，右支气管腔内有少量血性液体，左支气管腔内有少量黏液，肺动脉内无栓子，肺呈灰黑色，肿胀，无弹性，双侧肺上叶各见一大疱，肺内未触及实变区及硬结。食管未见异常。主动脉内膜散在硬化斑块，部分有溃疡形成，管壁坚硬。主动脉弓与左肺动脉各见一动脉夹层，长 2cm，与血管长轴平行。心脏重 320g，脏、壁两层光滑，心包腔见少量淡黄色的液体；二尖瓣周径 9.5cm，三尖瓣周径 13cm，主动脉周径 8cm，肺动脉周径 7.5cm，各瓣膜未见异常。左心室壁厚 1.5cm，右心室壁厚 0.2cm。冠状动脉管壁增厚变硬，管腔变小。

腹腔检查：腹部器官位置正常，腹腔内未见积液。肝重 1 172g，体积 26cm × 17cm × 6cm。胆囊未见异常。脾重 90g，体积 12cm × 7.5cm × 2cm。左肾重 126g，体积 11cm × 7cm × 4cm，肾皮质厚 0.6cm，右肾重量及大小同左肾，肾盂黏膜光滑。肾上腺、胃肠、胰腺未见明显异常。

脑：重 1 074g，脑底动脉硬化，枕骨大孔疝Ⅲ度。

显微镜下：部分组织切片图像见病理讨论图 4-1 及病理讨论图 4-2。

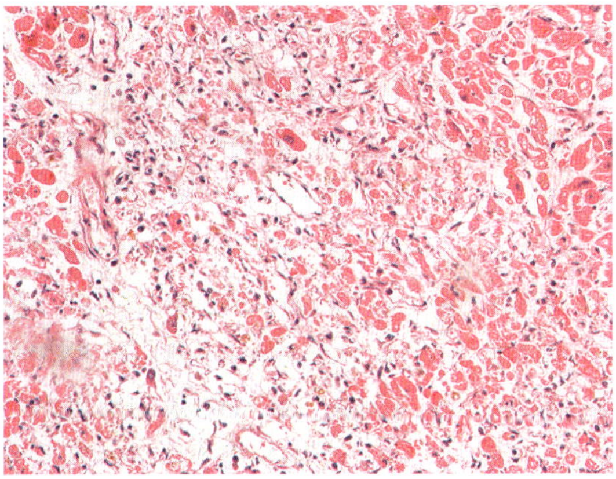

病理讨论图 4-1　心肌

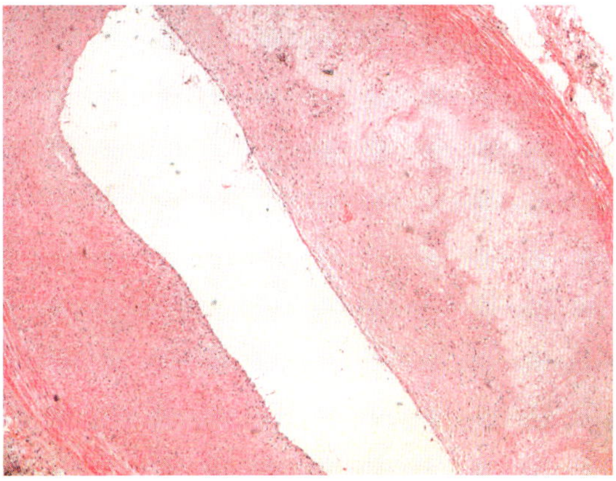

病理讨论图 4-2　冠状动脉

三、讨论题

1. 提出病理诊断并列出诊断依据。
2. 分析各种病变之间的关系及死亡原因。

临床病理讨论（五）

一、临床病历摘要

患者男性，50 岁。半年前发热、咳嗽，咳痰，当地医院诊断为肺炎，经抗感染治疗后好转。但病情总是反复。2 个月前开始咳痰带血，出现呼吸困难，在当地医院行 X 线检查发现左肺门有蛋黄大小的块状阴影，经支气管镜活检，诊断为肺癌。1 个月前患者右下肢疼痛难忍，明显消瘦，近日呼吸困难明显加重，并有吞咽困难，尿量减少，多方医治无效死亡。

二、尸检所见

外表检查：发育正常，营养差，极度消瘦。头颈、胸腹、四肢未见异常。

胸腔检查：双侧胸膜增厚，脏、壁层粘连，左肺门处肺内有一个最大径为 10cm 的肿物，呈灰白色，质地硬，粗糙，与周围界限不清。左下肺另见一占位性病变，切开后有恶臭脓液流出。肺门及纵隔处有数个肿大的淋巴结。心脏大小、形态未见明显异常，二尖瓣周径 11cm，三尖瓣周径 13cm，主动脉周径 8cm，肺动脉周径 9.5cm，左心室壁厚 0.8cm，右心室壁厚 0.5cm。

腹腔检查：左右横膈位于第 5 肋，肝下缘于肋弓下 10cm，剑突下 6cm，表面和切面均见多个大小不等的灰白色结节。脾脏重 230g，体积 14cm × 13cm × 6.5cm，暗红色，质脆，切面刮之有泥浆样物。肾脏深褐色，左肾重 130g，体积 11.5cm × 5cm × 2.5cm；右肾体积同左肾，重 125g；双肾被膜光滑，肾盂黏膜光滑。胃肠道未见明显异常。

脑：重量 1 300g，小脑扁桃体处有较深压痕，为Ⅲ度脑疝。切面未见明显转移灶。

显微镜下：部分组织切片图像见病理讨论图 5-1~病理讨论图 5-4。

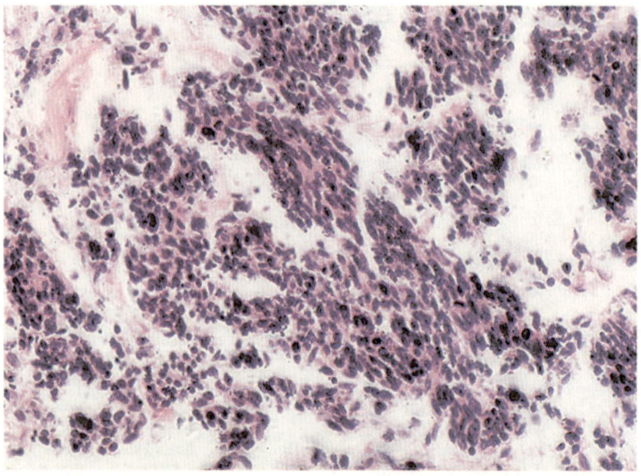

病理讨论图 5-1　左肺门处肺内支气管肿物

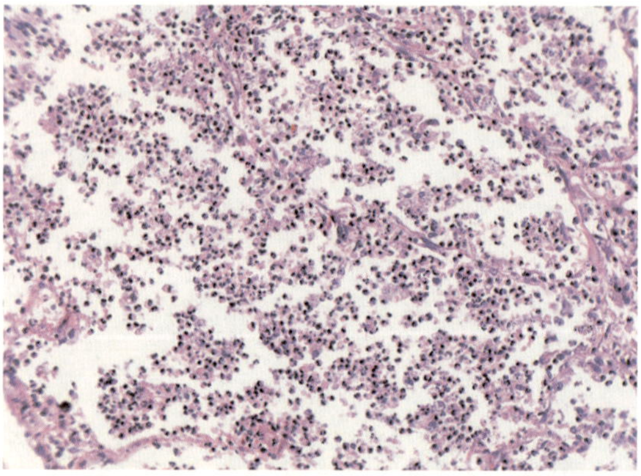

病理讨论图 5-2　左下肺内大量中性粒细胞

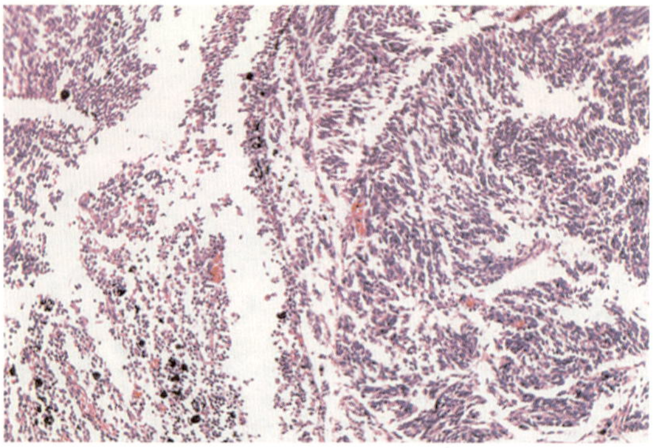

病理讨论图 5-3　纵隔淋巴结

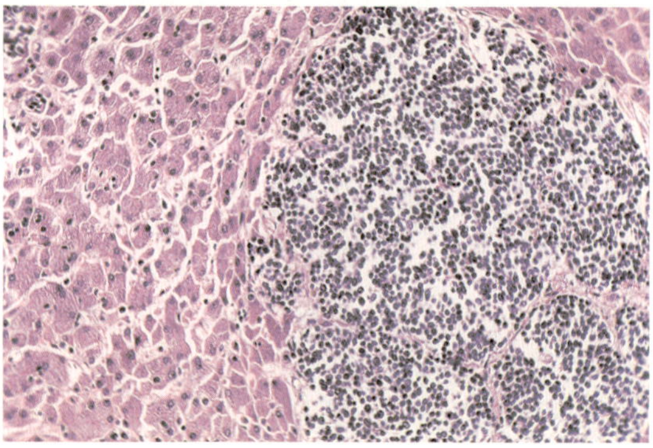

病理讨论图 5-4　肝脏

三、讨论题

1. 提出病理诊断并列出诊断依据。
2. 结合临床表现分析病变发展过程，分析死亡原因。

临床病理讨论（六）

一、临床病历摘要

患者女性，47 岁。10 年前曾患“乙型肝炎”，近 4 年来先后呕血 6 次，均经输血、对症治疗后好转。

今年无明显诱因排柏油样便 4 次，轻度头晕乏力，恶心。急诊以“上消化道出血、继发性贫血、肝硬化、脾大”收入消化内科，给予止血、对症治疗，黑便消失后，拟进行手术治疗而将患者转入外科。

体格检查：结膜苍白，巩膜无黄染，移动性浊音（+），脾大，肋下 2cm，质地较硬，无压痛。

实验室检查结果：白细胞 1.7×10^9/L，红细胞 2.72×10^{12}/L，血红蛋白 64g/L，血小板计数 41×10^9/L，均明显低于正常水平［正常参考值：红细胞（3.8~5.1）$\times10^{12}$/L，血红蛋白（115~150）g/L，血小板（125~350）$\times10^9$/L］，凝血四项（凝血酶原时间、活化部分凝血活酶时间、凝血酶时间和纤维蛋白原）中纤维蛋白原水平降低。其余未见异常。HBsAg（+）、HBcAb（+），余未见异常（说明患者感染过 HBV）。

患者贫血较重，血小板水平较低，故输血 200ml，输血小板 2 个单位，连续输 2 天。之后行脾切除。术后第 8 天突然持续性剧烈腹痛，有压痛、反跳痛，肌紧张明显。行剖腹探查，发现小肠静脉血栓形成，行部分小肠切除术。术后病情平稳。术后 2 周患者下床活动时，突然出现意识不清，持续抽搐状态，经多方抢救无效死亡。

二、尸检所见

外表检查：发育正常，营养一般。头部外观正常，面色、结膜苍白，双侧瞳孔散大，口鼻、外耳道未见异常。全身淋巴结未见肿大。四肢无畸形，肛门及生殖系统无异常。

胸腔检查：胸腔内未见积液。心脏大小、形态未见明显异常。两肺灰黑色，柔软，未触及硬结。肺动脉主干未见血栓。

腹腔检查：腹腔各脏器位置正常。腹腔有淡黄色液体 1 500ml，双侧膈肌高度均为第 4 肋下，肝脏大小为 29cm × 18cm × 5cm，重量为 1 220g，肝表面凹凸不平，可见多个大小相似的结节。脾已切除。食管静脉曲张。髂静脉腔内可见固体质块，质地较硬，与血管部分粘连。距回盲部 45cm 处有小肠吻合术后缝线，肠腔通畅。

脑：打开颅腔有脑脊液流出，脑回宽，脑沟窄，小脑扁桃体被挤入枕骨大孔，形成Ⅲ度脑疝。

显微镜下：部分切片图像见病理讨论图 6-1 及病理讨论图 6-2。

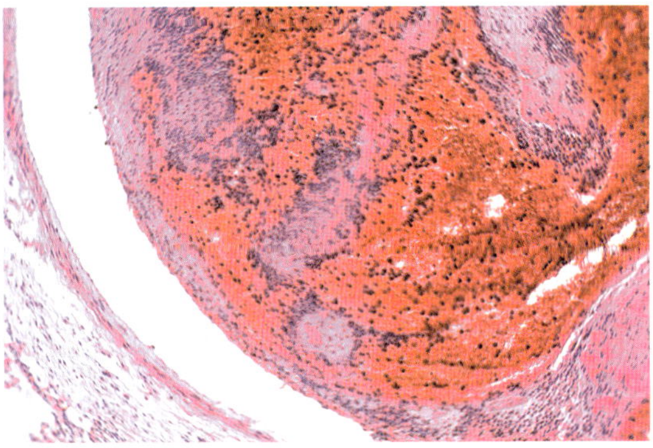

病理讨论图 6-1　肺内血管

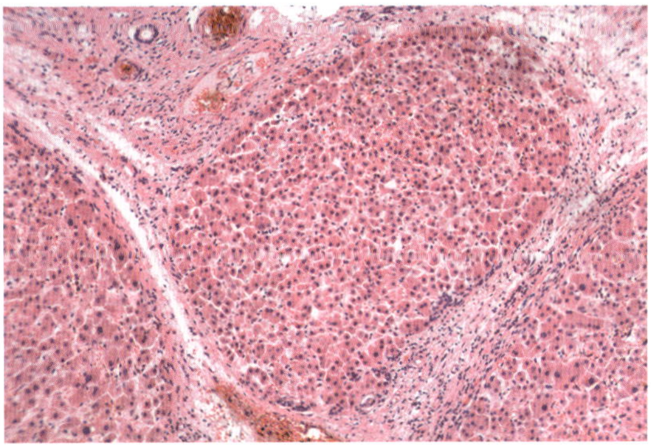

病理讨论图 6-2　肝脏

三、讨论题

1. 提出病理诊断，列出诊断依据。
2. 结合临床表现分析病变发展过程及死亡原因。

临床病理讨论（七）

一、临床病历摘要

患者男性，30 岁。全身及颜面水肿，血尿 2 周，恶心、呕吐 2 天，急诊入院。

患者于入院前 10 天左右曾有发热、咽痛和头痛，发病第 3 天开始出现眼睑水肿，尿色深，之后迅速出现全身水肿，尿少，全尿呈红色，近2天开始出现恶心、呕吐。

入院检查：全身水肿，以眼睑为重，面色苍白，体温不高，血压180/109.5mmHg，心率快，呼吸深大。

实验室检查：白细胞 7×10^9/L，红细胞 2×10^{12}/L，血红蛋白50g/L［正常参考值：白细胞（3.5~9.5）$\times10^9$/L，红细胞（4.3~5.8）$\times10^{12}$/L，血红蛋白（130~175）g/L］。血肌酐400μmol/L，血尿素14mmol/L，血清总蛋白58g/L，白蛋白/球蛋白=1.2，K^+ 2.6mmol/L，CO_2结合力28mmol/L（正常参考值：血肌酐57~97μmol/L；血尿素3.1~8.0mmol/L；血清总蛋白65~85g/L；白蛋白/球蛋白=1.2~2.4；K^+ 3.5~5.3mmol/L；CO_2结合力22~29mmol/L）。

尿常规：尿太少，未测比重，蛋白（++），高倍镜下红细胞满视野，并有透明管型和细胞管型。

入院后经对症治疗未见好转，患者于入院第3天出现咯血，逐渐加重。入院第4天出现心包摩擦音，第5天出现半昏迷，血压170/100mmHg。第8天出现呼吸困难，心音弱，心跳快，肺内布满中小水泡音。入院第9天经抢救无效死亡。

二、尸检所见

大体检查：皮肤苍白、全身水肿；心脏较大，以左心室、左心房扩张较明显，左心室壁厚1.3cm，心包有轻度纤维蛋白性炎。双肺表面和切面见多个暗红区域。肾脏体积未见明显缩小，表面色苍白，并有一些针尖大的出血点。

显微镜下：双肾见弥漫性肾小球多量细胞性新月体形成，压迫肾小球毛细血管袢，部分毛细血管袢见有纤维蛋白样坏死，偶见肾小球纤维化、玻璃样变。肾小管上皮细胞变性，管腔内有红细胞及蛋白管型。间质弥漫多量淋巴细胞、巨噬细胞浸润伴轻微纤维化；小动脉内膜水肿增厚，部分管壁见有玻璃样变。肺灶状和大片状出血，弥漫性肺泡间隔血管明显扩张淤血，弥漫性肺泡腔内充满淡粉染水肿液。心外膜和心包腔内见有多量粉染纤维蛋白。

三、讨论题

1. 请结合病理变化及主要临床表现提出本病的诊断。
2. 请解释水肿、CO_2结合力及血肌酐、血尿素异常的发生机制。是否有肾衰竭及心力衰竭？有何依据？
3. 从整个病程分析纤维蛋白性心包炎的成因。

（贺慧颖）

附录 2　尸体剖检

尸体剖检简称尸检，即对死者的遗体进行病理解剖和后续的显微镜观察，是病理学的基本研究方法之一。尸检对于病理学和医学科学的发展有着极其重要的意义。在临床方面，通过尸检能够确定诊断，查明死因；协助临床总结在诊断和治疗过程中的经验和教训，以提高诊治水平。在预防医学方面，尸检能及时发现和确诊某些传染病、地方病、流行病和新发生的疾病，为卫生防疫部门采取防治措施提供依据。此外，尸检在教学及医学研究方面也很重要。通过尸检不仅积累了各种疾病的人体病理材料，作为深入研究和防治这些疾病的基础，同时也为病理学教学收集各种疾病的病理标本及提供临床病例讨论所需的材料，进一步充实教学内容、提高教学质量。由于种种原因，目前我国的尸检工作进行得还不够普遍，尸检率较低，因此，亟待立法和大力宣传尸检的意义。

为了使同学们对尸检有比较全面的了解，下面将对尸检用具、方法、记录格式进行简要介绍。

一、尸检工作中的注意事项

1. 尸检宜于死后最短期内进行。因为尸体虽然储于冷藏室内，但是其脏器仍可在短期内发生死后改变。若患者于死前有高热，或死于炎热季节，则死后改变更快。严重时，病变易被改变所掩盖，妨碍诊断。

2. 观察者在进入尸检室时应着白衣，必须佩戴口罩。

3. 在尸检室内态度要严肃、郑重、认真，严禁说笑打闹，对尸体应尊重。

4. 尸检前应了解病历。

5. 尸检时要经常保持尸检台、尸体及自身的清洁，不使血液或污水溅于尸检台之外。取心血培养要严格执行灭菌程序。尸检完毕后严密消毒。如剖检传染病患者的尸体时尤应注意消毒。

6. 尸检后要将尸体整形，缝好，擦洗干净。

7. 尸检所取的材料应立即置于固定液（一般用 4% 甲醛溶液）中保存，应用显微镜检查的材料，则必须在清水冲洗之前先切成小块，固定于充足的固定液内。大体脏器于固定时要尽量保持其原形。

8. 尸检工作完毕后应立即检查所见并写出大体检查记录，待镜下检查部分完成后结合病史作出结论。尸检材料及报告一定要按号排列，妥善保存，以备查用。

二、尸检用具

1. 脏器刀：尖端，35cm × 3cm，切大脏器用（附图 2-1）。

2. 截断刀：尖端，20cm × 1.8cm，取颈部脏器及切开心脏用。

3. 解剖刀：尖端，7cm × 1.5cm，切皮肤等用（附图 2-2）。

4. 脑刀：钝端，极薄，30cm × 3.5cm，切脑用。

5. 解剖剪：大号，直剪，17cm（附图 2-3）。中号，直剪，14.5cm（附图 2-4）。

6. 肠剪:钝端,21cm,剪肠管用(附图 2-5)。
7. 软骨剪:21cm,剪肋骨或其他较硬组织用(附图 2-6)。
8. 镊子:包括有齿和无齿两种。
9. 脊椎锯:取脊髓用(附图 2-7)。
10. 板锯:锯颅骨或四肢骨用(附图 2-8)。
11. 丁字凿:凿颅骨用(附图 2-9)。
12. 骨膜剥离器:剥离颅骨骨膜(附图 2-10)。
13. 金属锤。
14. 血管钳。
15. 探针。

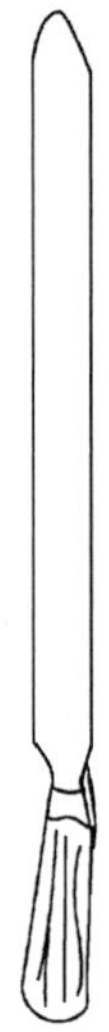
附图 2-1　脏器刀

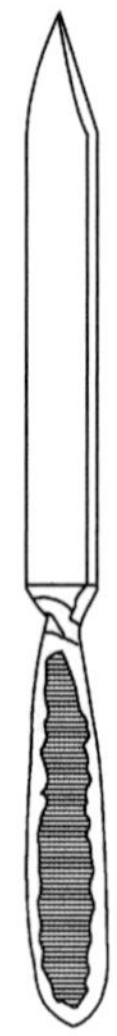
附图 2-2　解剖刀

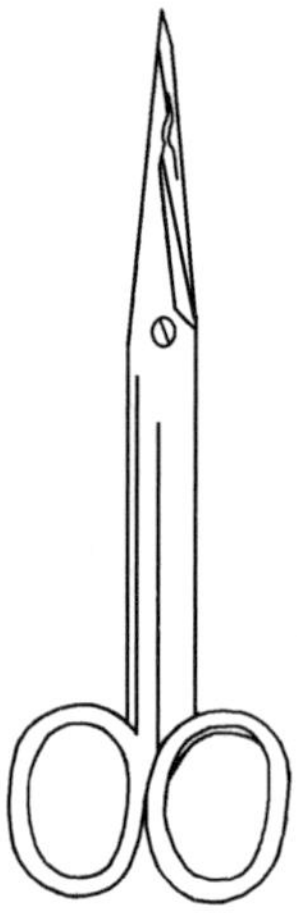
附图 2-3　解剖剪

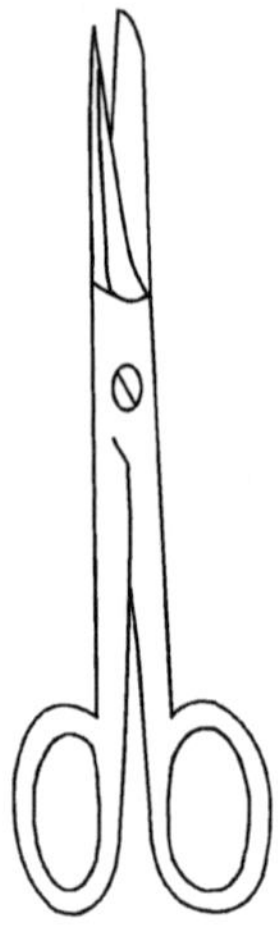
附图 2-4　解剖剪

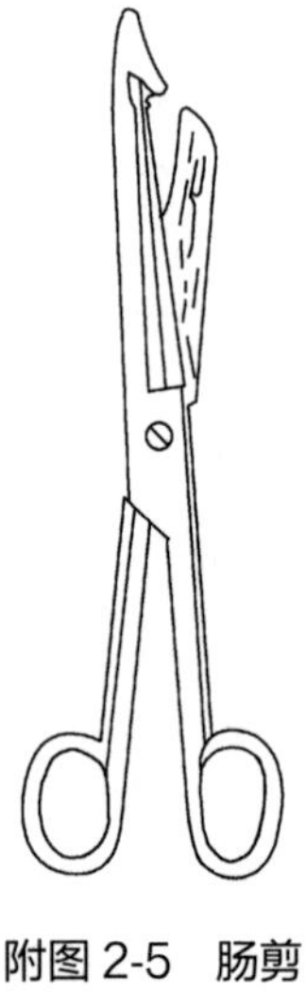
附图 2-5　肠剪

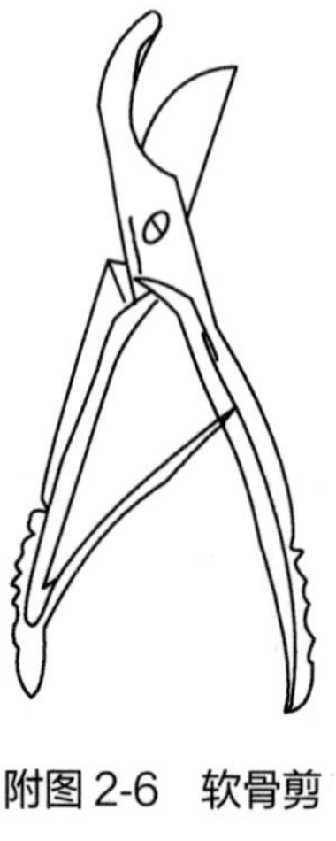
附图 2-6　软骨剪

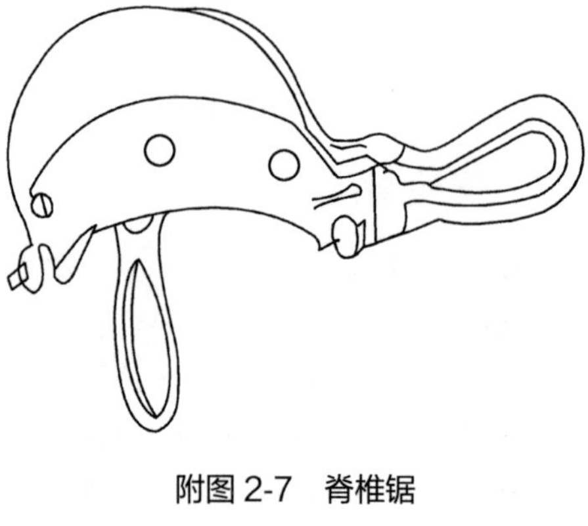
附图 2-7　脊椎锯

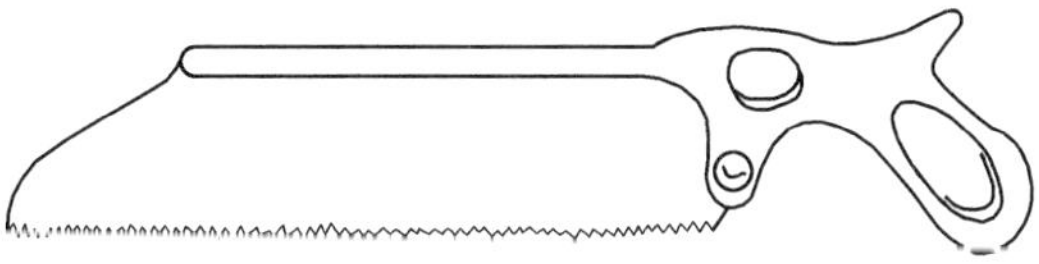

附图 2-8　板锯

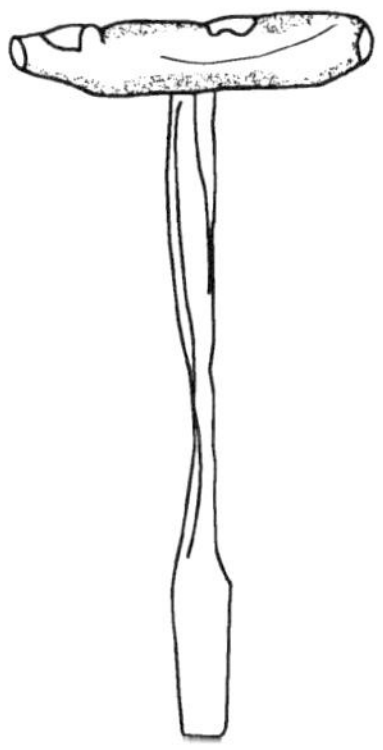

附图 2-9　丁字凿

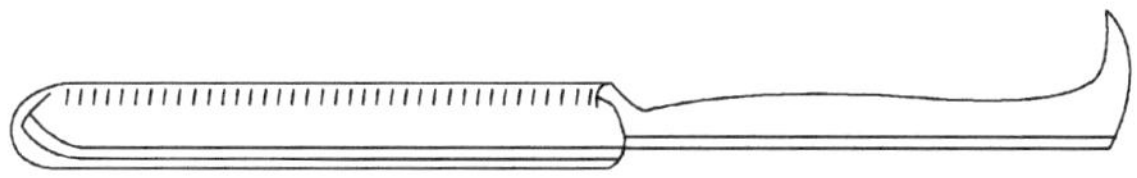

附图 2-10　骨膜剥离器

16. 大三角缝针和缝合线。
17. 搪瓷量筒(500ml)。
18. 勺子:取体腔积液用。
19. 金属米尺:30cm 以上并有明显刻度。
20. 磅秤:5kg,量大脏器用。
21. 天平:灵敏度 1g,量小脏器用。
22. 体重秤。

三、尸体检查方法

尸体检查方法及观察顺序简述如下(应具体观察各项,参看记录表格)。

外表检查

测量体重、身长,观察其发育、营养及皮肤状态、淋巴结。注意各种尸体的腐败程度。检查头部各器官、颈、胸、腹、背、四肢各部及生殖器等处有无异常征象。

体内检查

(一) 胸、腹壁切开

切皮方法可分为以下两种。

1. 作丁字形切开(附图 2-11)　横线略向下弯,两端止于锁骨肩胛端附近;竖线起自胸骨柄部附近,沿中线绕过脐部左侧,直到耻骨联合。此法可保证颈部皮肤完整。

2. 作直线切开(附图 2-12)　自下颌下部沿中线绕过脐部左侧,直到耻骨联合。此法取颈部器官较便利。故可根据尸体情况及检查需要决定。

胸部皮肤连同胸大肌自切线沿胸骨表面,剥离至腋线。腹部则沿切线剪开腹壁。

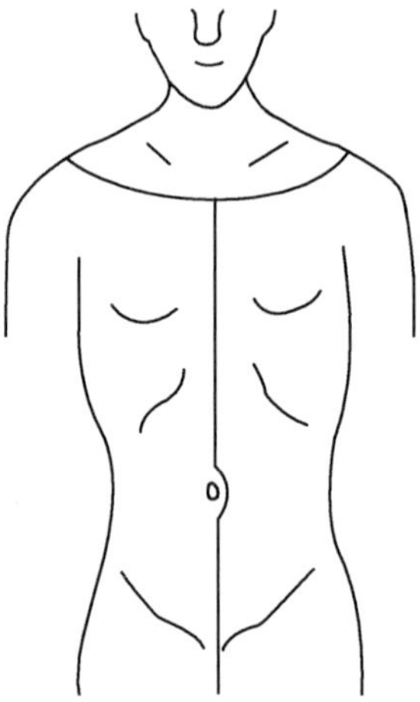

附图 2-11　作丁字形切开

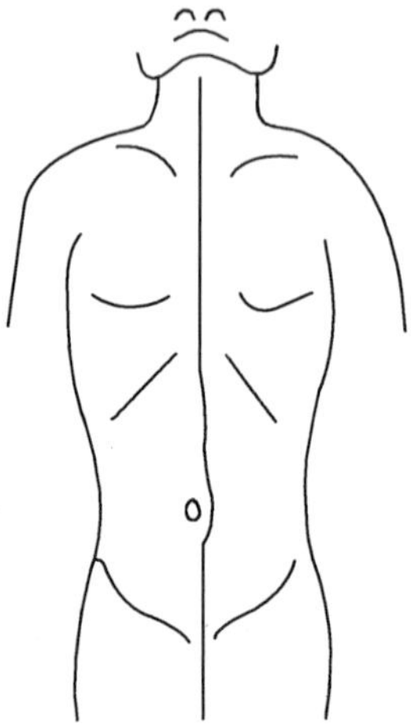

附图 2-12　作直线切开

（二）腹腔检查

腹壁切开后，注意腹壁脂肪及肌肉状态，观察腹膜状态，观察有无积液。测量肝、脾下缘及横膈高度。观察腹腔内各脏器之间的位置关系。

（三）胸腔打开及检查方法

方法如附图 2-13 所示，先用软骨刀或解剖刀在肋骨与肋软骨交接部的内侧 1cm 处，从第 2 肋向下逐个切开，切断肋间肌，将胸骨提起，与纵隔组织及膈肌剥离，注意勿损伤大血管，检查胸腔积液情况，然后用小解剖刀切开胸锁关节。

切断第 1 肋骨，即可将胸骨及肋软骨拿掉，检查胸部器官、胸膜及胸腔有无异常。

心包依心下缘弧度由心尖作弓形剪开。检查心包内有无粘连或积液。

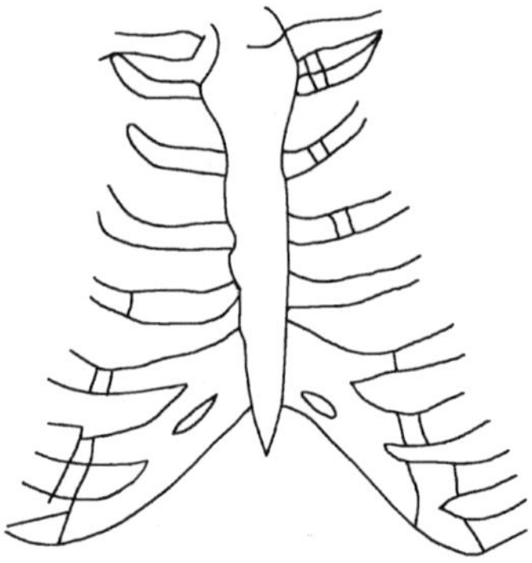

附图 2-13　胸腔打开方法

（四）各脏器取出及检查方法

各脏器检查时，首先应在体腔内原位进行，然后再按照顺序取出，根据个别情况可将各脏器联合取出。

1. 心脏血管　心脏切除之前，先作心血培养，方法如下：将心包剪开后，以血管钳拽住边缘，扩大剪口，然后进行以下操作。

（1）用血管钳将右心耳向左侧拉。

（2）用烧红的带柄铲烧灼右心耳左侧。

（3）用灭菌带橡胶头的吸管自烧灼部插入心房，吸取血液约 2ml，作细菌培养。

切取心脏时，将心提起，用刀或剪将各大静脉及动脉自心包根部截断，取出心脏检查，欲检有无肺动脉栓塞时可在取心脏之前，先切开右心室，剪开肺动脉检查。

心脏取出后，注意观察心脏大小、形状、心外膜，然后切开。心脏切开方法如附图 2-14 所示。

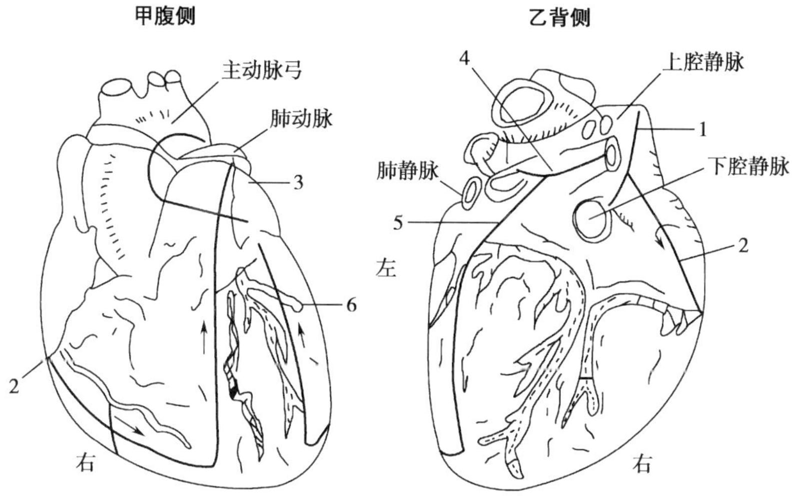

附图 2-14　心脏切开方法

右心切开：
1. 右心房剪开：沿上、下腔静脉入口连线剪开右心耳。
2. 右心室剪开：自 1 线中心沿右心室冠状血管后降支与右缘间剪至心尖。
3. 肺动脉剪开：再沿心室中隔右侧，剪开右心室，剪向肺动脉。

左心切开：
4. 左心房剪开：将 4 个肺静脉开口作 H 形剪开，剪开左心耳。
5. 自 4 线中点，以尖刀沿左心室左缘切至心尖。
6. 再沿心室中隔左侧，切开左心室，并剪开主动脉。

检查房室中隔、心内膜、心肌、瓣膜及房室腔，测量各瓣口长度及心室肌厚度，检查主动脉、肺动脉及冠状动脉，并测量心脏重量。

2. 气管及肺　将两肺背侧剥离，使之游离，自气管切断，或连同颈部脏器，将两肺一同取出。检查两肺表面，测量重量。

（1）气管及支气管自前面剪开。

（2）切肺：先自上、下叶的大支气管内，各插入探针两个，将刀插入各对探针之间，然后向肺侧面切开。

检查肺切面、气管黏膜及肺门淋巴结。

若肺内有严重的传染性疾病病变，如广泛的结核病变，则可先从气管内灌入 4% 甲醛溶液，固定几日后再切开检查。如需马上诊断时，可放在甲醛溶液内切开。

3. 小肠及结肠　自十二指肠出后腹膜处夹住后，切断肠管，然后沿肠与肠系膜附着部，将肠与肠系膜剥开，直至直肠部，夹住切断。将小肠及大肠取出，再沿肠与肠系膜附着部剪开肠管，检查肠内容物、肠黏膜、肠浆膜。

4. 胆道　在肝脏及十二指肠取出之前，先检查胆道，自腹侧面切开十二指肠下行段，露出壶腹，挤压胆囊，观察胆道是否通畅。必要时沿壶腹向上切开胆管，观察胆管内腔及黏膜。

5. 肝及胆囊　剪断肝脏横膈面镰状韧带、肝后缘附着部及肝门部动静脉，将肝及胆囊一同取出，剥离切除胆囊。测量肝的重量、大小，观察其被膜、颜色、硬度，再纵切成 3~4 片，观察其切面。

6. 脾　自脾门部切断血管等即可取出。测量重量、大小，检查包膜及硬度，纵向切开后观察切面、颜色等。

7. 胃、十二指肠及胰腺　将胃、十二指肠、胰腺与周围组织剥离，自贲门上端切断食管，必要时连同食管一同取出。

将胃沿大弯剪开，继续剪至十二指肠，检查其内腔、内容物及黏膜。

测量胰腺的重量，观察其切面。

8. 肾脏及肾上腺　切开腰部后腹膜，分开肾周围脂肪、结缔组织，取出肾上腺及肾脏。

测量肾上腺的重量，横切数刀，检查其皮质、髓质。

切开肾脏时，以手握之，自外面切向肾门，再剪开肾盂、输尿管。检查包膜、切面、皮质、髓质、肾盂、输尿管黏膜及血管。

9. 颈部脏器　剥离颈部皮肤，用刀紧靠下颌骨将口腔底、软腭和咽后壁切断，将颈部脏器（或与肺一起）取出，检查舌、扁桃体、咽喉、气管、食管、动脉、甲状腺、甲状旁腺。

10. 盆腔脏器　剥离盆腔周围结缔组织，将膀胱、直肠、前列腺或卵巢、输尿管、子宫等自其下端离断，取出。

将膀胱自腹侧面尿道部直线剪向膀胱底，将直肠自背侧面纵向剪开，检查其内腔黏膜。

11. 睾丸及附睾　以小刀自腹股沟内口插入阴囊扩大通路，将睾丸推入腹腔，断其精索，取出，将睾丸与附睾一起纵向切开，观察鞘膜及组织硬度。检查输精管。

12. 脑及脊髓　取脑的方法如附图 2-15 所示。

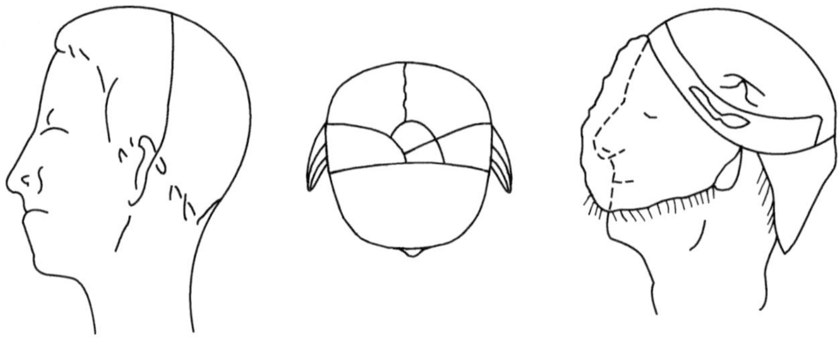

附图 2-15　取脑的方法

（1）切头皮：绕颅顶连接两耳后切开。

（2）锯颅骨：做环形线，但前后两线在颞窝下部要成 100°~120° 角，后线正中会合部要成 120°~150° 角，以免缝合后活动。

将颅骨锯开后，再用丁字凿凿开，揭去颅骨，环行切开硬脑膜，自大脑镰深处前端切断，拉过硬脑膜，露出大脑半球，然后自脑底切断各对脑神经，再剪开小脑幕，再自延髓下方于尽量低处切断，取出大脑、脑干及小脑。

检查脑膜、脑脊髓膜及血管等，测量脑的重量、前后径及左右径，于脑固定后 5~6 天再将其切开。步骤如下。

（1）取下脑干及小脑，自中脑部离断。

（2）将脑干及小脑分开，自小脑脚切断。

（3）将大脑自前向后做多个额切面（厚 1cm）。

将脑干做多个横切面（厚 7~9cm），将小脑做多个与小脑皮质垂直的切面，观察各切面灰质、白质、脑室及血管等。

取脊髓的方法：先沿脊柱背侧正中线，自头颈部至脊椎部切开皮肤，剥离棘突及两侧软组织，用脊柱锯沿棘突两旁锯开椎弓，将一串棘突夹下，即可露出脊髓神经根，取出脊髓，切忌挤压或弯曲脊髓。

沿前后正中线切开硬脊膜，固定后再用刀做多个横切面，检查各段脊髓。

四、记录表格

1. 外表检查　体重＿＿＿＿＿＿＿＿kg。身长＿＿＿＿＿＿＿cm。

发育：良好、中等、不良。

营养：良好、中等、不良。

皮肤：正常、苍白、青紫、黄疸、水肿、出血斑点＿＿＿＿＿＿＿＿。

尸僵：＿＿＿＿＿ 尸斑：＿＿＿＿＿ 尸体腐败：＿＿＿＿＿＿＿。

全身淋巴结：正常、肿大。

头部外观有无异常。

眼：

　结膜：苍白、出血小点，黄染。

　角膜：透明、混浊。

　瞳孔：圆形、不整。

　直径：左＿＿＿＿cm、右＿＿＿＿＿cm。

鼻：＿＿＿＿＿＿＿＿＿＿分泌物。

口唇：黏膜正常、苍白、青紫。

齿：缺、龋齿。

耳：＿＿＿＿＿＿＿＿＿＿＿＿＿＿分泌物。

颈部：＿＿＿。

胸廓：＿＿＿。

腹部：隆起、平坦、凹陷＿＿＿。

外生殖器：正常、发育不全＿＿＿＿＿＿＿＿＿＿＿＿＿＿＿＿＿＿＿＿＿＿＿＿＿＿＿＿＿＿＿＿＿＿＿＿＿＿。

四肢：＿＿＿＿＿＿＿＿＿＿＿。

背部：＿＿＿＿＿＿＿＿＿＿＿＿。

特殊发现：＿＿＿＿＿＿＿＿＿＿＿＿＿＿＿＿＿＿＿＿＿＿＿＿＿＿＿＿＿＿＿＿＿＿。

2. 腹腔检查　腹壁：紧张、松弛、皮下静脉扩张。

皮下脂肪＿＿＿＿厚＿＿＿cm、色＿＿＿。

腹膜：光滑、粗糙，色＿＿＿。

腹腔积液＿＿＿＿＿ml，性质＿＿＿＿＿＿＿＿＿＿＿＿＿＿＿＿＿＿＿＿＿＿＿＿＿＿＿。

粘连＿＿＿＿＿＿＿＿＿＿＿＿＿＿＿＿＿＿＿＿＿＿＿＿＿＿＿＿＿＿＿＿＿＿＿＿＿＿。

肝下缘：位于肋缘下＿＿＿＿＿＿cm，剑突下＿＿＿＿＿＿＿cm。

脾下缘：位于肋缘下＿＿＿＿＿＿＿＿＿cm。

横膈高度:左第__________肋骨或肋间,右第____________肋骨或肋间。

膀胱扩张程度:膀胱底高于耻骨__________cm,内容小便____________ml。

特殊发现:____。

3. 胸腔检查　胸腔积液:左侧____________ml,右侧________________ml。

性质:____。

胸膜粘连:____。

心包积液:____________ml,性质______________粘连______________。

胸腺:消失、尚存在,重量______g。

肺动脉:栓塞有、无,栓子直径____cm。

特殊发现:____。

4. 心脏　重量______g,直径______cm,心外膜:平滑、光泽、绒毛状、出血点。

卵圆孔:闭锁、不闭锁(直径____cm)。

心室中隔缺损:无、有(____cm)。

心内膜:平滑、粗糙,有无心内血栓。

心肌:正常、柔软,有无脓肿、脂肪变。

各心室、心房及瓣膜检查:(包括心房、心室,有无扩大肥厚、萎缩,各瓣膜周径、厚度、是否透明,有无赘生物,大小及性质,有无穿孔及变形等。肌腱细长或粗短。冠状动脉口畅通或闭塞,冠状动脉直或弯曲,有无硬化及血栓或主动脉病变)。______________________________________。

各瓣叶周径及心室壁厚度测量如下:

三尖瓣__________cm、肺动脉瓣________cm、右心室壁__________cm。

二尖瓣__________cm、主动脉瓣________cm、左心室壁__________cm。

5. 肺脏　重量:左肺__________g、右肺____________g。

沉水试验:左________浮、沉,右__________浮、沉。

左肺:

胸膜:平滑、光泽、粗糙、粘连。

切面:色________________________干燥或湿润、有无泡沫样血水被挤出。

肺不张____

____。

肺气肿________________肺实质____。

支气管:黏膜____

____。

位置____

____。

血管:有无病变,肺门淋巴结有无肿大或其他病变。

特殊病变:____

____。

右肺:观察程序同左肺。

6. 脾脏　重量____________________g,体积____cm × ____cm × ______cm。

肿大或缩小、色泽______________________________。

包膜:紧张、平滑、变厚、变皱。

切面:因包膜紧张而外翻。

脾小梁________________________。

淋巴滤泡:增大、萎缩。

脾髓:软、坚实、色________________________。

特殊变化____。

7. 肝脏　重量________g、大小______硬度______颜色______。

边缘______表面______包膜______。切面:小叶界限______颜色________。

特殊病变:____。

8. 胆囊　黏膜__________整齐、平坦、水肿充血,胆汁性质________。有无胆石,胆石性质____。

9. 胆道　胆总管:有无阻塞,有无肿瘤。

胆石:无、有,性质______________。

肝胰壶腹通畅、阻塞____。

10. 肾脏　左侧重量:________g、大小______cm × ______cm × ______cm。

右侧重量:________g、大小______cm × ______cm × ______cm。

(1)左肾:

包膜剥离:容易、不易。硬度____,肾表面______,颜色________。

切面:皮质厚度______cm。有无肿胀,条纹明显或不明,皮质、髓质界限____。

肾盂:____正常、扩大。

黏膜:苍白、红色、出血点,有无结石,性质______。

输尿管:正常、扩大、狭窄,位置________________________________。

特殊病变:____。

(2)右肾:观察顺序同左肾。

11. 膀胱　黏膜苍白、红色,有无出血点,光滑、粗糙。输尿管开口处畅通、阻塞__________________。

12. 男、女性生殖器 (男性包括前列腺、尿道、精囊、睾丸、附睾;女性包括阴道、子宫、输卵管、卵巢)。

特殊病变:________________________。

13. 胃　内容物　　　　　　ml,食物性质　________________。

黏膜:(有无出血、糜烂、溃疡等)________________________________。

14. 十二指肠　黏膜(有无溃疡,寄生虫等)________________________。

15. 空肠和回肠　黏膜______平滑、粗糙,有无渗出物,渗出物性质__________。有无穿孔。近回盲部黏膜有无改变。

肠腔有无阻塞,有无狭窄。

16. 盲肠和结肠　观察程序同小肠____。粪便性质:液、质软、干、柏油样、陶土样____,黏膜______苍白、充血、水肿、溃疡及其他(如寄生虫、肿瘤、畸形)____。

17. 直肠　黏膜____苍白、红色、溃疡及其他(如肿瘤、痔)______________。

18. 胰腺　重量______g，出血、坏死、囊肿______________________________。

19. 肾上腺　两侧共重____g，切面构造______________________________。

20. 颈部器官　(包括舌、咽、扁桃体、喉、气管、食管、甲状腺、甲状旁腺等)____________________ ____。

21. 脑　重量________g，前后径________cm、左右径____________________cm。

硬脑膜______平滑、增厚、粗糙、出血______________________________。

软脑膜______平滑、出血____有无渗出物，渗出物性质及部位。__________。

脑底动脉有无变化____。

脑垂体：重________g。

22. 颅腔　血窦内有无血栓，位置____________。中耳____________________。

23. 脊柱____ ____。

24. 骨及骨髓　骨取自________处、特殊改变__________________________。

骨髓取自______________处，苍白、红色、黄色。

25. 细菌培养

培养材料：

培养结果：

显微镜检查：

××××× 医学部基础医学院病理学系

剖检临时记录　　　　尸检号：

<table>
<tr><td>姓　名</td><td colspan="3"></td><td>剖检日期</td><td colspan="3">年　　月　　日　　时</td></tr>
<tr><td>身　长</td><td></td><td>体　重</td><td></td><td>主检医师</td><td></td><td>助手</td><td></td></tr>
<tr><td>瞳　孔</td><td colspan="3">左　　　　右</td><td colspan="4" rowspan="35">特记事项：</td></tr>
<tr><td>肝前缘</td><td></td><td>肋弓下</td><td></td></tr>
<tr><td>膈　高</td><td></td><td>脾下界</td><td></td></tr>
<tr><td>腹腔积液</td><td colspan="3"></td></tr>
<tr><td rowspan="2">胸腔积液</td><td colspan="3">左</td></tr>
<tr><td colspan="3">右</td></tr>
<tr><td>心包积液</td><td colspan="3"></td></tr>
<tr><td rowspan="8">心　脏</td><td>重　量</td><td colspan="2"></td></tr>
<tr><td>大　小</td><td colspan="2"></td></tr>
<tr><td>二尖瓣</td><td colspan="2"></td></tr>
<tr><td>主动脉瓣</td><td colspan="2"></td></tr>
<tr><td>左心壁厚</td><td colspan="2"></td></tr>
<tr><td>三尖瓣</td><td colspan="2"></td></tr>
<tr><td>肺动脉瓣</td><td colspan="2"></td></tr>
<tr><td>右心壁厚</td><td colspan="2"></td></tr>
<tr><td rowspan="2">肝　脏</td><td>重　量</td><td colspan="2"></td></tr>
<tr><td>大　小</td><td colspan="2"></td></tr>
<tr><td rowspan="2">脾　脏</td><td>重　量</td><td colspan="2"></td></tr>
<tr><td>大　小</td><td colspan="2"></td></tr>
<tr><td rowspan="4">肾　脏</td><td rowspan="2">左</td><td>重　量</td><td></td></tr>
<tr><td>大　小</td><td></td></tr>
<tr><td rowspan="2">右</td><td>重　量</td><td></td></tr>
<tr><td>大　小</td><td></td></tr>
<tr><td rowspan="4">肺　脏</td><td rowspan="2">左</td><td>重　量</td><td></td></tr>
<tr><td>大　小</td><td></td></tr>
<tr><td rowspan="2">右</td><td>重　量</td><td></td></tr>
<tr><td>大　小</td><td></td></tr>
<tr><td>甲状腺</td><td>重　量</td><td colspan="2"></td></tr>
<tr><td>肾上腺</td><td>重　量</td><td colspan="2"></td></tr>
<tr><td>胸　腺</td><td>重　量</td><td colspan="2"></td></tr>
<tr><td rowspan="2">胰　腺</td><td>重　量</td><td colspan="2"></td></tr>
<tr><td>大　小</td><td colspan="2"></td></tr>
<tr><td>垂　体</td><td>重　量</td><td colspan="2"></td></tr>
<tr><td rowspan="2">脑</td><td>重　量</td><td colspan="2"></td></tr>
<tr><td>大　小</td><td colspan="2"></td></tr>
</table>

（王悦增）

附录3 活体组织检查

活体组织检查简称活检，即用局部切取、钳取、细针穿刺、搔刮和摘取等手术方法，从活体内获取病变组织进行病理诊断。活检组织新鲜，固定后能基本保存病变的原貌，有利于及时、准确地对疾病作出病理诊断，可作为指导治疗和判断预后的依据；而且必要时还可在手术进行中作冷冻切片快速诊断，协助临床医师选择最佳的手术治疗方案；在疾病治疗过程中，定期活检可动态了解病变的发展和判断疗效；还可采用一些新的研究方法，如免疫组织化学、电镜观察、基因检测和组织培养等对疾病进行更深入的分析及诊断。因此，活检是目前诊断疾病广为采用的方法，特别是对肿瘤良、恶性的鉴别具有十分重要的意义。外科病理学（或称诊断病理学）就是在活检的基础上建立起来的病理学分支。目前，活检已不局限于组织形态的变化，分子病理和人工智能为疾病诊断带来新的认识。活检不但能阐明病变性质，解决临床诊断问题，还有助于疾病过程、机制，甚至治疗效果的分析与总结。随着诊断技术和外科学手术的进步，活检的范围也日渐广泛，一般可包括下列三大类。

一、诊断性活检

自病变部位取小块组织或穿刺组织，如内镜观察取材、肝脏组织穿刺、局部病变组织切除、局部肿大淋巴结摘除、肿瘤或溃疡、瘘管边缘小块组织切除以及刮宫等，以判断病变性质，为临床治疗提供依据。

病理诊断是否正确与临床医师取材部位是否得当密切相关。以肿瘤为例：应选择肉眼观最可疑为肿瘤组织、无坏死的区域进行样本取样，标本直径应大于2mm。避免因标本采取过浅、过小或坏死组织，造成诊断困难和误诊。

此外，标本采取应切忌挤压，采取后应立即固定于10倍组织体积的固定液中（常用的为10%中性福尔马林，即4%中性甲醛），容器外口大小不应妨碍组织的自由取放。

二、治疗性活检

手术切除整个或部分脏器组织或摘除肿瘤，如食管、胃肠、阑尾、脾、肾、肺叶、甲状腺、男女性生殖器或皮下肿瘤等。这些标本，手术后应立即送检或固定。根据标本类型，于固定前应采取不同方法处理，如胃肠等先行剪开，肺叶先行灌注固定等。避免标本材料因固定不及时或固定不当而变形、腐烂或干涸，影响观察及诊断。

三、术中快速活检

术中快速活检是指临床医师在实施手术过程中通过采取新鲜组织即刻送至病理科制成冷冻切片，要求病理医师快速诊断以确定手术方案。目的在于：明确病变性质（如：是否为肿瘤，肿瘤的良、恶性）；确定恶性肿瘤扩散情况（如乳腺前哨淋巴结是否有转移）；确定手术切缘有无肿瘤成分；鉴定切取组织的类型（如是否为肠管）等。

活检依据组织或细胞的形态变化来确定诊断，所以将标本材料进行充分固定是一个首要条件。同时临床医师需提供患者的临床资料（病史、症状及手术所见等）作为参考，所以送检时务必写出较详细的病历。现将病理检验申请单格式附在下面。

填写申请单前先
请看注意事项！

病理标本检查申请单

（由病理室填写）

送检医院＿＿＿＿＿科别＿＿＿病室＿＿＿床号＿＿＿＿　门诊/住院　号＿＿＿＿＿

病理号＿＿＿＿＿

注意事项

1. 申请单为存档资料，要求逐项详细填写，字迹清楚，并保持申请单的整洁，不得污损。
2. 标本须立即用中性甲醛溶液固定，标本瓶口必须大于标本横径。
3. 请勿将标本自行切开，并请全部送检，如有特殊要求，请注明。如为骨标本，请务必携带影像学图片。
4. 不符合上述要求的标本或申请单，病理科拒绝受理。

姓名		性别		年龄		婚否		籍贯		职业	

永久通信地址

临床诊断（术后诊断）

病历摘要（相关的简要病史、体格检查、实验室检查、其他特殊检查及治疗）

手术所见（务请注明肿瘤生长的确切部位、大小、与周围组织的关系，送检标本的解剖关系）

标本的采取部位及所采取组织的名称（请填写确切，如取自不同部位，或需分别检查，请分瓶盛装）

第一瓶：　　　　第三瓶：

第二瓶：　　　　第四瓶：

以前如曾作过病理检查，请填写此栏。

检查医院：　　　　检查日期：　　　　病理号：

病理诊断：

标本保留或其他要求：

送检日期：　　年　　月　　日　　　送检医师：

此页各项均由病理室填写

大体检查：

标本处理：
陈列，科研，
教学，不保留
切片　　张
照片　　张
幻灯片　张
蜡块　　块

记录者____________

1		2		3		4	
5		6		7		8	
9		10		11		12	

特殊项目检查：

冰冻病理诊断：

显微镜检查及病理诊断：

报告者____________　　20____年____月____日

病理诊断与临床诊断对照　　符合　　不符合　　无法对照

活体组织病理学诊断是病理医师应用病理学知识、相关技术和个人专业实践经验，对上述临床送检的标本进行全面仔细的检查，并需结合有关临床资料和其他辅助检查方法，通过综合分析后作出的有关疾病的诊断。通常活检诊断（病理检查报告）的类型包括以下四类。

Ⅰ类：明确或基本明确的病理诊断，如“急性蜂窝织炎性阑尾炎”“皮下脂肪瘤”“甲状腺乳头状癌”“肺鳞状细胞癌”“结肠中分化腺癌”等。

Ⅱ类：不能作出完全肯定的诊断，这类诊断通常在诊断病变名称前冠以“符合”“考虑”“倾向”“提示”“怀疑”“不能除外”等名词。如：“考虑为非霍奇金淋巴瘤，建议做免疫组织化学染色进一步明确诊断”；“不除外低分化腺癌，请进一步结合临床”等。

Ⅲ类：描述性诊断，因送检标本检查不足以诊断某种疾病。如：“送检穿刺标本为纤维脂肪组织，其内见少许淋巴细胞浸润”；“送检标本为少许增生鳞状上皮成分，请结合临床”等。

Ⅳ类：不能诊断，因送检标本过少、被挤压、被烧灼、自溶、干涸或组织处理不当等无法作出病理诊断，部分情况可建议再送检。

（李美英）

附录 4　正常脏器体积和重量

脏器		大小/cm	重量/g
心脏	心脏重量		男性:284 ± 50 女性:258 ± 49
	左右心房壁厚度	0.1~0.2	
	左心室壁厚度	0.8~1.2	
	右心室壁厚度	0.3~0.4	
	三尖瓣周径	11	
	肺动脉瓣周径	8.5	
	二尖瓣周径	10	
	主动脉瓣周径	7.5	
肺	左肺		325~480
	右肺		360~570
肝		25.8 × 15.2 × 5.8	男性:1 230~1 450 女性:1 100~1 300
脾		11.5 × 7.5 × 3.5	150~190
胰		(17~20)×(3~5)×(1.5~2.5)	82~117
肾(一侧)		(8~14)×(5~7)×(3~5)	134~148
脑			1 400
甲状腺		6 × 3 × 1.5	男性:26.71 女性:25.34
肾上腺(一侧)		(4~5)×(2.5~3.5)× 0.5	6.8~7.2
胸腺 *	新生儿		10
	2 个月		20
	2~5 岁		25
	6~11 岁		30
	15 岁		40

注:* 青春期以后,胸腺逐渐萎缩并由脂肪组织代替,到老年时胸腺又缩小到与新生儿时一样大小。

(阮　洋)

附录 5　常规病理学技术

一、病理学组织切片制备及染色技术

（一）常规石蜡切片的制备

1. 取材与固定　切取组织时应使用锋利的刀、剪，切取组织块时，从刀的根部开始向后拉动切开组织。组织块的厚度约为 0.2~0.3cm，大小以 1.5cm × 1.5cm × 0.3cm 为宜。取好的组织块用 4% 甲醛溶液固定 24~48 小时。

2. 包埋　先经梯度乙醇脱水，再用二甲苯透明，然后入熔融的石蜡中浸透，每次 30 分钟，共 3 次，再包埋。

3. 切片　包埋好的石蜡块即可进行切片，切片的厚度为 5μm 左右。

（二）苏木精-伊红（hematoxylin and eosin，HE）染色方法

1. 脱蜡　主要用二甲苯脱蜡。
2. 梯度乙醇水化。
3. 自来水冲洗。
4. 苏木精染色　切片放入苏木精染液中浸染 5~20 分钟，染细胞核。自来水冲洗 3~5 分钟。
5. 1% 盐酸乙醇分化 5~30 秒。自来水冲洗 1~3 分钟。
6. 弱碱性水溶液返蓝 30 秒~1 分钟。自来水充分冲洗 5~10 分钟。
7. 伊红染色　切片放入伊红染液中，染细胞质 5~15 分钟左右。
8. 梯度乙醇脱水。
9. 二甲苯透明。
10. 中性树胶封片。

二、组织化学及免疫组织化学技术

（一）组织化学

组织化学（histochemistry）一般称为特殊染色，基本原理是通过应用某些能与组织细胞化学成分特异性结合的显色试剂，显示组织细胞的特殊化学成分的定位，并保持原有的形态学改变，对一些代谢性疾病的诊断具有一定的参考价值。通过光镜或电镜观察，可以检测组织切片内的蛋白质、糖类、脂类、酶类、核酸与某些金属元素等。

1. 过碘酸希夫染色（periodic acid-schiff stain，PAS 染色）　过碘酸是一种氧化剂，它能氧化糖类及有关物质中的 1,2-乙二醇基使之变为二醛，醛与希夫试剂结合，形成红色的取代色素而确定定位。PAS 染色可显示糖原、中性黏液物质、基底膜、软骨、垂体、霉菌及寄生虫等物质，是广泛应用的染色方法。在肾小球肾炎时 PAS 染色可显示基底膜和系膜区的改变。

（1）染色步骤

1）切片按常规脱蜡水洗，再用蒸馏水洗涤。

2）0.5%~1% 过碘酸水溶液氧化 5~10 分钟。

3）蒸馏水充分洗涤，至少 3 次。

4）希夫试剂染色 10~30 分钟。

5）倾去染液后，直接用亚硫酸冲洗液处理切片 3 次，每次 2 分钟，以实现分化。

6）自来水冲洗 5~10 分钟，使之显现出红色。然后蒸馏水洗 1 次。

7）明矾苏木精染核，自来水充分洗涤。

8）95% 乙醇及无水乙醇脱水、二甲苯透明、中性树胶封固。

（2）结果判定：PAS 阳性物质呈鲜紫红色，其他组织呈淡粉红色，细胞核呈浅蓝色。

2. 结缔组织的染色方法　一般所说的结缔组织是指纤维性结缔组织，其结构特点是细胞间质内含有较多的纤维成分，主要是胶原纤维、弹性纤维和网状纤维，以下仅简述这三种纤维的常见染色方法。

（1）Mallory 三色染色法：常用于判定多种组织、器官的病变程度及修复情况，区分肿瘤组织中的纤维成分与平滑肌。

1）染色步骤

a. 中性甲醛液固定组织，制备石蜡切片，常规脱蜡至水化。

b. 切片入重铬酸钾液浸染 10 分钟。

c. 蒸馏水冲洗 2 分钟。

d. 酸性复红液浸染 2 分钟，蒸馏水稍洗。

e. 苯胺蓝液染 20 分钟，95% 乙醇快速分化。

f. 直接用无水乙醇脱水，二甲苯透明，中性树胶封固。

2）结果判定：胶原和网状纤维呈蓝色。

（2）Van Gieson 苦味酸酸性复红法：可以显示组织、器官的损伤、修复及硬化情况，特别是用于鉴别肿瘤组织中的胶原纤维与平滑肌纤维，可为诊断提供重要依据。

1）染色步骤

a. 组织切片按常规脱蜡水洗。

b. Weigert 苏木精液染细胞核 5~10 分钟。

c. 自来水充分洗涤数分钟。

d. 显微镜检查细胞核的着色程度，过深可用 0.5% 盐酸乙醇分化。

e. 自来水洗至变蓝后，用蒸馏水洗。

f. Van Gieson 液染 1~5 分钟。

g. 倾去染液，直接用 95% 乙醇分化和脱水。

h. 无水乙醇脱水，二甲苯透明，中性树胶封固。

2）结果判定：胶原纤维呈深粉红色，肌纤维、胞质及红细胞呈黄色，细胞核呈棕黑色或蓝黑色。

（3）网状纤维染色（Wider 染色法）：可以用来显示病变组织网状支架的破坏情况。特别是在肿瘤病理诊断中，网状纤维染色对于鉴别来源于上皮组织和间叶组织的恶性肿瘤具有重要价值。

1）染色步骤

a. 组织切片脱蜡至水化。

b. 切片入 10% 磷钼酸染 2~5 分钟。蒸馏水冲洗 5 分钟。

c. 1% 硝酸铀染 5 秒。蒸馏水冲洗 10 秒。

d. 氧化银溶液染 5~10 分钟。

e. 95% 乙醇速洗，1~2 秒。

f. 还原液还原 1~2 秒。蒸馏水冲洗 2 分钟。

g. 0.2% 氯化金调色 2~20 秒。蒸馏水冲洗 5 分钟。

h. 入 5% 硫代硫酸钠 2 分钟。蒸馏水冲洗 2 分钟。

i. 核固红染细胞核 5~10 分钟。水稍洗。

j. 常规无水乙醇脱水，二甲苯透明，中性树胶封固。

2）结果判定：网状纤维呈黑色，细胞核呈红色。

3. 脂肪的染色方法 脂肪染色常用脂溶性色素，如苏丹Ⅲ、苏丹Ⅳ、油红 O 等。这类染料既能溶于有机溶剂如乙醇、丙酮内，又能溶于脂肪内。由于该类染料在脂质中溶解度较大，染色时染料便从染液中转移到被染的脂质中去，使脂质呈染液的颜色。此类染色方法主要用于显示组织脏器的脂肪变性和类脂质的异常沉着。

（1）苏丹Ⅲ（Ⅳ）染色方法

1）冰冻切片用 70% 乙醇漂洗，不超过 30 秒。

2）切片入苏丹Ⅲ（Ⅳ）染液中 3~15 分钟或延长至 1 小时。

3）50%~70% 乙醇分化，直至洗去切片上的浮色为止，用蒸馏水洗。

4）用稀释 1 倍的明矾苏木精浅染核 1 分钟或稍长。

5）用滤纸将切片及周围的水分吸干。

6）用甘油或甘油明胶封固。

（2）结果判定：脂肪呈橘黄色或橘红色，细胞核呈浅蓝色。

（二）免疫组织化学

免疫组织化学（immunohistochemistry，IHC）是指应用免疫学和传统的组织化学的原理，利用抗原-抗体特异性结合反应对组织、细胞中的特定抗原（或抗体）进行定位和定性的一种染色技术。IHC 具有较高的灵敏性和特异性，其特点是将形态学改变与功能、代谢变化结合起来，直接在组织切片、细胞涂片或培养细胞爬片上定位一些蛋白质或多肽类物质，并可精确到亚细胞结构水平，利用计算机图像分析系统或激光共聚焦显微镜技术等可对被检物质进行定量分析。标记物为荧光、酶、免疫金银及铁等。

IHC 可用于各种蛋白质或肽类物质表达水平的检测、细胞属性的判定、淋巴细胞的免疫表型分析、细胞增殖和凋亡的研究、激素受体和耐药基因蛋白表达检测，以及细胞周期和信号转导的研究等。

（1）染色步骤

1）石蜡切片脱蜡至水化。

2）3% H_2O_2 室温孵育 5~10 分钟，以消除内源性过氧化物酶的活性。

3）蒸馏水冲洗，PBS 浸泡 5 分钟（如需采用抗原修复，可在此步后进行）。

4）5%~10% 正常山羊血清（PBS 稀释）封闭，室温孵育 10 分钟。倾去血清，勿洗，滴加适当比例稀释的第一抗体或即用型第一抗体，37℃孵育 1 小时或 4℃过夜。

5）PBS 冲洗，5 分钟 × 3 次。

6）滴加适当比例稀释的生物素标记二抗（1% BSA-PBS 稀释）或滴加生物素标记二抗工作液，37℃或室温孵育 10~30 分钟。

7）PBS 冲洗，5 分钟 × 3 次。

8）滴加适当比例稀释的辣根过氧化物酶标记链霉抗生物素蛋白（PBS 稀释）或辣根过氧化物

酶标记链霉抗生物素蛋白工作液，37℃或室温孵育 10~30 分钟。

9）PBS 冲洗，5 分钟 × 3 次。

10）显色剂显色 3,3′-二氨基联苯胺（DAB）或 3-氨基-9-乙基咔唑（AEC）。

11）自来水充分冲洗，梯度乙醇脱水，二甲苯透明，苏木精复染，中性树胶封片。

（2）结果判定：在光镜下，阳性细胞显示出棕褐色（DAB）或鲜红色（AEC）。

（吕　爽）

附录 6 英中文名词对照

A

abscess	脓肿
acquired immunodeficiency syndrome, AIDS	获得性免疫缺陷综合征
acute appendicitis	急性阑尾炎
acute catarrhal gastritis	急性卡他性胃炎
acute cholecystitis	急性胆囊炎
acute diffuse proliferative glomerulonephritis	急性弥漫性增生性肾小球肾炎
acute gangrenous appendicitis	急性坏疽性阑尾炎
acute hepatitis	急性(普通型)肝炎
acute infective endocarditis	急性感染性心内膜炎
acute inflammation of greater omentum	大网膜急性炎
acute myeloid leukemia, AML	急性髓系白血病
acute pulmonary congestion	急性肺淤血
acute pyelonephritis	急性肾盂肾炎
acute rheumatic endocarditis	急性风湿性心内膜炎
acute severe hepatitis	急性重型肝炎(急性黄色肝萎缩)
acute suppurative appendicitis	急性化脓性阑尾炎
adaptation	适应
adverse drug reaction	药物不良反应
alcoholism	酒精中毒
Alzheimer disease, AD	阿尔茨海默病
amoebic liver abscess	阿米巴肝脓肿
amyloid change	淀粉样变
anal fistula	肛门瘘管
anaplastic tumor	间变性肿瘤
anemic infarction	贫血性梗死
aneurysm	动脉瘤
aneurysmal bone cyst	动脉瘤样骨囊肿
angina pectoris	心绞痛
angiogenesis	血管生成
anthrax meningitis	炭疽脑膜炎
aortic atherosclerosis	主动脉粥样硬化
aortic valve insufficiency	主动脉瓣关闭不全
aortic valve stenosis	主动脉瓣狭窄
apoptosis	凋亡

appendiceal mucocele	阑尾黏液囊肿
architectural atypia	结构异型性
atheroma	粥瘤
atheromatous plaque	粥样斑块
atherosclerosis, AS	动脉粥样硬化
atrial mural thrombus	心房附壁血栓
atrophy	萎缩
atypia	异型性
autoimmune disease, AID	自身免疫病
autonomy	自主性
autophagy	自噬

B

bacillary dysentery	细菌性痢疾
basilar atherosclerosis of the brain	大脑基底动脉粥样硬化
benign hypertension	良性高血压
biliary cirrhosis	胆汁性肝硬化
birth defect	出生缺陷
blocked differentiation	分化中断
brain metastasis of lung cancer	肺癌脑转移
breast fibroadenoma	乳腺纤维腺瘤
bronchial asthma	支气管哮喘
bronchiectasis	支气管扩张症
bronchopneumonia	支气管肺炎
brown induration	褐色硬化

C

cachexia	恶病质
cancer stem cell	癌症干细胞
carcinoma	癌
carcinoma in situ	原位癌
carcinoma of colon	结肠癌
carcinoma of esophagus	食管癌
carcinoma of pancreas	胰腺癌
carcinosarcoma	癌肉瘤
cardiomyopathy	心肌病
caseous necrosis	干酪样坏死
caseous pneumonia	干酪性肺炎
cavernous hemangioma of liver	肝内的海绵状血管瘤
cavity	空洞
cell immortality	细胞永生化
cellular aging	细胞老化
cellular atypia	细胞异型性

cellular swelling	细胞水肿
central chromatolysis	中央性尼氏小体溶解
cerebral hemorrhage	脑出血
cervical intraepithelial neoplasia, CIN	子宫颈上皮内瘤变
chondroma	软骨瘤
chondrosarcoma	软骨肉瘤
choriocarcinoma	绒毛膜癌
chronic appendicitis	慢性阑尾炎
chronic atrophic gastritis	慢性萎缩性胃炎
chronic bronchitis	慢性支气管炎
chronic cholecystitis	慢性胆囊炎
chronic cor pulmonale	慢性肺源性心脏病
chronic fibro-cavernous pulmonary tuberculosis	慢性纤维空洞型肺结核
chronic gastric ulcer	慢性胃溃疡
chronic glomerulonephritis	慢性肾小球肾炎
chronic hypertrophic gastritis	慢性肥厚性胃炎
chronic obstructive pulmonary disease, COPD	慢性阻塞性肺疾病
chronic pericarditis	慢性心包炎
chronic pulmonary congestion	慢性肺淤血
chronic pyelonephritis	慢性肾盂肾炎
chronic salpingitis	慢性输卵管炎
chronic tonsillitis	慢性扁桃体炎
classical Hodgkin lymphoma, CHL	经典型霍奇金淋巴瘤
clear cell renal cell carcinoma	透明细胞肾细胞癌
coagulative necrosis	凝固性坏死
colon of bacillary dysentery	细菌性痢疾之结肠
colonic adenocarcinoma	结肠腺癌
colonic adenomatous polyposis	结肠腺瘤性息肉病
concentric hypertrophy	向心性肥大
condyloma acuminatum	尖锐湿疣
congestion	淤血
congestive sclerosis	淤血性硬化
coronary artery heart disease, CHD	冠状动脉性心脏病
coronary atherosclerosis	冠状动脉粥样硬化
crescentic glomerulonephritis, CrGN	新月体性肾小球肾炎
cyanosis	发绀

D

dedifferentiation	去分化
degeneration	变性
demyelination	脱髓鞘
dermatofibrosarcoma protuberans	隆突性皮肤纤维肉瘤
diabetes mellitus	糖尿病

differentiation	分化
diffuse colloid goiter	弥漫性胶性甲状腺肿
diffuse nontoxic goiter	弥漫性非毒性甲状腺肿
diffuse toxic goiter	弥漫性毒性甲状腺肿
direct spreading	直接蔓延
drug abuse	药物滥用
dysplasia	异型增生

E

eccentric hypertrophy	离心性肥大
ecchymosis	瘀斑
ectopic endocrine syndrome	异位内分泌综合征
edema	水肿
embolism	栓塞
embolus	栓子
emphysema	肺气肿
endometrial adenocarcinoma	子宫内膜腺癌
environmental and nutritional disease	环境和营养性疾病
epidemic cerebrospinal meningitis	流行性脑脊髓膜炎
epidemic encephalitis B	流行性乙型脑炎
epiploon transcoelomic metastasis of gastric mucinous carcinoma	胃黏液癌大网膜种植性转移
epithelial papilloma of the bladder	膀胱上皮乳头状瘤
epithelial-mesenchymal transition, EMT	上皮-间质转化
epithelioid hemangioendothelioma	上皮样血管内皮瘤
erosion	糜烂
esophageal varices	食管静脉曲张
esophagus of candidiasis	念珠菌病之食管
Ewing sarcoma	尤因肉瘤
exophytic growth	外生性生长
expansile growth	膨胀性生长
extracellular matrix, ECM	细胞外基质
exudate	渗出液
exudative pulmonary miliary tuberculosis	肺粟粒性结核病(以渗出为主)

F

fat necrosis	脂肪坏死
fatty change	脂肪变
ferroptosis	铁死亡
fibrinoid necrosis	纤维蛋白样坏死
fibrinous inflammation	纤维蛋白性炎
fibrinous pericarditis	纤维蛋白性心包炎
fibroma	纤维瘤

fibrosarcoma	纤维肉瘤
fibrous dysplasia	纤维结构不良
fibrous plaque	纤维斑块
fistula	瘘管
follicular adenoma of thyroid	甲状腺滤泡性腺瘤
foreign body granuloma	异物肉芽肿

G

gangrene	坏疽
gastric mucinous carcinoma	胃黏液癌
giant cell tumor of the bone	骨巨细胞瘤
gitter cell	格子细胞
glioma	胶质瘤
goiter	甲状腺肿
gout	痛风
grade	分级
granulation tissue	肉芽组织
granuloma	肉芽肿
granulomatous inflammation	肉芽肿性炎
Graves disease, GD	弥漫性毒性甲状腺肿

H

healing of bone fracture	骨折愈合
heart failure cell	心衰细胞
heart of acute Keshan disease	急性克山病之心脏
heart of chronic Keshan disease	慢性克山病之心脏
heart of epidemic hemorrhagic fever	流行性出血热之心
heart of hypertension	高血压之心
heart transplantation	心脏移植
hemangioma	血管瘤
hematoma	血肿
hematoxylin and eosin, HE	苏木精-伊红
hemorrhage	出血
hemorrhagic infarction	出血性梗死
hemorrhagic infarction of intestine	肠出血性梗死
hemorrhagic infarction of lung	肺出血性梗死
hemorrhagic inflammation	出血性炎
hepatic congestion and fatty change	肝淤血脂变
hepatocellular carcinoma	肝细胞癌
hereditary disease	遗传性疾病
heterogeneity	异质性
histochemistry	组织化学
Hodgkin lymphoma, HL	霍奇金淋巴瘤

human immunodeficiency virus, HIV	人类免疫缺陷病毒
hyaline degeneration	玻璃样变
hydatidiform mole	葡萄胎
hydropic degeneration	水变性
hyperemia	充血
hyperplasia	增生
hypertrophy	肥大
hypothyroidism	甲状腺功能减退

I

ileotyphus	肠伤寒
immature teratoma	未成熟性畸胎瘤
immune evasion	免疫逃逸
immune deficiency disease	免疫缺陷病
immunohistochemistry, IHC	免疫组织化学
immunosurveillance	免疫监视
induced pluripotent stem cells, iPSCs	诱导性多能干细胞
infarction	梗死
infarction scar of kidney	肾梗死瘢痕
infiltrating type of gastric carcinoma	浸润型胃癌
infiltrative pulmonary tuberculosis	浸润型肺结核
inflammatory mediator	炎症介质
injury	损伤
International Classification of Diseases, ICD	国际疾病分类
interstitial pneumonia	间质性肺炎
intestinal amoebiasis	肠阿米巴病
intestinal polyp	肠息肉
intestinal tuberculosis, ulcerative type	肠结核病(溃疡型)
intestine adenocarcinoma	肠腺癌
intraepithelial carcinoma	上皮内癌
intravascular thrombus	血管内血栓
invasion	侵袭
invasive growth	浸润性生长
irreversible injury	不可逆性损伤
isolated myocarditis	孤立性心肌炎

K

keloid	瘢痕疙瘩
kidney congestion	肾淤血
kidney of epidemic hemorrhagic fever	流行性出血热之肾
kidney of hypertension	高血压之肾

L

labile cell	不稳定细胞
Langhans giant cell	朗汉斯巨细胞
laryngeal and tracheal diphtheria	咽喉及气管白喉
leiomyoma of the uterus	子宫平滑肌瘤
lipoma	脂肪瘤
liposarcoma	脂肪肉瘤
liquefactive necrosis	液化性坏死
liver abscess	肝脓肿
liver metastasis of pancreatic cancer	胰腺癌肝转移
liver of acute myeloid leukemia	急性髓系白血病之肝脏
lobar pneumonia	大叶性肺炎
lobar pneumonia, gray hepatization	大叶性肺炎（灰色肝样变期）
lobar pneumonia, red hepatization	大叶性肺炎（红色肝样变期）
lobular pneumonia	小叶性肺炎
long bone of rickets	佝偻病之长骨
lung cancer	肺癌
lung metastasis of liver cancer	肝癌肺转移
lupus nephritis	狼疮性肾炎
lymph node metastasis of breast carcinoma	乳腺癌淋巴结转移
lymph node of non-Hodgkin lymphoma	非霍奇金淋巴瘤之淋巴结
lymphangioma	淋巴管瘤
lymphocyte depletion, LD	淋巴细胞减少型
lymphocyte-rich, LR	富于淋巴细胞型

M

macronodular cirrhosis	大结节型肝硬化
malignant hypertension	恶性高血压
malnutrition	营养不良
mammary adenocarcinoma	乳腺腺癌
mature teratoma	成熟性畸胎瘤
medullary carcinoma of thyroid	甲状腺髓样癌
melanoma	黑色素瘤
membranoproliferative glomerulonephritis	膜增生性肾小球肾炎
membranous glomerulopathy	膜性肾小球病
metaplasia	化生
metastasis	转移
metastatic carcinoma of the lymph node	淋巴结转移癌
metastatic tumor	转移性肿瘤
microglial nodule	小胶质细胞结节
micronodular cirrhosis	小结节型肝硬化
minimal change glomerulopathy	微小病变性肾小球病

mitotic figure	核分裂象
mitral insufficiency	二尖瓣关闭不全
mitral stenosis	二尖瓣狭窄
mixed cellularity, MC	混合细胞型
mixed nodular cirrhosis	混合结节型肝硬化
mixed thrombus	混合血栓
mucoid degeneration	黏液样变
multifocal type with numerous nodules of primary carcinoma of liver	多结节型肝癌
mural thrombus	附壁血栓
myelo-proliferative neoplasm, MPN	骨髓增殖性肿瘤
myocardial infarction	心肌梗死
myocarditis	心肌炎
myocarditis due to immune-mediated reaction	免疫反应性心肌炎

N

nasal polyp	鼻息肉
nasopharyngeal carcinoma	鼻咽癌
necroptosis	坏死性凋亡
necrosis	坏死
necrotizing enterocolitis	坏死性小肠结肠炎
neoplastic proliferation	肿瘤性增殖
nephroblastoma	肾母细胞瘤
neurilemmoma	神经鞘瘤
neurofibrillary degeneration	神经原纤维变性
neurofibroma	神经纤维瘤
neuronophagia	噬神经细胞现象
nodular lymphocyte predominant Hodgkin lymphoma, NLPHL	结节性淋巴细胞为主型霍奇金淋巴瘤
nodular sclerosis, NS	结节硬化型
non-Hodgkin lymphoma, NHL	非霍奇金淋巴瘤
non-neoplastic proliferation	非肿瘤性增殖
nutmeg liver	槟榔肝
nutritional disease	营养性疾病

O

obesity	肥胖
occupational and environmental exposing pollutions	职业暴露及环境暴露性污染
occupational disease	职业病
oncofetal antigen	肿瘤胎儿抗原
oncogene	癌基因
osteochondroma	骨软骨瘤
osteoma	骨瘤

osteomyelitis	骨髓炎
osteoporosis	骨质疏松症
osteosarcoma	骨肉瘤
ovarian mucinous cystadenoma	卵巢黏液性囊腺瘤

P

papillary carcinoma of bladder	膀胱乳头状癌
papillary carcinoma of thyroid	甲状腺乳头状癌
papilloma	乳头状瘤
papilloma of the skin	皮肤乳头状瘤
paragonimiasis	肺吸虫病
paraneoplastic syndrome	副肿瘤综合征
parenchyma	实质
Parkinson disease, PD	帕金森病
pathological calcification	病理性钙化
pathological pigmentation	病理性色素沉着
peptic ulcer disease	消化性溃疡病
periodic acid-schiff stain	过碘酸希夫染色，PAS 染色
perisplenitis	脾周围炎（糖衣脾）
permanent cell	永久性细胞
petechia	瘀点
phagolysosome	吞噬溶酶体
phlebolith	静脉石
phlegmonous inflammation	蜂窝织炎
platelet endothelial cell adhesion molecule-1, PECAM-1	血小板内皮细胞黏附分子 1
pleomorphism	多形性
pneumoconiosis	肺尘埃沉着病
polypoid type of gastric carcinoma	息肉型胃癌
precancerous lesion	癌前病变
primary complex	原发复合征
primary granular atrophy of the kidney	原发性颗粒性固缩肾
primary hypertension	原发性高血压
primary pulmonary tuberculosis	原发性肺结核病
primary tumor	原发肿瘤
progression	演进
proliferative pulmonary miliary tuberculosis	肺粟粒性结核病（以增生为主）
prostaglandin, PG	前列腺素
proto-oncogene	原癌基因
psammoma bodies	砂粒体
pseudomembranous inflammation	假膜性炎
pulmonary abscess	肺脓肿
pulmonary aspergillosis	肺曲菌病
pulmonary carnification	肺肉质变

pulmonary embolism	肺动脉栓塞
pulmonary emphysema	肺气肿
pulmonary miliary tuberculosis	肺粟粒性结核病
purpura	紫癜
purulent inflammation	化脓性炎
purulent meningitis	化脓性脑膜炎
pyroptosis	细胞焦亡

R

rapidly progressive glomerulonephritis, RPGN	急进性肾小球肾炎
reactive hyperplasia of lymph node	淋巴结反应性增生
recanalization	再通
Reed-Sternberg cell	里-施细胞
regeneration	再生
renal abscess	肾脓肿
renal cell carcinoma	肾细胞癌
repair	修复
reversible injury	可逆性损伤
rheumatic endocarditis	风湿性心内膜炎
rheumatic myocarditis	风湿性心肌炎
rheumatic valvular heart disease	风湿性心脏瓣膜病
rheumatism	风湿病

S

sarcoma	肉瘤
satellitosis	卫星现象
scar	瘢痕
schistosomiasis	血吸虫病
schwannoma	神经鞘瘤
secondary hypertension	继发性高血压
secondary tumor	继发肿瘤
self-renewal	自我更新
septic infarction	败血性梗死
serous inflammation	浆液性炎
severe acute respiratory syndrome, SARS	严重急性呼吸综合征
silicosis	肺硅沉着病
silicotic nodule	硅结节
simple goiter	单纯性甲状腺肿
sinus	窦道
small cell lung carcinoma	小细胞肺癌
solitary fibrous tumor	孤立性纤维性肿瘤
spine tuberculosis	脊椎结核
spleen anemic infarction	脾贫血性梗死

spleen congestion	脾淤血
spleen of chronic myeloid leukemia	慢性髓系白血病之脾
splenic infarct scar	脾梗死瘢痕
squamous cell carcinoma	鳞状细胞癌
squamous cell carcinoma of esophagus	食管鳞状细胞癌
squamous cell carcinoma of penis	阴茎鳞状细胞癌
squamous cell carcinoma of skin	皮肤鳞状细胞癌
squamous intraepithelial lesion, SIL	子宫颈鳞状上皮内病变
stable angina pectoris	稳定型心绞痛
stable cell	稳定细胞
stage	分期
steatosis	脂肪变
stroma	间质
subacute infective endocarditis	亚急性感染性心内膜炎
subacute severe hepatitis	亚急性重型肝炎（亚急性黄色肝萎缩）
subcutaneous capillary hemangioma	皮下的毛细血管瘤
subcutaneous phlegmonous inflammation	皮下蜂窝织炎
subendocardial myocardial infarction	心内膜下心肌梗死
suppurative inflammation	化脓性炎
synovial sarcoma	滑膜肉瘤
systemic lupus erythematosus, SLE	系统性红斑狼疮
systemic miliary tuberculosis	全身粟粒性结核病

T

thrombosis	血栓形成
thrombus	血栓
thrombus organization	血栓机化
thyroid adenoma	甲状腺腺瘤
thyroid carcinoma	甲状腺癌
toxic bacillary dysentery	中毒性细菌性痢疾
transdifferentiation	转分化
transmural myocardial infarction	透壁性心肌梗死
transplantation	移植
transudate	漏出液
tubercle	结核结节
tuberculoma	肺结核球
tuberculosis of epididymis	附睾结核
tuberculosis of joint	关节结核
tuberculosis of kidney	肾结核病
tuberculosis of peritoneum and mesenteric lymph node	腹膜及肠系膜淋巴结结核
tuberculous granuloma	结核性肉芽肿
tuberculous meningitis	结核性脑膜炎
tuberculous pleuritis	结核性胸膜炎

tumor	肿瘤
tumor initiating cell, TIC	肿瘤启动细胞
tumor microenvironment, TME	肿瘤微环境
tumor neovascularization	肿瘤血管新生化
tumor suppressor gene	肿瘤抑制基因
tumor-associated antigen	肿瘤相关抗原
tumor-specific antigen	肿瘤特异性抗原
typhoid granuloma	伤寒肉芽肿

U

ulcer	溃疡
ulcerative type of gastric carcinoma	溃疡型胃癌
unifocal large mass type of primary carcinoma of liver	巨块型肝癌
unstable angina pectoris	不稳定型心绞痛

V

valvular insufficiency	瓣膜关闭不全
valvular stenosis	瓣膜口狭窄
valvular vitium of the heart	心瓣膜病
variant angina pectoris	变异型心绞痛
vascular endothelial growth factor, VEGF	血管内皮生长因子
vasculogenesis	血管形成
vasculogenic mimicry	血管拟态
ventricular aneurysm	室壁瘤
viral myocarditis	病毒性心肌炎
viral oncogene	病毒癌基因
viral pneumonia	病毒性肺炎

W

wound healing	创伤愈合

（李美英）